JN165220

ビジュアルサージカル

消化器外科手術 下部消化管

イラストと動画で達人の手技を身につける

■編集
正木忠彦
杏林大学医学部外科（消化器・一般外科）教授

■編集委員
上西紀夫
公立昭和病院 院長／東京大学名誉教授
正木忠彦
杏林大学医学部外科（消化器・一般外科）教授
山本雅一
東京女子医科大学医学部消化器外科学（消化器・一般外科）教授
遠藤　格
横浜市立大学医学部消化器・腫瘍外科学 教授

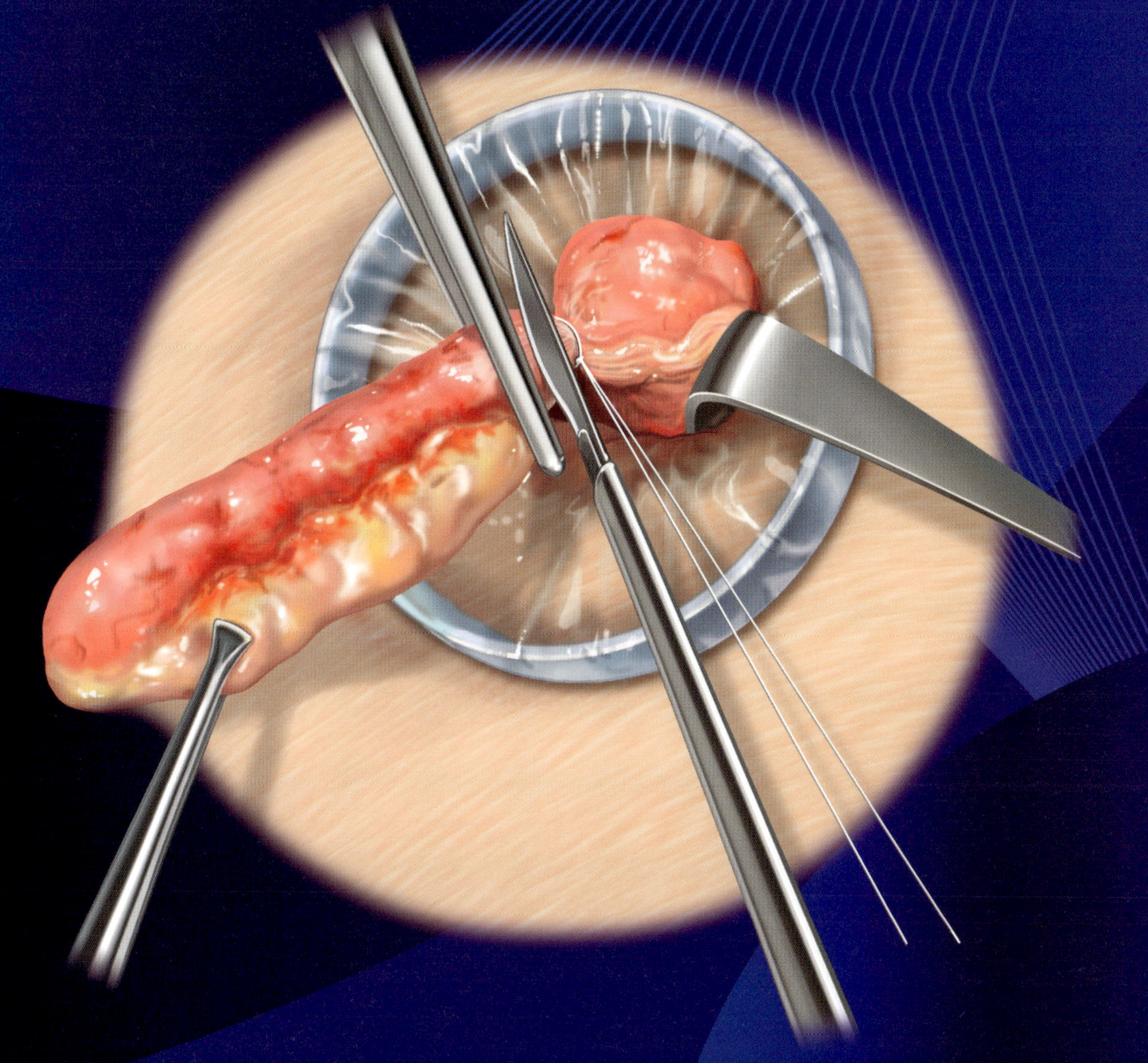

秀潤社
Gakken

刊行にあたって

外科医にとって，手術手技の向上は誰もが求め，悩む課題である．消化器外科の領域では，19世紀の終わり頃から胃の外科手術が始まり，今年で140年余りが過ぎようとしている．その間，様々な薬剤の登場や手術器具・手術機械が登場し，医療の現場は大きく発展・進歩を続けているが，日進月歩の医学の世界において，外科の基礎は手術であり王道であることは言うまでもない．

外科医は常に学習・研究に励み，手技の研鑽を積み，目の前の患者の命を救うことが使命である．また，身に付けた知識と技術を後輩たちに伝えることも重要な役目である．外科医は，指導医や先輩医師の手技を見て学び，何度もトレーニングを行うことで技術を身に付けていく．そのような環境の中，経験の浅い若手外科医にとってわかりやすく解説された手術手技の入門書は，時代を問わず臨床の現場で常に必要とされている．

シリーズ『ビジュアルサージカル　消化器外科手術』では，①上部消化管，②下部消化管，③肝臓・脾臓，④胆嚢・膵臓，⑤基本編の全5部作の構成とした．本シリーズでは，ハイレベルな手技は扱わず，若手外科医がマスターすべき基本の標準手技のみを取り上げ，解説している．本書は，従来の文字中心の教科書的な手術書ではなく，直感的に理解できるよう，精巧で美しいイラストをダイナミックに掲載し，わが国トップクラスの外科医たちが習得した手技のコツやポイントを余すことなく紹介している．さらに，本書内で解説された手技の動画を，スマートフォンやタブレットで確認することができる．まさに，本（イラスト）と動画を効果的に用いた時代に合った新しい手術書と言える．

キャリアの浅い外科医やこれから消化器外科専門医を目指す若手医師，さらに若手医師を指導する立場の医師も，経験豊富な執筆陣の手術手技とその基礎となる考え方を確認してほしい．必ずや今後の臨床現場で役立つと，編集委員一同確信している．

最後に，シリーズの企画・編集に尽力いただいた編集委員の先生方と，多忙な診療の中，執筆し磨き上げた技術の伝授に労をお取りいただいた先生方，そして極めて短期間で発行までこぎつけていただいた学研メディカル秀潤社の谷口陽一氏に，厚く御礼を申し上げる．

2018年爽秋

編集委員を代表して

上西 紀夫

序 文

まず，ご多忙中にもかかわらず本書の発刊のためにご執筆いただいた先生方に心より御礼申し上げたい．本書は，研修医や若手消化器外科医（新外科専門医）が実際に臨床現場で行う機会のある基本の標準手技を解説するシリーズ『ビジュアルサージカル 消化器外科手術』（①上部消化管，②下部消化管，③肝臓・脾臓，④胆嚢・膵臓，⑤消化器外科手術の基本〈基本編〉，以上の全5冊から成る）の『下部消化管』編として刊行されたものである．

編集にあたっては，イラストを多用することにより手技のポイントが若手外科医に視覚的に理解しやすい手術書となることを目指した．さらに，特に注意すべき手技については適宜動画を挿入していただくように各執筆者にお願いした．読者はQRコードを読み取ることによって手持ちのモバイル機器で随時動画を見ることができるというのが本書の特長である．

若手外科医が執刀する手術の中で，「虫垂切除術」と「ヘルニア修復術」を初級レベル，「人工肛門手術」と「腸閉塞手術」を中級レベル，「結腸切除」と「直腸切除」を上級レベルとランク付けすることはできるかもしれないが，どのレベルの手術であっても術者が守るべき手技の基本は共通しているのではないだろうか．特に各執筆者が指摘されている手技上のポイントは，経験を積んだ指導医諸氏にとっても参考になるところが少なくないと思われる．若手外科医だけでなく指導的立場におられる先生方も是非ご一読されることをお勧めする．

最後に，本書の立案から出版まで一貫してご協力いただいた株式会社学研メディカル秀潤社書籍編集部の谷口陽一氏に深謝申し上げる．

2018年11月

杏林大学医学部外科（消化器・一般外科） 教授

正木 忠彦

本書の読み方

手術イラストと解説文で手技を学ぶ！

消化器外科医として身につけるべき手術手技を，イラストを中心に解説します．手術の概要から手順，実際の手技，術後のポイント，合併症について，ダイナミックに掲載された美しいイラストから直感的に学ぶことができます．達人が持つ技をマスターしましょう！

手技のゴールでマスターすべきことを知る

対応する手術手順の番号を参考に手技のゴールを確認する．

手技のゴールと手術手順の番号が対応

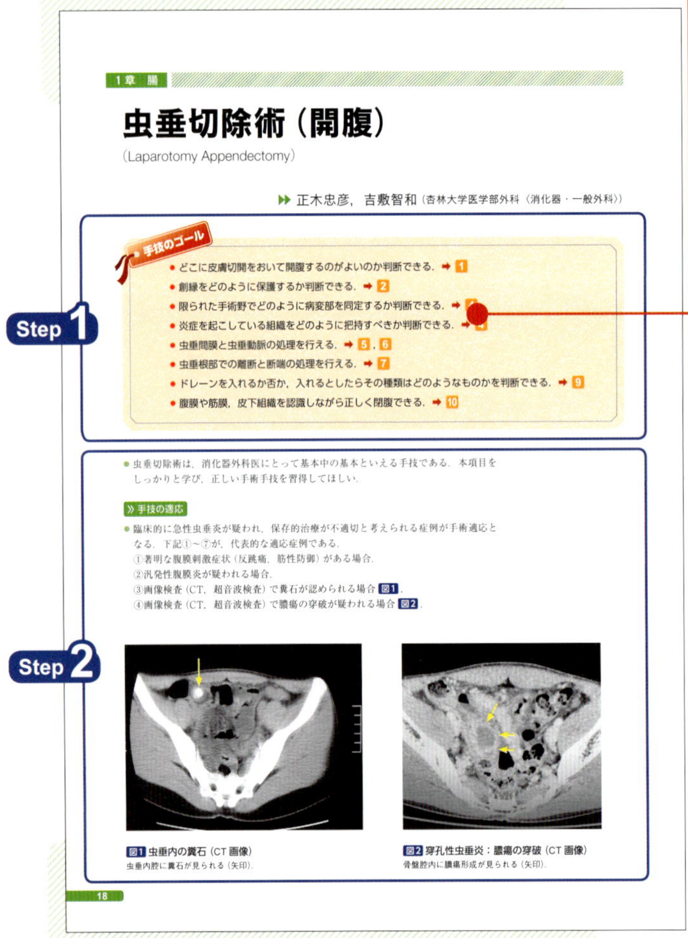

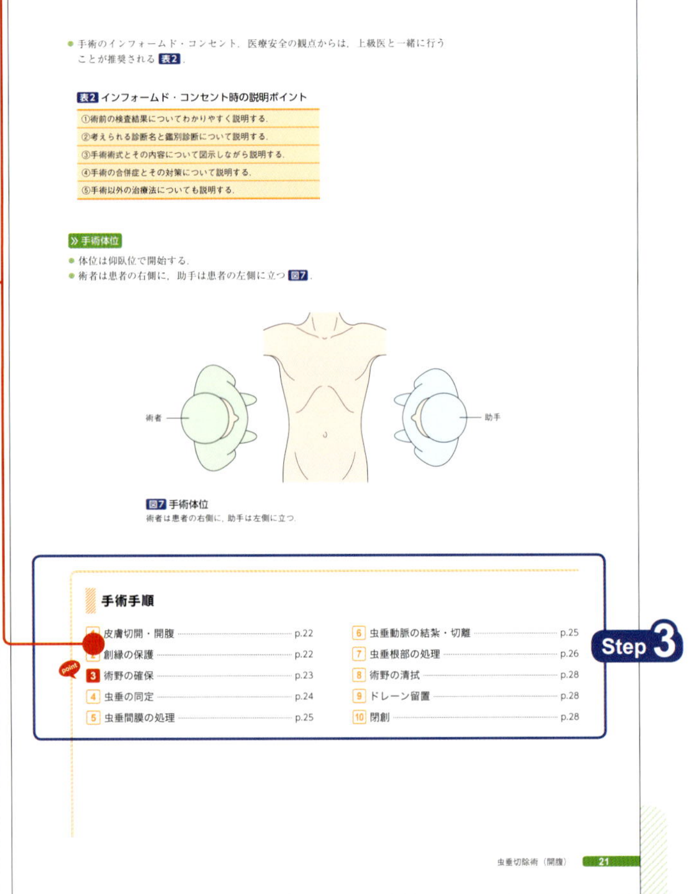

手術について知る

手技の適応や目的，注意点，術前準備，手術体位など手術を行う前の流れをおさえる．

手術の手順を知る

手術手順の一覧から手術の流れを理解する．

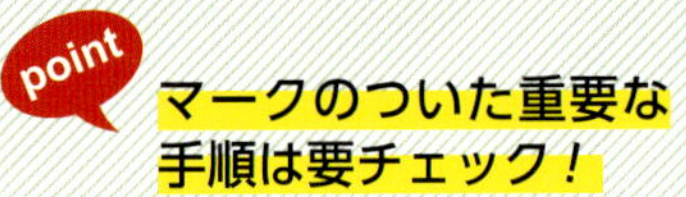

point
マークのついた重要な手順は要チェック！

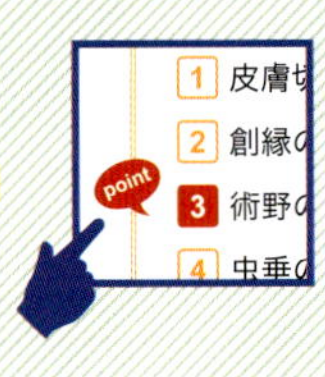

手技を知る

ハイクオリティな手術イラストと達人の技を紹介した解説から手技を学ぶ．

Check ➡ 手技の理解を深める解説.

手技のポイント ➡ 手術中の最も大事なことを確認.

動画 ➡ 手技を動画で確認. 詳細は p.viii 参照.

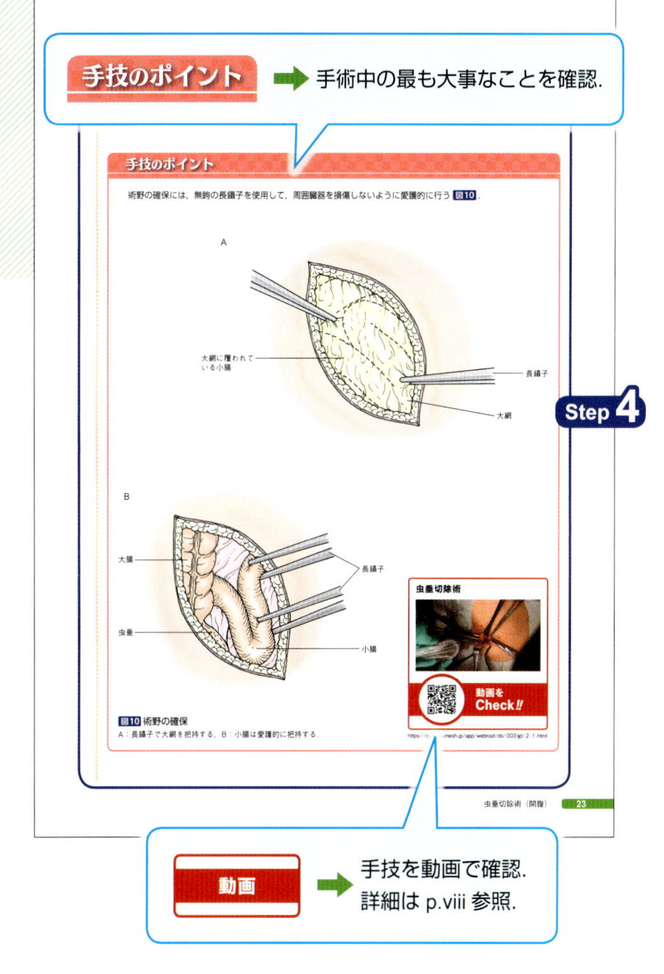

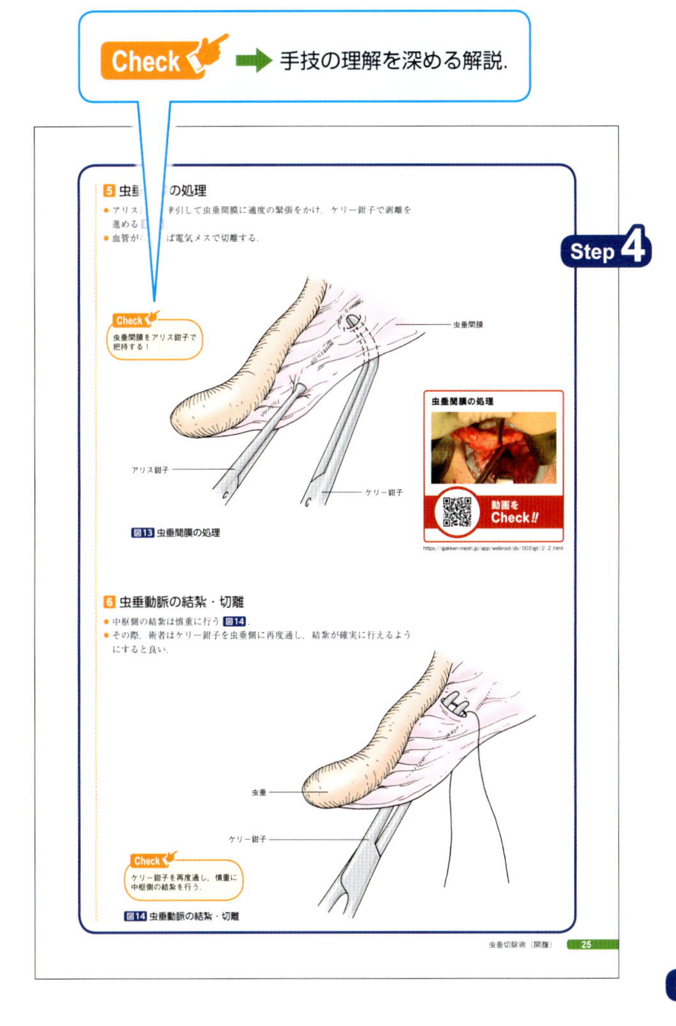

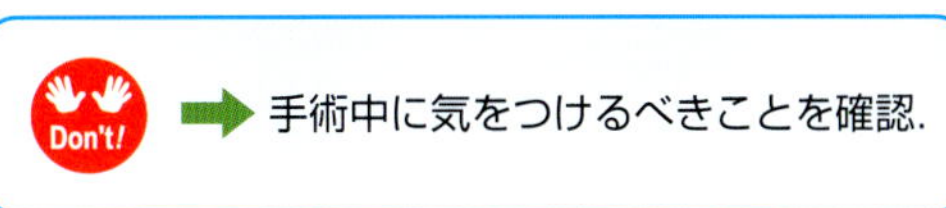

Don't!
手術中に気をつけるべきことを確認．

手術後すべきことを知る

術後チェックポイントで，手術の成功を確認する．さらに，合併症について理解することで緊急時の対応も身につける．

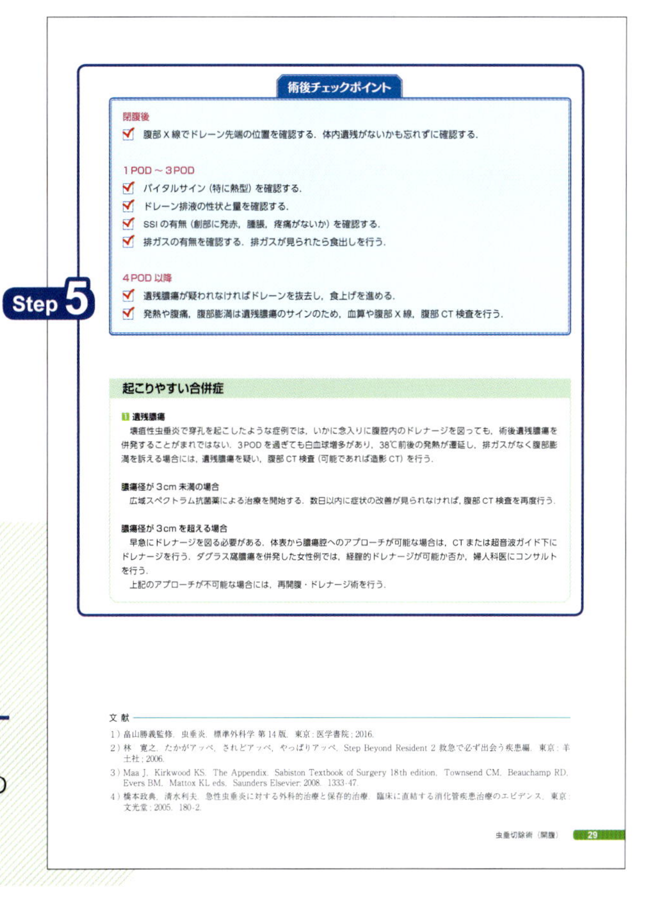

動画の見方

実際の手術動画を確認し，理解度アップ！

手術のなかで最も重要となるシーンは，イラストと文章だけでなく，動画でも確認できます．術者・助手の動きやタイミング，手術の流れを学ぶことができます．本書の図解と動画を併せて確認すれば，理解度がさらにアップします！

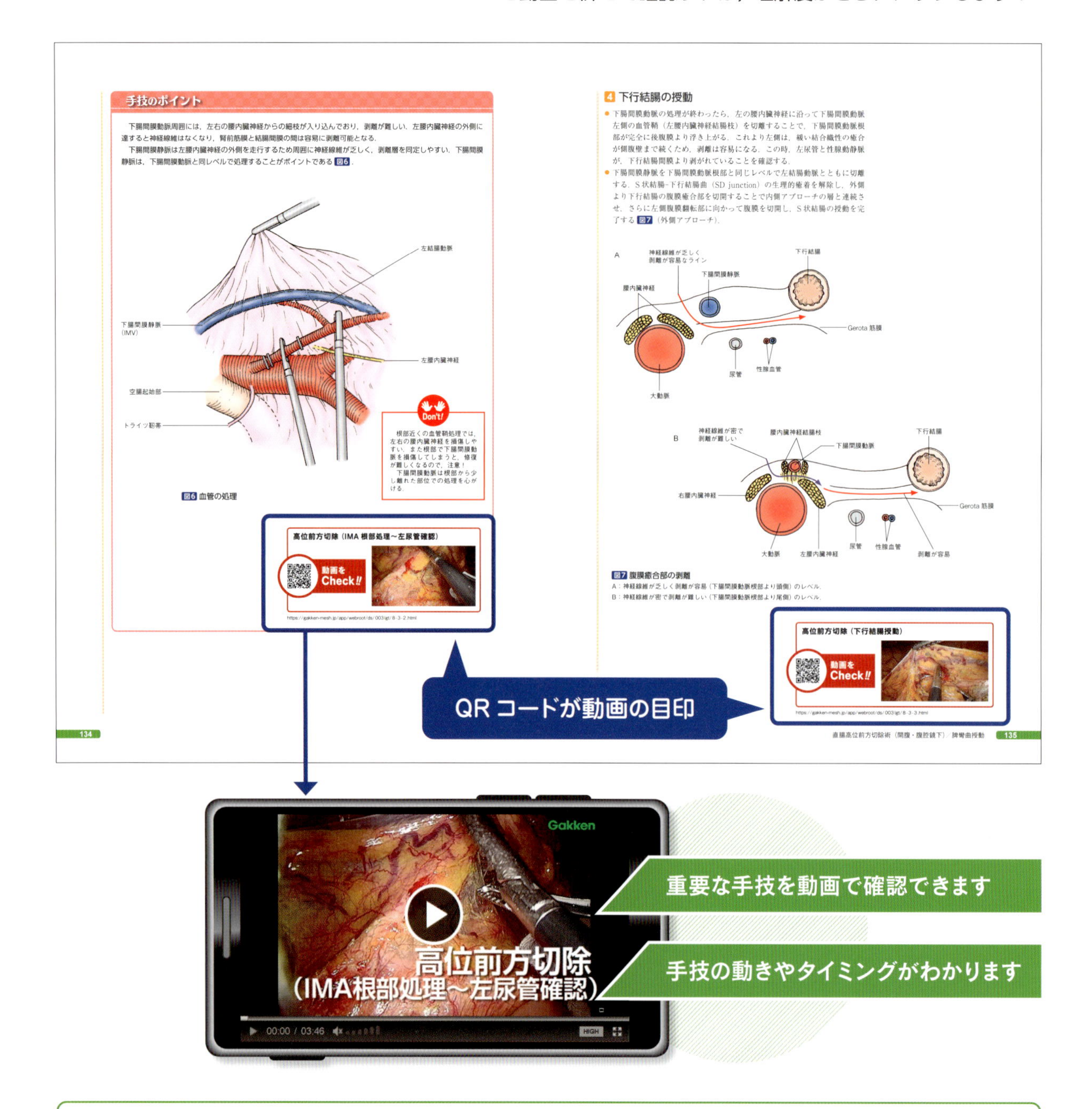

※動画に関する著作権は，すべて株式会社学研メディカル秀潤社に帰属します．本動画の内容の一部または全部を許可なく転載，改変，引用することを禁じます．

推奨閲覧環境

●パソコン（Windows または Macintosh のいずれか）　● Android OS 搭載のスマートフォン / タブレット端末　● iOS 搭載の iPhone/iPad など

・OS のバージョン，再生環境，通信回線の状況によっては，動画が再生されないことがありますが，ご了承ください．
・各種のパソコン・端末の OS やアプリの操作に関しては，弊社では一切サポートいたしません．
・通信費などは，ご自身でご負担ください．
・パソコンや端末の使用に関して何らかの損害が生じたとしても弊社は責任を負わないものとします．各自の自己責任でご対処ください．
・動画は予告なく削除される可能性があります．

QR コードリーダーの設定で，OS の標準ブラウザを選択することをお勧めします．

動画システム環境についてのお問い合せは，med-hensyu@gakken.co.jp までお願いします．

動画の再生について

動画の再生には，トップメニューから動画を選択する方法と，直接動画を確認する方法の2つがあります．

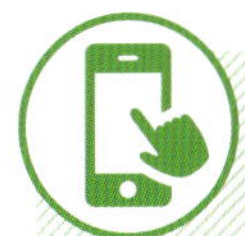

Ⓐ トップメニューから順番に動画を確認

 **トップメニューの QR コード**

［URL］https://gakken-mesh.jp/app/webroot/ds/003lgt/index.html

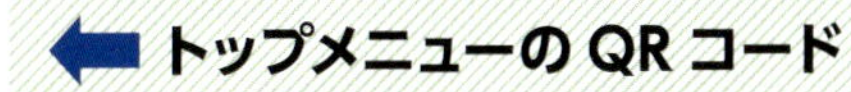

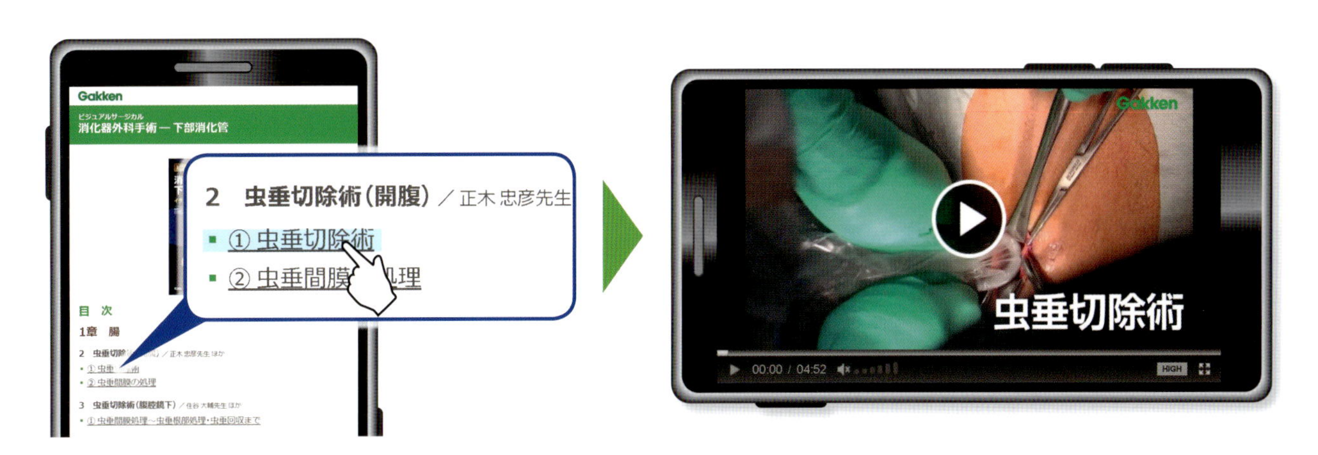

上記の QR コードをスマートフォンの QR コードリーダーで読み取るか，ご使用のブラウザに上記の URL を直接入力すると，動画のトップメニュー画面にジャンプします．目次の中から希望の手技を確認できます．

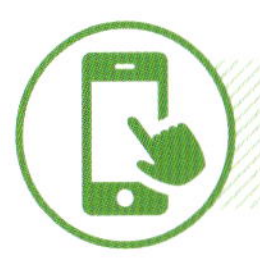

Ⓑ QR コードから直接動画を確認

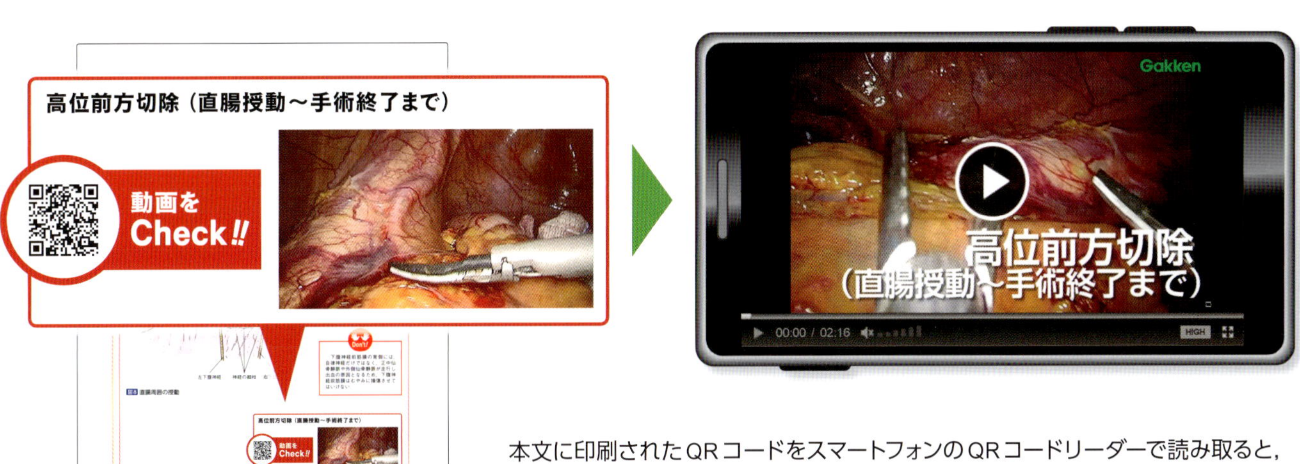

本文に印刷された QR コードをスマートフォンの QR コードリーダーで読み取ると，動画の再生画面にジャンプします．本文の解説と併せて手技を確認できます．

ビジュアルサージカル
消化器外科手術　下部消化管

目次

(▶) は動画がある項目です

動画目次

動画トップメニューの QR コード

＊今後も動画サイトはアップデートを行って参ります．「消化管バイパス術」や「直腸腫瘍局所切除術」などの動画の公開も予定致しておりますので，定期的に上記動画トップメニューをご確認ください．

（文責：正木忠彦）

執筆者一覧

編集

正木　忠彦　　杏林大学医学部外科（消化器・一般外科）　教授

編集委員

上西　紀夫　　公立昭和病院　院長 ／ 東京大学名誉教授
正木　忠彦　　杏林大学医学部外科（消化器・一般外科）　教授
山本　雅一　　東京女子医科大学医学部消化器外科学（消化器・一般外科）　教授
遠藤　　格　　横浜市立大学医学部消化器・腫瘍外科学　教授

執筆者

松山　貴俊　　東京医科歯科大学大学院消化管外科学分野
絹笠　祐介　　東京医科歯科大学大学院消化管外科学分野　教授
正木　忠彦　　杏林大学医学部外科（消化器・一般外科）　教授
吉敷　智和　　杏林大学医学部外科（消化器・一般外科）
住谷　大輔　　広島市立広島市民病院外科　外科部長
吉満　政義　　広島市立広島市民病院外科　外科部長
岡島　正純　　広島市立広島市民病院外科　副院長
諏訪　勝仁　　東京慈恵会医科大学附属第三病院外科　准教授 ／ 診療医長
田尻　健亮　　JCHO 久留米総合病院消化器外科
藤田　文彦　　久留米大学医学部外科学講座消化器外科　講師
赤木　由人　　久留米大学医学部外科学講座消化器外科　主任教授
久森　重夫　　京都大学医学部消化管外科
肥田　侯矢　　京都大学医学部消化管外科　院内講師
坂井　義治　　京都大学医学部消化管外科　教授
浮山　越史　　杏林大学医学部小児外科　教授
渡邉　佳子　　杏林大学医学部小児外科　講師
佐々木剛志　　国立がん研究センター東病院大腸外科　医長
伊藤　雅昭　　国立がん研究センター東病院大腸外科　科長
奥谷　浩一　　札幌医科大学消化器・総合，乳腺・内分泌外科
沖田　憲司　　札幌医科大学消化器・総合，乳腺・内分泌外科
竹政伊知朗　　札幌医科大学消化器・総合，乳腺・内分泌外科　教授
幸田　圭史　　帝京大学ちば総合医療センター外科　教授
小杉　千弘　　帝京大学ちば総合医療センター外科　講師
首藤　潔彦　　帝京大学ちば総合医療センター外科　准教授
山名　哲郎　　JCHO 東京山手メディカルセンター大腸肛門病センター　部長
船橋　公彦　　東邦大学医学部外科学講座一般・消化器外科　教授

（執筆順，敬称略）

1章

腸

1. 腸の解剖
2. 虫垂切除術（開腹）
3. 虫垂切除術（腹腔鏡下）
4. ヘルニア修復術
   4-1. 鼠径ヘルニア修復術
   4-2. 大腿ヘルニア修復術
   4-3. 臍ヘルニア修復術
   4-4. 腹壁瘢痕ヘルニア修復術
5. 人工肛門関連手術
   5-1. 人工肛門造設術
   5-2. 人工肛門閉鎖術
6. 消化管バイパス術
7. メッケル憩室切除術
8. 大腸切除＋吻合術
   8-1. 結腸・直腸手術の基本手技
   8-2. S 状結腸切除術（腹腔鏡下）／結腸右半切除術（腹腔鏡下）
   8-3. 直腸高位前方切除術（開腹・腹腔鏡下）／脾彎曲授動
9. 腸閉塞手術
   9-1. 癒着剥離術（絞扼性腸閉塞）

腸の解剖

(Anatomy of the Gut)

松山貴俊, 絹笠祐介 (東京医科歯科大学大学院消化管外科学分野)

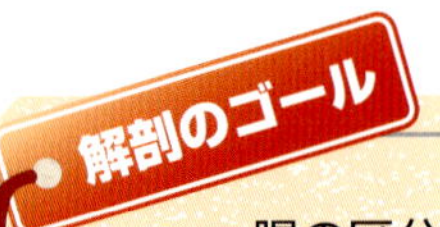

- 腸の区分について理解する.
- 腸の動脈, 静脈の分枝パターンを理解する.
- 大腸周囲のリンパ流を理解する.
- 大腸周囲の自律神経の走行を理解する.
- 直腸周囲の筋膜構成を理解する.

腸の区分

- 腸は小腸と大腸に区分され, 小腸は十二指腸, 空腸, 回腸に区分される.
- 十二指腸は, 幽門からトライツ靱帯までで, 球部, 下行脚, 水平脚, 上行脚に区分される. 下行脚には, 膵管と胆管が合流した共通管が開口しており, ファーター乳頭という 図1.

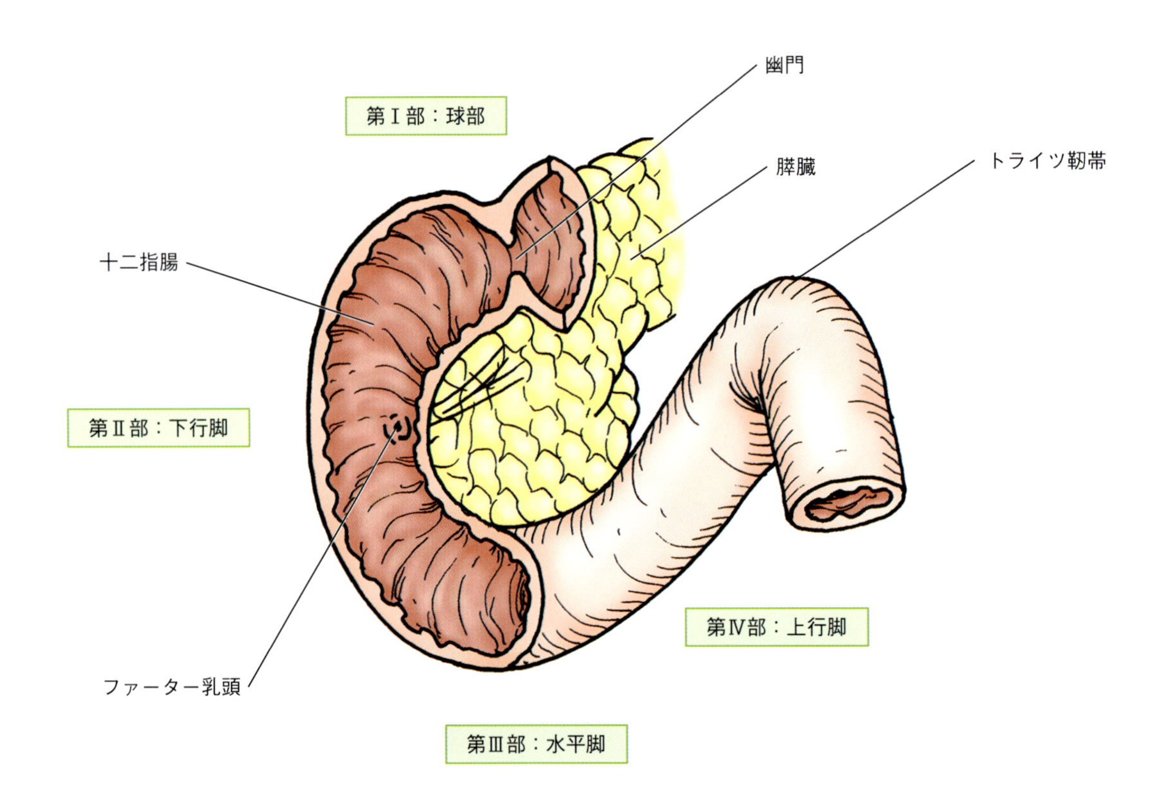

図1 十二指腸の区分

- 十二指腸以降の小腸は，トライツ靭帯からバウヒン弁までで，空腸と回腸に区分される．約2/5が空腸，3/5が回腸とされているが，空腸と回腸の境界ははっきりしない．
- 大腸は虫垂，盲腸，上行結腸，横行結腸，下行結腸，S状結腸，直腸と肛門管に区分される **図2**．盲腸と上行結腸の境界はバウヒン弁上唇であり，S状結腸は左腸骨稜から岬角までと定義されている．
- 『大腸癌取扱い規約 第9版』では，直腸は直腸S状部（RS），上部直腸（Ra），下部直腸（Rb）に区分される．岬角から第2仙椎下縁の高さまでをRS，第2仙椎下縁から腹膜翻転部までをRa，腹膜翻転部より恥骨直腸筋付着部上縁までをRbとする．
- 腹膜翻転部は，第2ヒューストン弁に相当する．

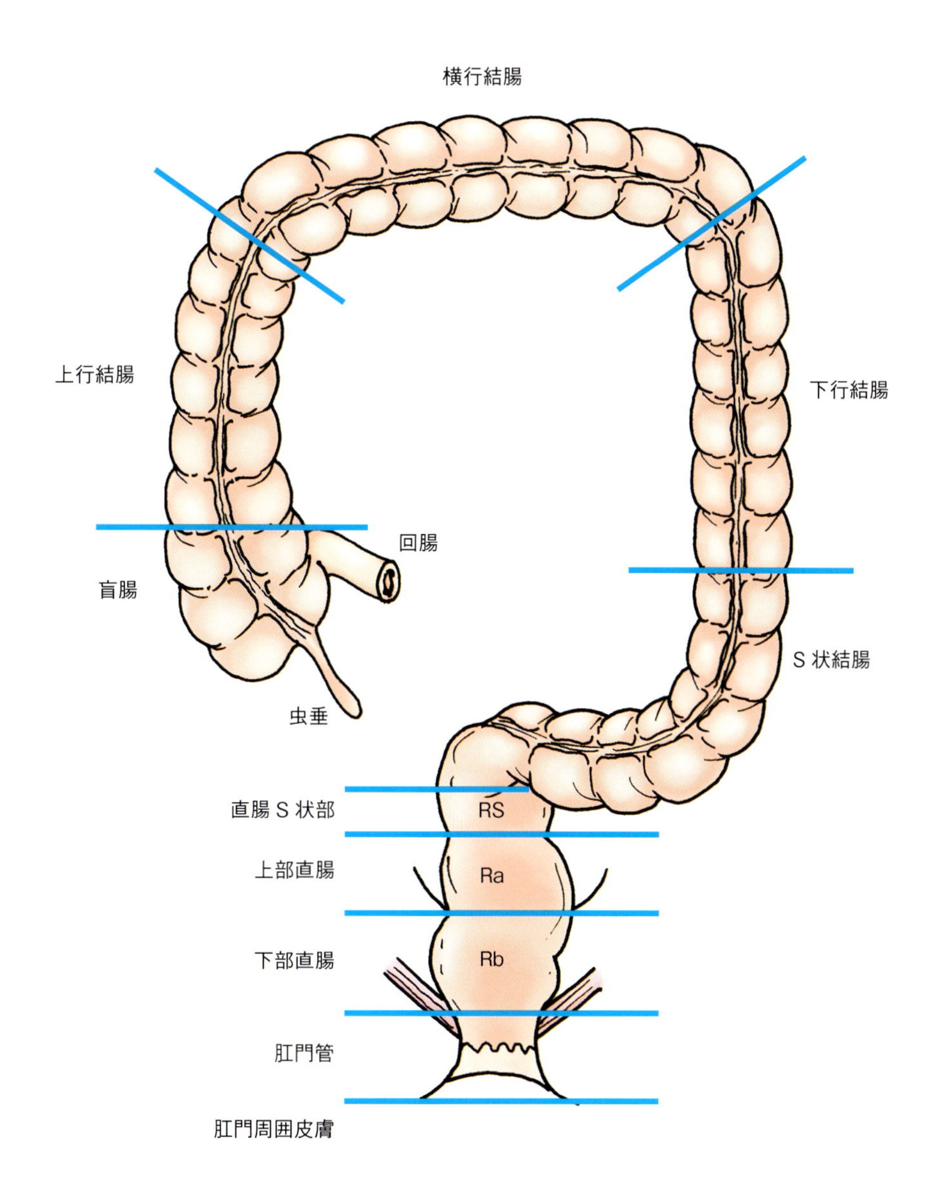

図2 大腸の区分
（大腸癌研究会・編．大腸癌取扱い規約 第9版．東京：金原出版；2018，p8．より引用一部改変）

》腸の動脈・静脈

動脈

十二指腸の動脈

- 十二指腸の動脈は，腹腔動脈由来（右胃動脈，右胃大網動脈，総肝動脈や胃十二指腸動脈を経由して）のものと，上腸間膜動脈由来のものがある 表.

表 十二指腸の動脈

腹腔動脈由来	十二指腸上動脈	supraduodenal artery
	十二指腸後動脈	retroduodenal artery
	幽門下動脈	infrapyloric artery
	前上膵十二指腸動脈	anterior superior pancreaticoduodenal artery
	後上膵十二指腸動脈	posterior superior pancreaticoduodenal artery
上腸間膜動脈由来	前下膵十二指腸動脈	anterior inferior pancreaticoduodenal artery
	後下膵十二指腸動脈	posterior inferior pancreaticoduodenal artery

- 膵頭部の血流は，前上膵十二指腸動脈と前下膵十二指腸動脈の吻合からの前膵十二指腸動脈アーケード，後上膵十二指腸動脈と後下膵十二指腸動脈の吻合からの後膵十二指腸動脈アーケードによって供給される．
- 下膵十二指腸動脈は第１空腸動脈と共通幹を形成することが多いが，上腸間膜動脈から直接分岐することや，前下膵十二指腸動脈と後下膵十二指腸動脈がそれぞれ分岐する場合がある 図3.

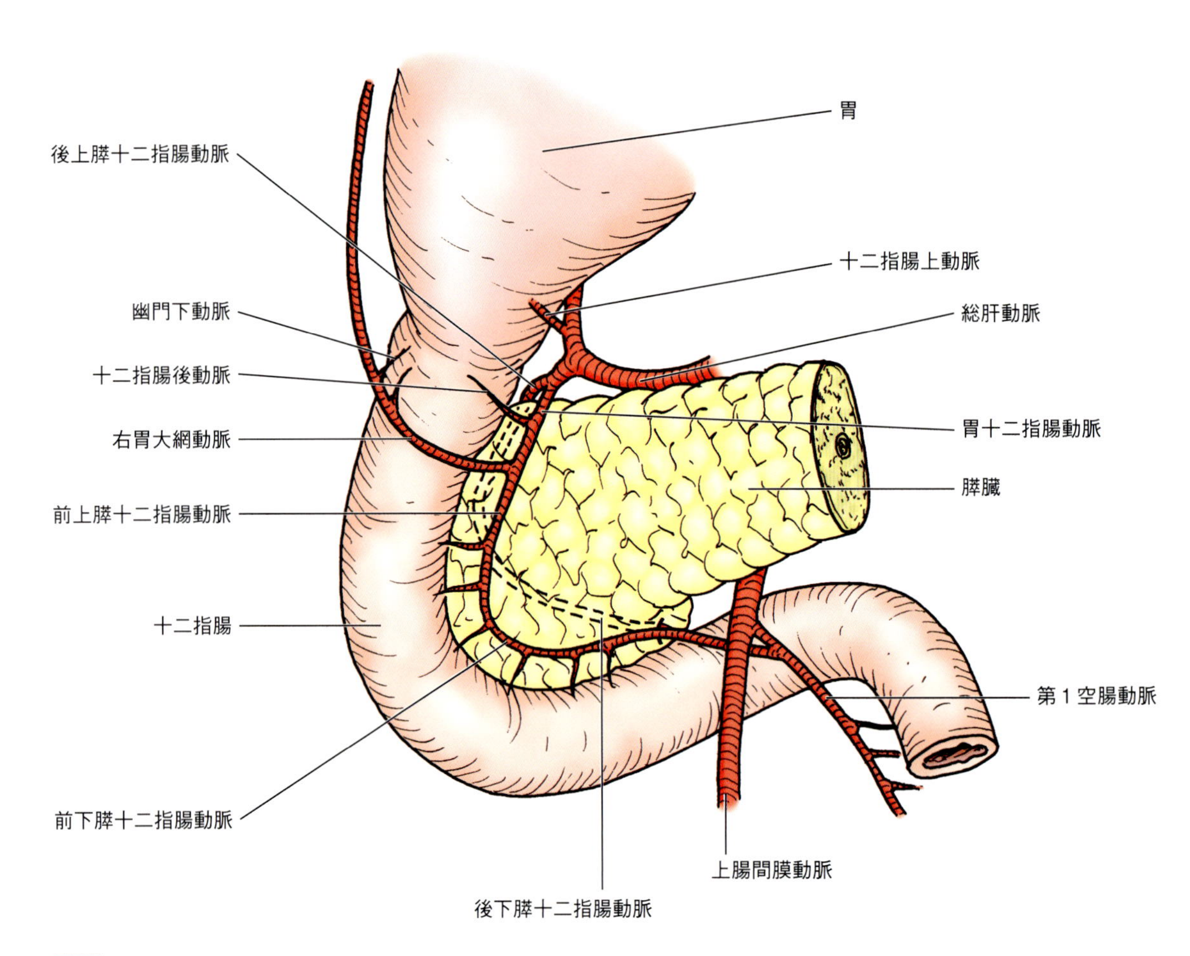

図3 十二指腸の動脈

空腸・回腸の動脈

- 空腸・回腸の血管は，上腸間膜動脈の左側より多数分岐する．隣接する空腸動脈・回腸動脈は動脈弓を形成し，さらにそれぞれの動脈弓から新しい枝が出て隣接する枝と動脈弓を新たに作る．多層の動脈弓を形成した後に腸管に多数の直動脈が出る．
- 一般的に，空腸の方が回腸より直動脈が密であり，空腸より回腸の方が辺縁動脈が複雑で，動脈弓が多層構成になっている **図4**．

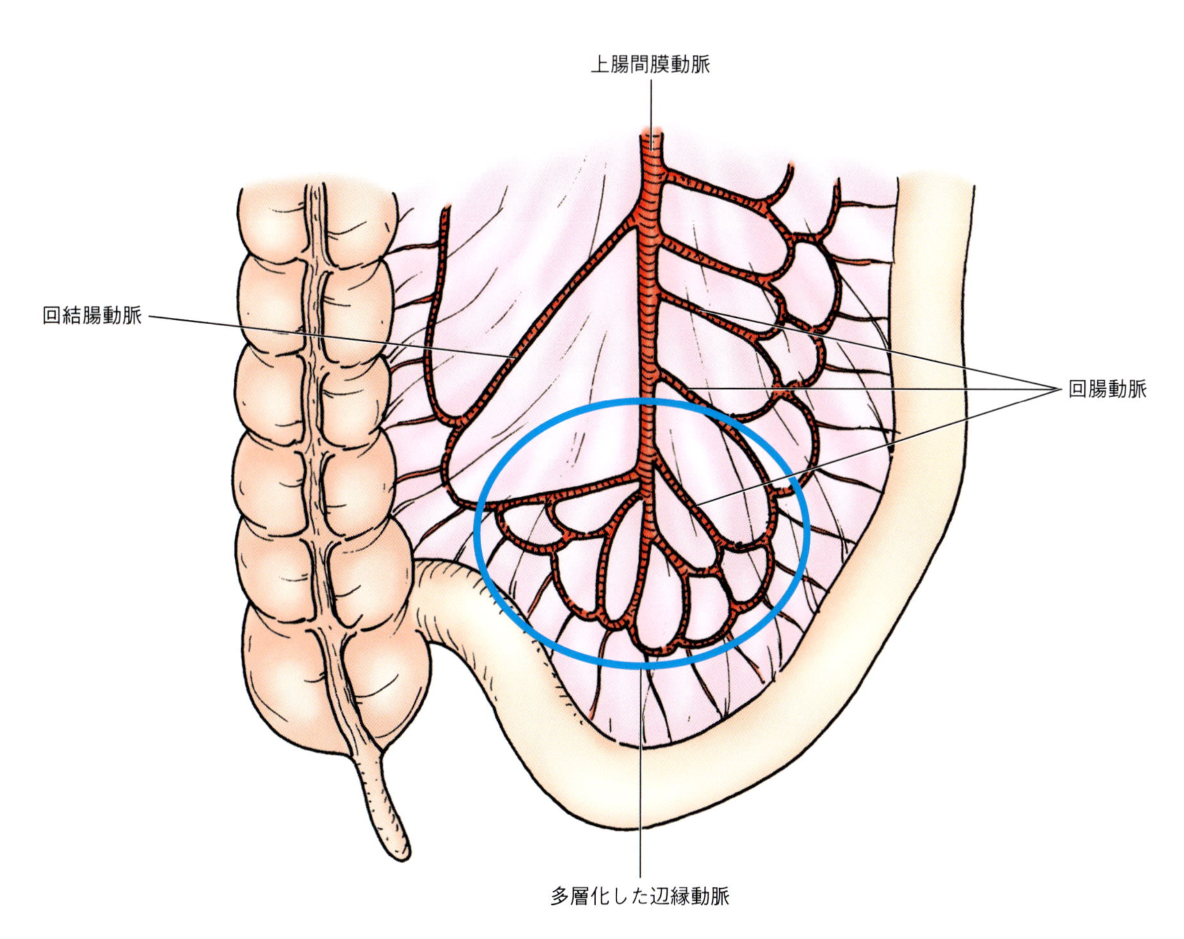

図4 小腸の動脈

大腸の動脈

- 大腸の動脈は，上腸間膜動脈と下腸間膜動脈，内腸骨動脈より分岐する．腸管の数cm手前に辺縁動脈を形成し，そこから腸管に向かって直動脈を送る．直動脈の数は小腸より少ない．
- 辺縁動脈の交通が乏しくなりやすい部位は，回盲部，左結腸曲（Griffiths' point），S状結腸直腸移行部（Sudeck point）の3ヵ所があり，手術の際の腸管の血流保持に注意すべき部位とされている 図5．

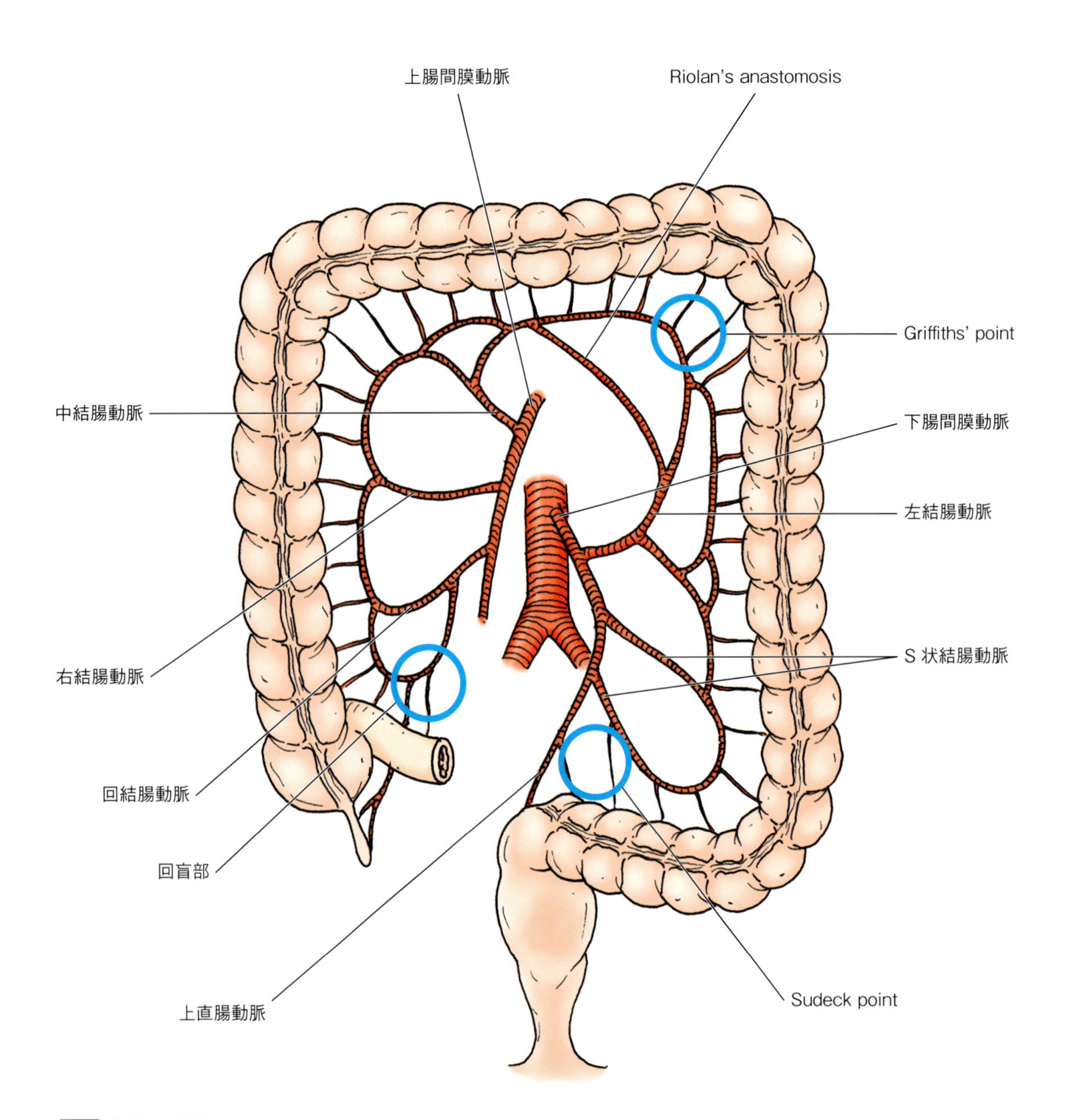

図5 大腸の動脈

〈上腸間膜動脈とその分枝〉

- 回腸，盲腸，上行結腸，横行結腸の主幹動脈は，右結腸動脈，中結腸動脈，回結腸動脈が知られていて，右結腸動脈と中結腸動脈はバリエーションが多い 図6．
- 回結腸動脈はほぼ全例に存在し，十二指腸水平脚より尾側で上腸間膜動脈より分岐する．回腸枝，上行枝，前後の盲腸枝，虫垂動脈に分岐する．上腸間膜静脈と交差する時に，その腹側を通るタイプと，背側を通るタイプがある 図7．
- 右結腸動脈は上腸間膜動脈から直接分枝するものは1/3程であり 図6A，しばしば欠損 図6D や，中結腸動脈や回結腸動脈と共通幹を形成する 図6B， 図6C．
- 中結腸動脈は左枝と右枝が共通幹を形成していることが多いが，左右別分枝が11～15％存在する．副中結腸動脈が22～35％存在する．
- 右結腸動脈，中結腸動脈，回結腸動脈がすべて上腸間膜動脈から独立して分岐する例は25％であったという報告がなされている．

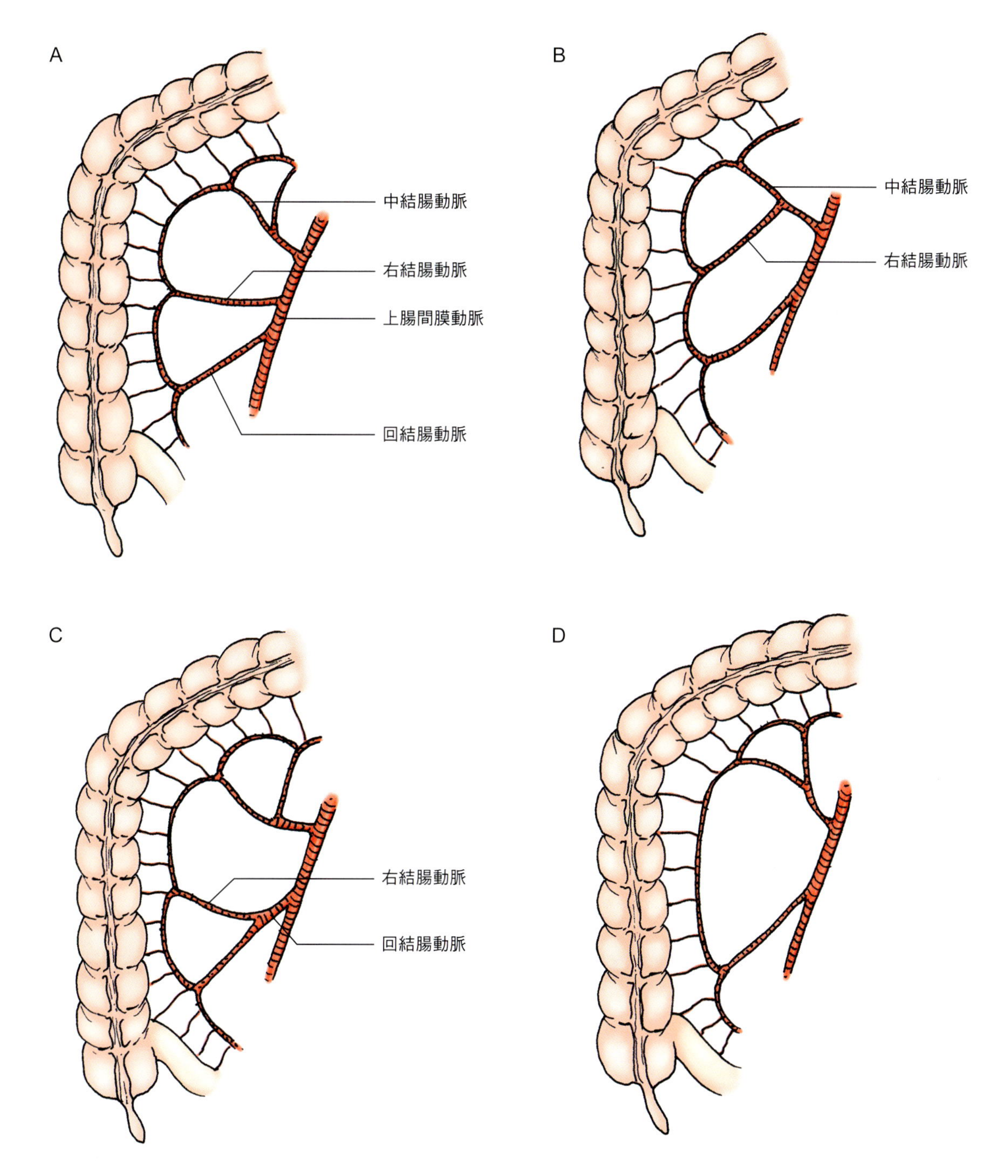

図6 上腸間膜動脈の分枝のバリエーション①

A：右結腸動脈が上腸間膜動脈から分岐．B：右結腸動脈が中結腸動脈から分岐．
C：右結腸動脈が回結腸動脈から分岐．D：右結腸動脈が欠損．

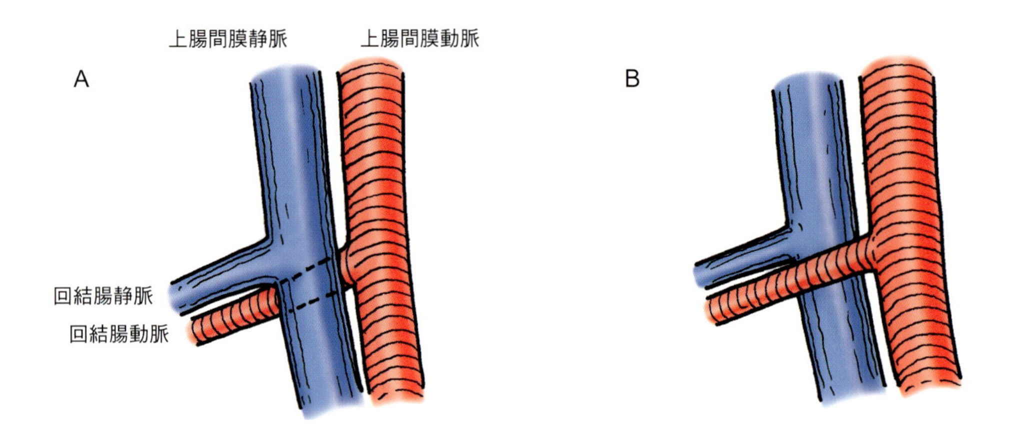

図7 上腸間膜動脈の分枝のバリエーション②

A：回結腸動脈が上腸間膜静脈の背側を通る．

B：回結腸動脈が上腸間膜静脈の腹側を通る．

〈下腸間膜動脈とその分枝〉

- 下腸間膜動脈は，第3～4腰椎の高さ（十二指腸水平脚下縁近傍）で大動脈前面より起始し，1～3cmの部位で左結腸動脈を分岐後，1～数本のS状結腸動脈を分岐し上直腸動脈となる 図5．
- 左結腸動脈と第1S状結腸動脈の分岐形態は，下記の3型が主な分枝パターンである 図8．

  ①独立分岐型：左結腸動脈と第1S状結腸動脈が単独で下腸間膜動脈より分岐．
  ②共通幹形成型：左結腸動脈と第1S状結腸動脈が共通幹を形成．
  ③3分岐型：左結腸動脈と第1S状結腸動脈が下腸間膜動脈より同時に分岐．

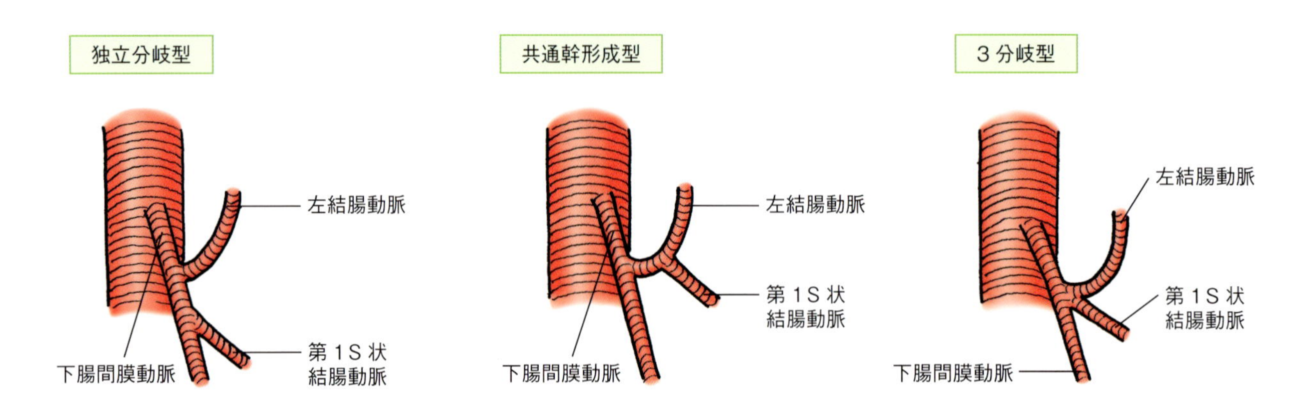

図8 左結腸動脈と第1S状結腸動脈の分枝のバリエーション

〈内腸骨動脈とその分枝〉

- 内腸骨動脈から直腸に流入する動脈は，中直腸動脈と下直腸動脈である 図9．
- 中直腸動脈は欠損することも多く，報告により20～90％で認められるとされる．内腸骨動脈の分枝として直腸に流入するが，必ずしも側方靭帯の中を貫くのではなく，直腸前外側より流入するケースも認める．男性では精巣動脈，女性では腟動脈から分枝するケースが多いといわれている．
- 下直腸動脈は，内腸骨動脈の最終枝である内陰部動脈より起こり，外肛門括約筋を貫いて肛門管内に流入する．

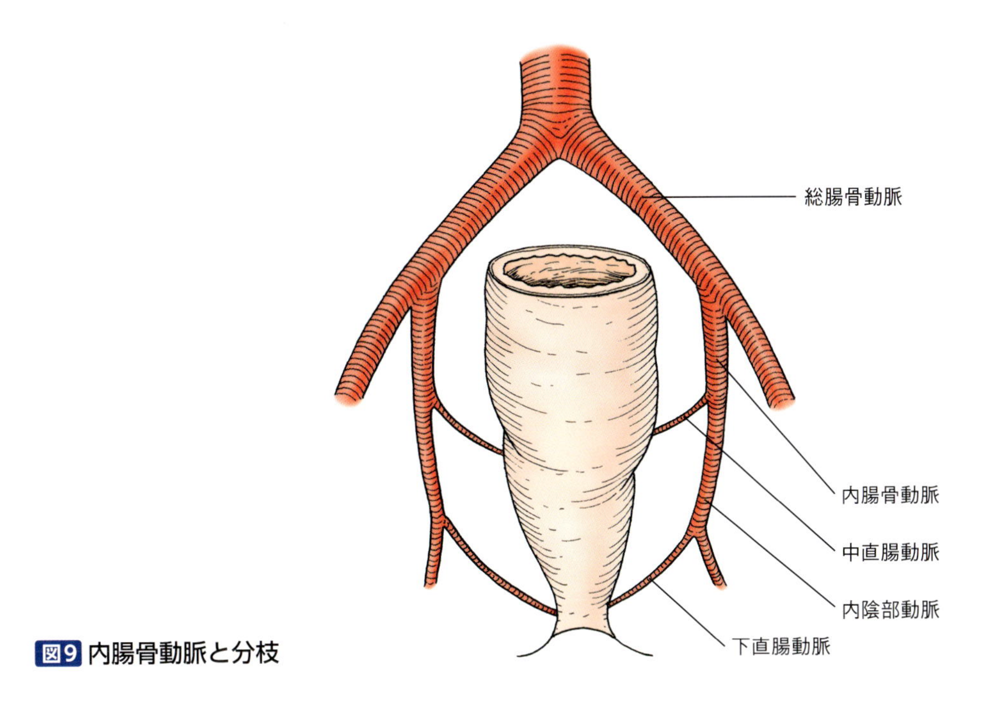

図9 内腸骨動脈と分枝

静脈

- 十二指腸の静脈は，前上膵十二指腸静脈と前下膵十二指腸静脈，上後膵十二指腸静脈と下後膵十二指腸静脈が静脈アーケードを形成し，門脈に流入する．
- 空腸・回腸と結腸の静脈，上直腸静脈は，上腸間膜静脈または下腸間膜静脈から門脈へ流入し，肝臓へ栄養素を運んでいる．中直腸静脈と下直腸静脈は，内腸骨静脈から下大静脈へ流入する 図10．

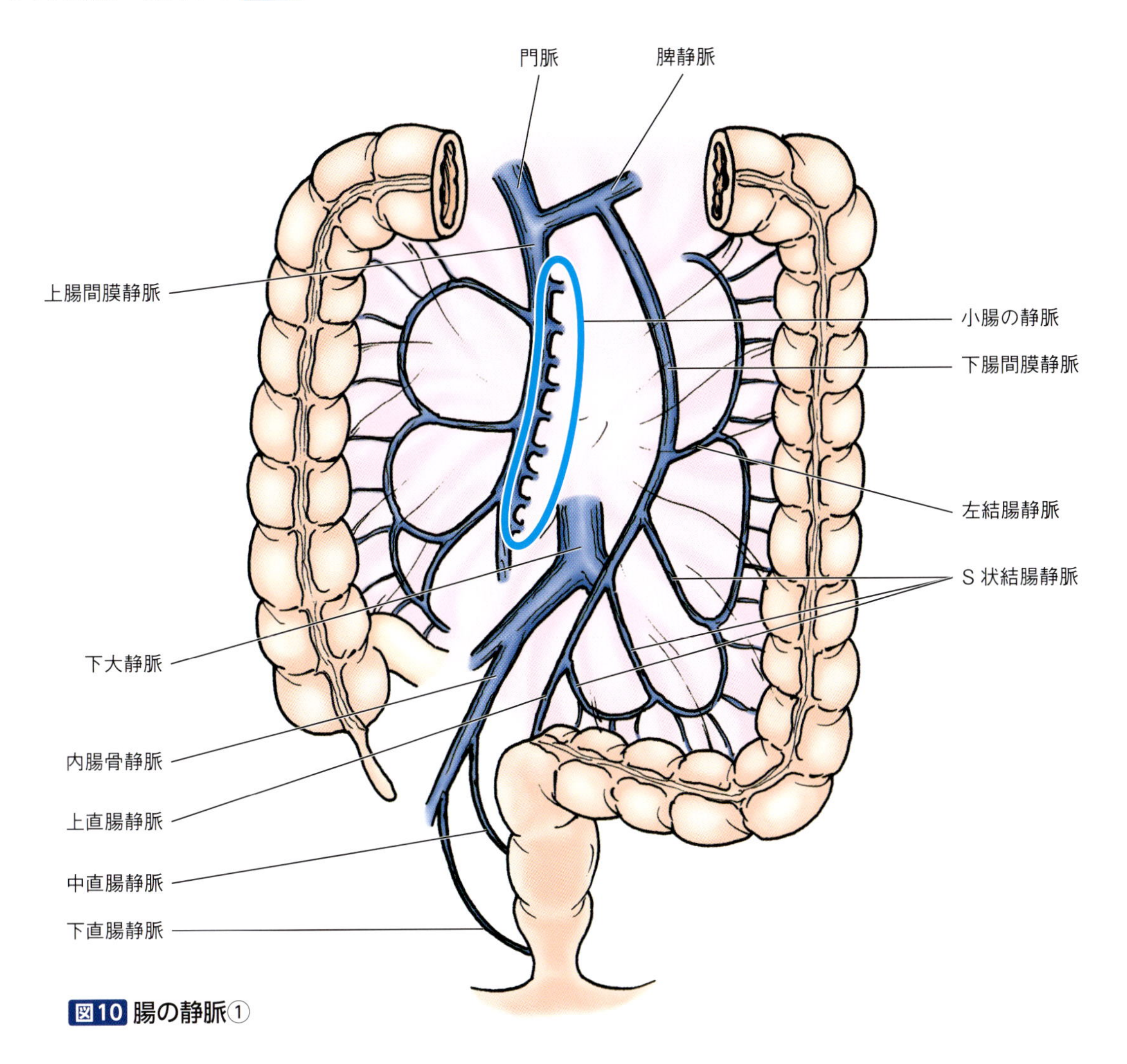

図10 腸の静脈①

〈上腸間膜静脈〉

- 回結腸静脈はほぼ全例に存在し，直接上腸間膜静脈へ流入することが多い．右結腸静脈が上腸間膜静脈に流入するものは20％で，中結腸静脈は右胃大網静脈と胃結腸静脈幹（Henleの静脈幹）を形成し，さらに前膵十二指腸静脈がしばしば流入し，上腸間膜脈静脈へ合流する．胃結腸静脈幹は約70％の症例で存在し，75％は横行結腸の静脈が流入すると報告されている．
- 上腸間膜静脈本幹のうち，回結腸静脈流入部から胃結腸静脈幹までの3～4cmの区間はSurgical trunkと呼ばれ，右側結腸の動脈の主リンパ節とされる 図11 ．

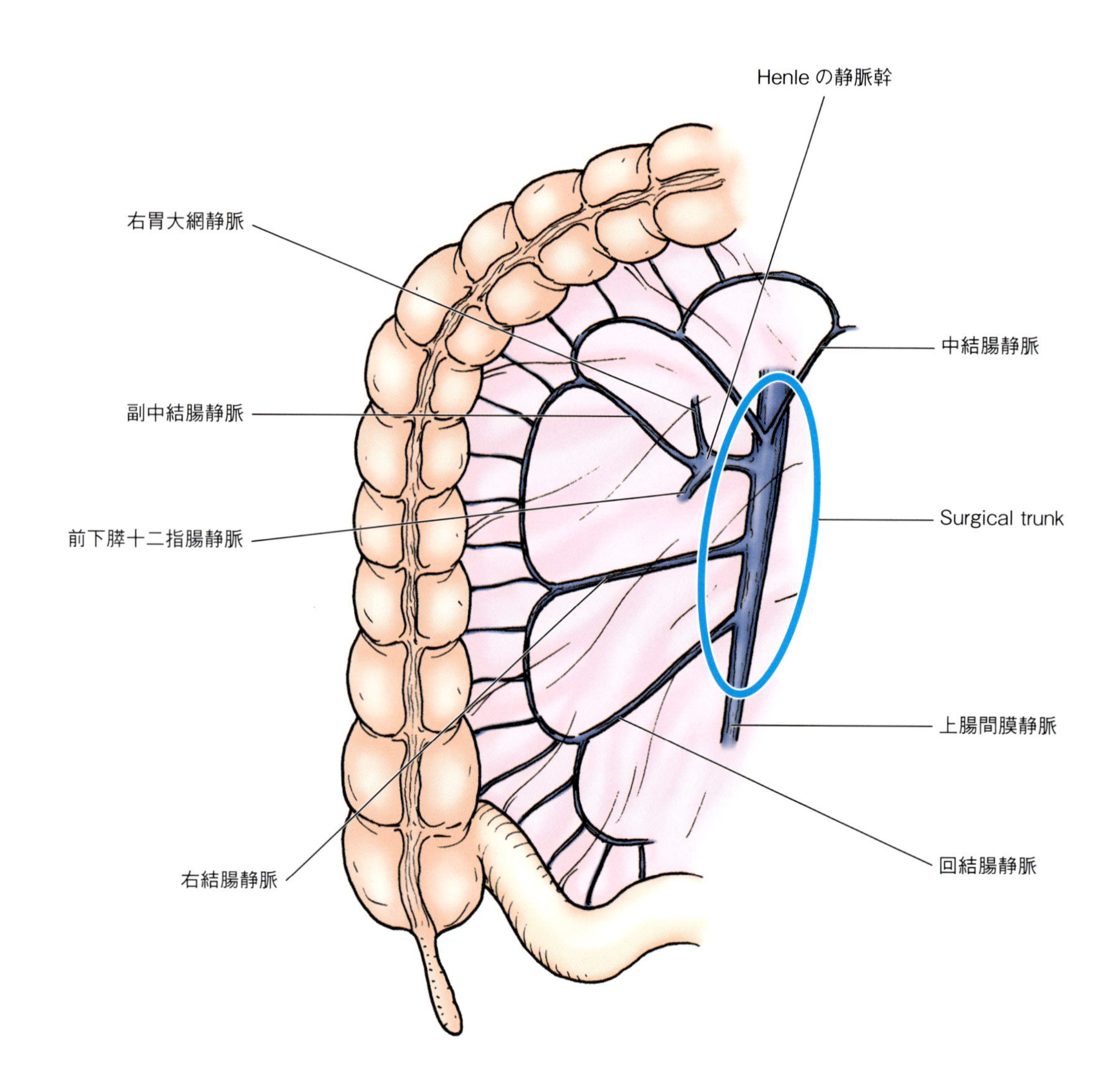

図11 腸の静脈②（Surgical trunk）

〈下腸間膜静脈〉

- 左結腸静脈，S状結腸静脈，上直腸静脈が流入する下腸間膜静脈は，左結腸動脈と伴走しながら頭側へ向かい，膵臓の背側を通り脾静脈に合流する 図10 ．

» 大腸のリンパ流

- 大腸のリンパ管は，基本的に動脈に沿って走行する 図12．結腸傍リンパ節が辺縁動脈，および直動脈周囲に存在し，これらが最前線のリンパ節である．これより中枢側では，各結腸動脈に沿って中間リンパ節が介在する．各結腸動脈根部には主リンパ節が位置する．結腸壁を出たリンパ管の大部分は直動脈や辺縁動脈に沿って走行し，結腸傍リンパ節から中間リンパ節へと，次第に太さを増しながら進み，主リンパ節に達する．
- 大腸のリンパ管は右下（回結腸動脈起始部），中（中結腸・右結腸動脈起始部），左下（左結腸．S状結腸動脈起始部）の3ヵ所に収束してから，大動脈リンパ節に連続する．一般に右側結腸のリンパ流 図12A は，上腸間膜静脈右縁のリンパ節に集まり，そこから膵頭部，上腸間膜動脈，あるいは直接大動脈周囲へと流入するとされている．
- 腹膜翻転部から肛門側のリンパ流は4経路に分類され，①上方向路，②下方向路，③後方向路，④側方向路となる．①の上方向路は上直腸動脈に沿って上行する経路である．②下方向路は肛門挙筋より下方で外陰部の皮下を通り，浅鼠径リンパ節へ向かう．③後方向路は肛門挙筋の上面で後方を通り，正中仙骨静脈に沿って上行する．④側方向路は中直腸動脈に沿って側方へ走行するが，そのまま動脈枝に沿って内腸骨動脈を上行するだけでなく，多くは外側へ向かい閉鎖動静脈，閉鎖神経と交差して走行，リンパ節を含めたリンパ管網を形成し，外腸骨動静脈周囲へ流入する．

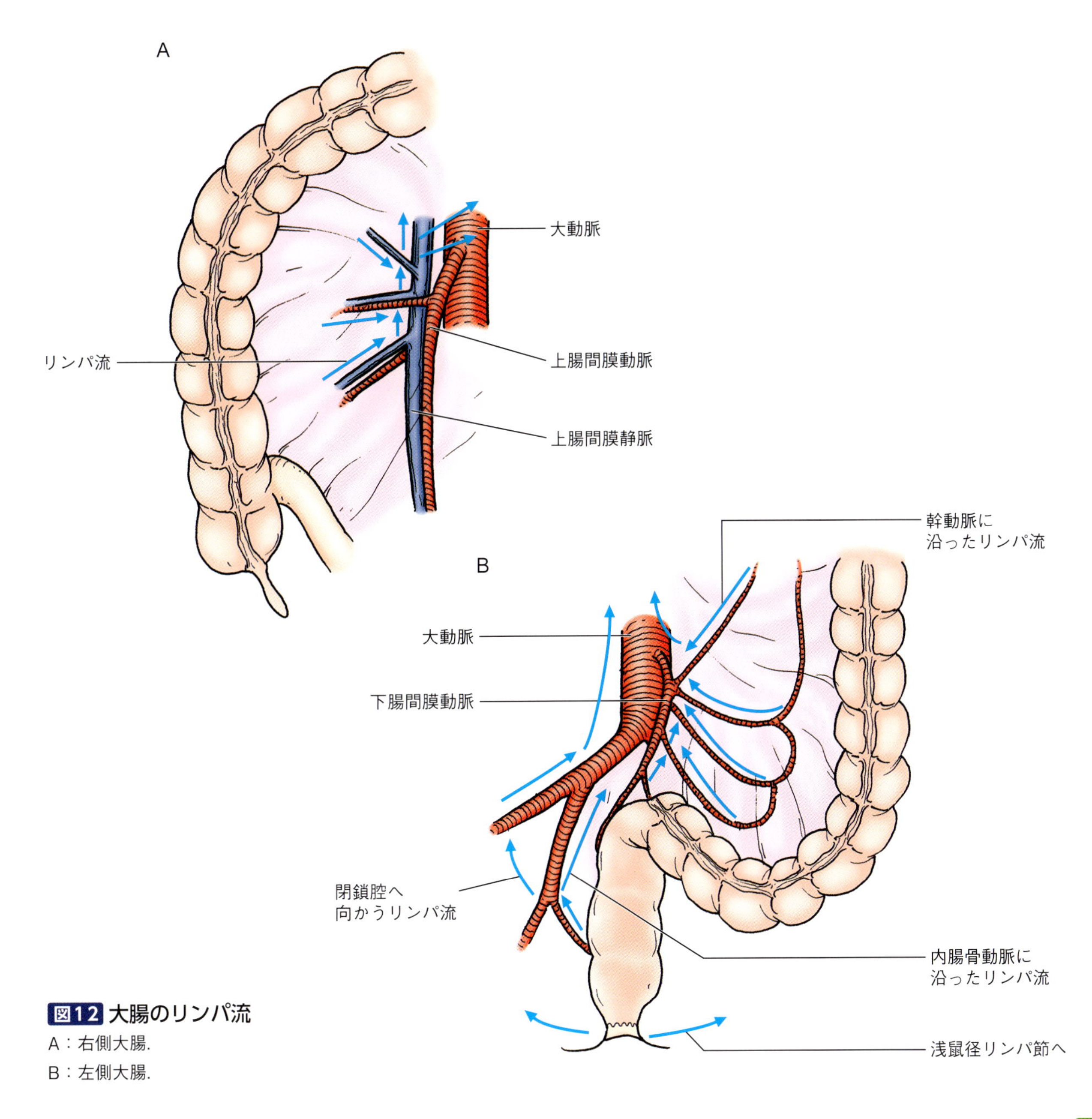

図12 大腸のリンパ流
A：右側大腸．
B：左側大腸．

» 大腸周囲の自律神経 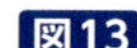

〈交感神経系〉

- 交感神経系の主経路は腰内臓神経に始まり，下腸間膜動脈根部付近を左右の第 2，3 腰内臓神経が大動脈前面に向かって走行し，大動脈分岐部の高さで合流して上下腹神経叢を形成する．細い直腸枝を上直腸動脈に向けて分岐しながら，岬角前面を 3 ～ 4cm ほど下行した後，左右の下腹神経に分かれて仙骨前面，内腸骨血管の内側を下行しながら骨盤神経叢に入る．
- 実際には，下腹神経は直腸枝を出しながら，下腹神経前筋膜の背側を走行している．下腹神経は，主に射精機能，内尿道口の閉鎖，内肛門括約筋の収縮に関与している．
- 副経路として，仙骨部交感神経節から仙骨内臓神経，骨盤神経叢へ入る経路がある．この経路は下腹神経が損傷された際の逆行性射精の経路である．

〈副交感神経系〉

- 骨盤内副交感神経系は，第 2 ～ 4（主に第 3，4）仙骨神経から直接，または肛門挙筋神経と共通管をなして起こり，骨盤神経叢に入る．
- 骨盤内臓神経は陰部神経叢の最も腹側の分枝で，主に勃起，排尿，排便に関与している．

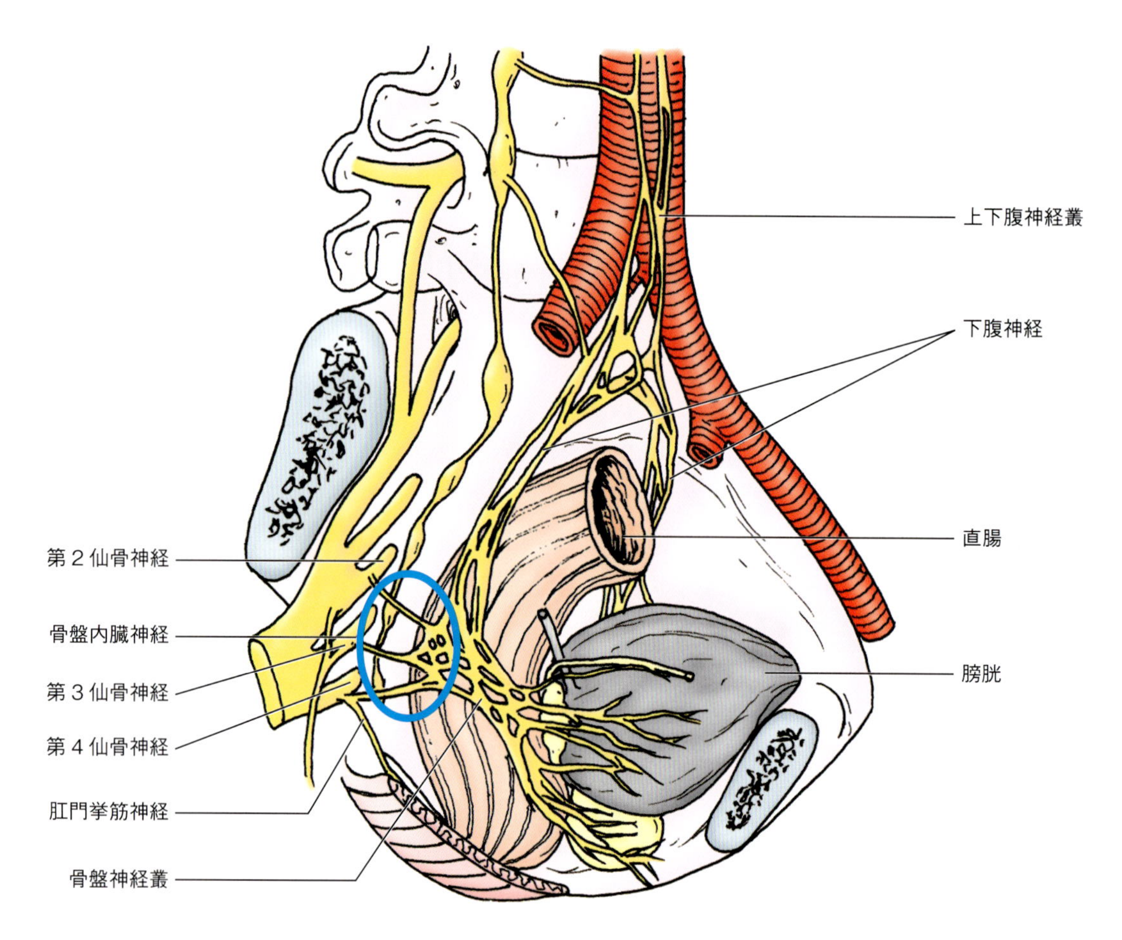

図13 大腸周囲の自律神経

（絹笠祐介：大腸癌手術に必要な解剖．絹笠式 静岡がんセンター大腸癌手術〈絹笠祐介編〉，p5，2017，南江堂より許諾を得て改変し転載）

〈骨盤神経叢〉

- 骨盤神経叢は前後4cm，上下3cmの網目状の神経叢で，直腸外側，腹膜翻転部すぐ肛門側に存在し，交感，副交感神経の混在した線維を膀胱，精嚢，前立腺，陰茎（女性では子宮，腟）に分枝している．骨盤神経叢の下前角から前立腺に向かう分枝は動静脈と伴走しながら前立腺外後側，直腸前外側に走行し，神経血管束（neurovascular bundle；NVB）と呼ばれる．
- 勃起作用に関係する陰茎海綿体神経は，NVBの背側を走行しており，NVBを損傷することが勃起障害の原因となりうる．
- 直腸へは主に2つの経路で枝を出している．うち主となるのは腹膜翻転部のやや下方で入る直腸枝上群で，側方靭帯の主たる成分となっている．一方，下群は肛門挙筋付着部付近で直腸に入る．

〈肛門挙筋神経〉

- 骨盤内臓神経，尾骨筋神経とともに陰部神経叢を構成する．第3もしくは第4仙骨神経から立ち上がり，肛門挙筋の腹側を数枝に分かれながら下行し，筋に進入して分布する．

» 直腸周囲の筋膜構成

〈直腸固有筋膜〉 図14 ❶，図15 ❶

- 直腸固有筋膜は，直腸周囲の筋膜のうち最も内側の筋膜で，直腸間膜を覆う非常に薄い膜である．

〈下腹神経前筋膜〉 図14 ❷，図15 ❷

- 下腹神経前筋膜は，下腹神経と直腸固有筋膜の間に存在する膜である．同筋膜は直腸固有筋膜を裏打ちし，下腹神経の腹側を覆い，さらには骨盤神経叢と直腸固有筋膜の境界となり，Denonvilliers筋膜の外側に連続する．
- わが国では，尿管下腹神経筋膜と呼ばれることも多いが，下腹神経とともに覆っているのは左側の尿管のみである．

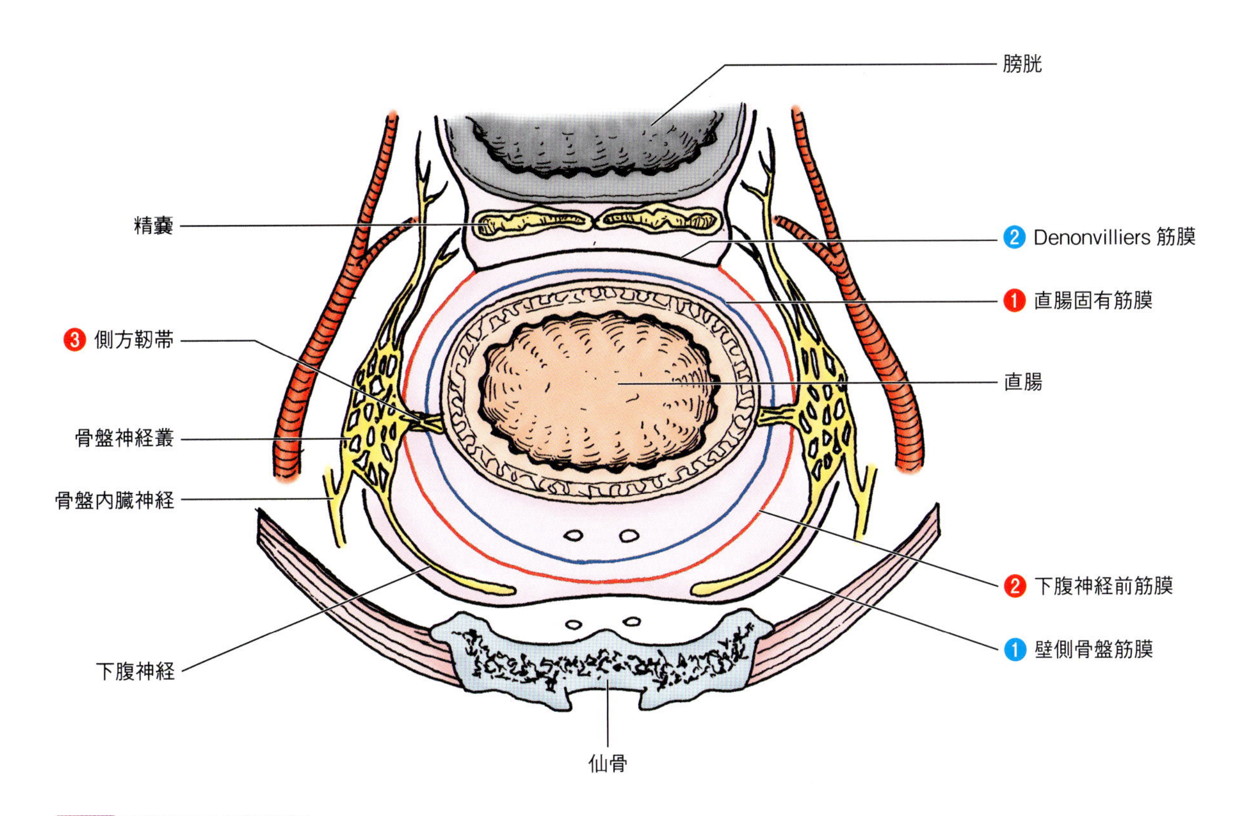

図14 直腸周囲の筋膜①

（絹笠祐介：大腸癌手術に必要な解剖．絹笠式 静岡がんセンター大腸癌手術〈絹笠祐介編〉，p8，2017，南江堂より許諾を得て改変し転載）

〈側方靭帯〉 図14 ❸

- 腹膜翻転部直下の直腸側壁と骨盤壁を結ぶ結合組織束で，骨盤神経叢を中心に外側では骨盤内臓神経，内側では骨盤神経叢からの直腸枝が主な構造物として側方靭帯に含まれている．
- 中直腸動静脈が同部位を貫く場合もある．

〈壁側骨盤筋膜〉 図14 ❶，図15 ❶

- 外側では腸骨血管系，直腸後方では仙骨正中血管の腹側を覆い，下腹神経の背側に存在する比較的厚い筋膜である．
- 外側では，仙骨神経や肛門挙筋を覆う膜など複数枚に分かれている．また，骨盤内臓神経が仙骨神経（もしくは陰部神経叢）より腹側へ分枝するのに伴い，同筋膜も内側へ分かれて下腹神経前筋膜とともに骨盤神経叢を覆う．

〈Denonvilliers 筋膜〉 図14 ❷，図15 ❷

- Denonvilliers 筋膜は，1836 年に Denonvilliers により報告された精囊・前立腺と直腸との間に介在する筋膜である．骨盤内の筋膜のなかでは比較的厚い膜状構造物として認識できる．女性では直腸腟中隔がこれに相当するが，Denonvilliers 筋膜に比して薄いことが多い．組織学的には一般に弾性線維，膠原線維，平滑筋組織が含まれる．
- 筋膜の厚さには個体差があり，若年者や炎症性腸疾患などで直腸炎を認める場合は厚くなる．
- 発生については，胎生期における腹膜鞘状突起が癒合したとする説と，胎生期における直腸–膀胱間に存在する間葉組織の名残であるという説が存在する．
- 同筋膜の尾側は，前立腺被膜もしくは直腸尿道筋に達している．

〈直腸仙骨筋膜〉 図15 ❸

- 第 3 ～ 4 仙椎の高さで仙骨から直腸後面に向かう膜様の構造物で，直腸仙骨靭帯とも呼ばれている．
- 直腸固有筋膜と下腹神経前筋膜が近接・癒合している部位を指すが，特別な筋膜を指しているわけではない．

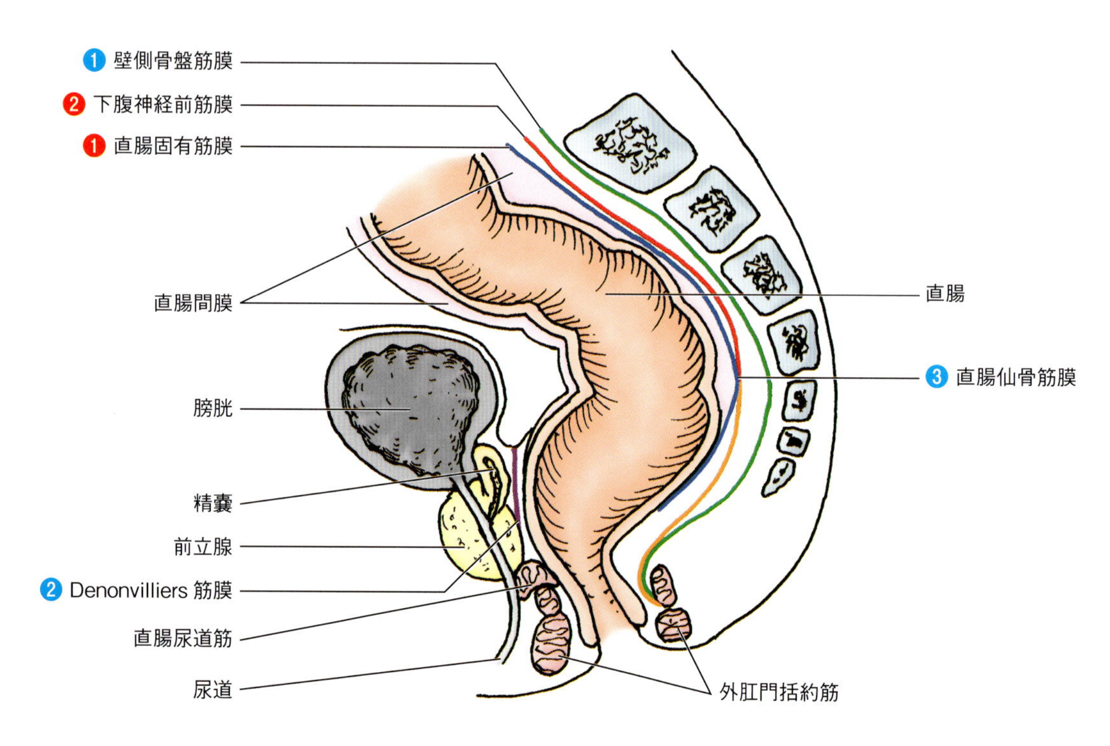

図15 直腸周囲の筋膜②

（絹笠祐介：大腸癌手術に必要な解剖．絹笠式 静岡がんセンター大腸癌手術（絹笠祐介編），p8，2017，南江堂より許諾を得て改変し転載）

≫ 肛門管の解剖　図16，図17

〈肛門管〉

- 『大腸癌取扱い規約 第9版』では，骨盤隔膜の上部（恥骨直腸筋付着部上縁）から肛門縁までを肛門管とし，全長は2.5～3.5cm である．
- 肛門管を構成するのは，肛門管の外周を形成する随意筋である外肛門括約筋，不随意筋で肛門閉鎖の役割を担う内肛門括約筋，直腸の縦走筋に連続する連合縦走筋が挙げられる．肛門管内部には，上半分に肛門柱と呼ばれる縦走する隆起があり，その谷間は肛門洞と呼ばれる．円柱上皮と扁平上皮の境界となる波状の線が歯状線で，肛門柱の上端をつなぐ線がヘルマン線である．
- 肛門洞周囲では静脈叢が発達しており，それが膨らむことによって肛門管内腔をしっかりと閉鎖する．

〈肛門挙筋〉

- 肛門挙筋は，骨盤底筋群を構成する筋肉で，恥骨直腸筋，恥骨尾骨筋，腸骨尾骨筋の三部からなり，骨盤内臓の支持と排尿・排便などに関わっている．近位側は閉鎖筋膜の骨盤筋膜腱弓に付着している．肛門周囲の付着形態はさまざまである．
- 筋腹には前述した肛門挙筋神経（p.12 参照）が走行し，これらの筋を支配している．

〈直腸尿道筋〉

- 直腸外縦筋と尿道，外尿道括約筋，左右の肛門挙筋との間に存在する平滑筋からなる組織で，5～10mm の厚さと幅を持つ．
- 多くの症例で，尿道括約筋，直腸との境界がない．半数近くの症例で，勃起に関わる海綿体神経が走行している．女性では腟壁と直腸壁の間に肛門縦走筋が存在する．

〈肛門尾骨靭帯〉

- 肛門尾骨靭帯は，肛門挙筋腹側に尾骨と肛門管の間の構造物として存在し，その主な構成成分は，豊富な弾性線維と平滑筋であり，その付着形態により浅層（連合縦走筋へ付着）と深層（外肛門括約筋へ付着）に区別される．
- 肛門尾骨靭帯浅層は小血管を含み，歯状線から2～5mm 口側の直腸壁に付着する．
- 直腸後方の壁側骨盤筋膜等とともに，厚い膜様構造物を形成する．

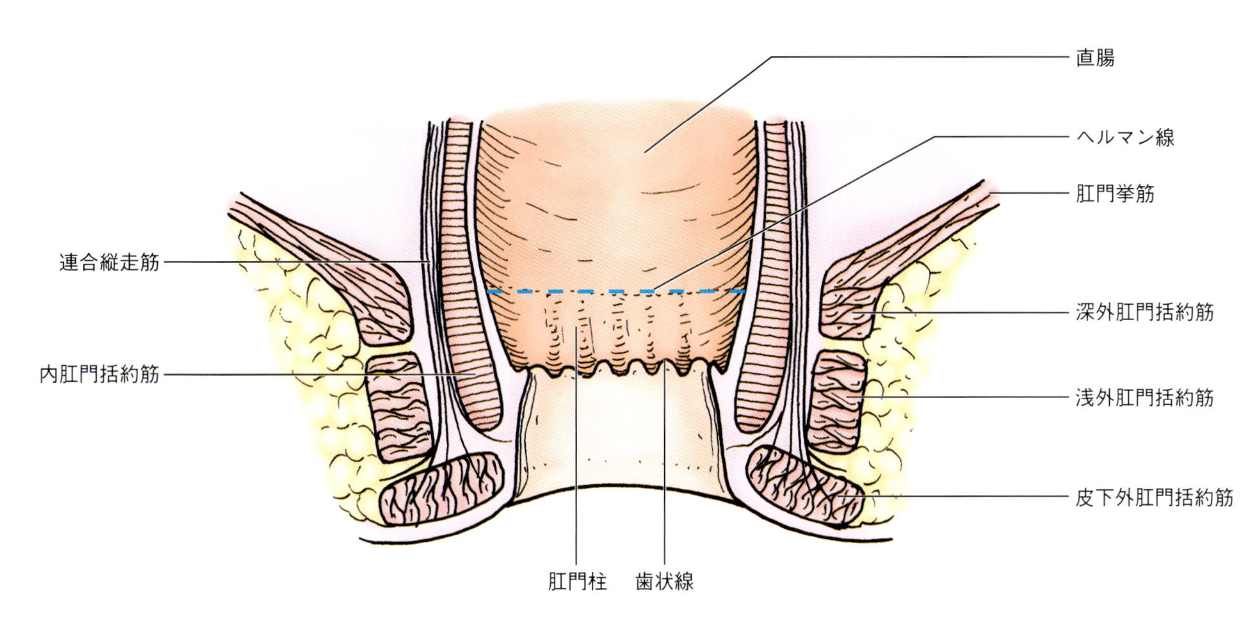

図16 肛門管の解剖（冠状断）

〈内肛門括約筋〉

- 内肛門括約筋は直腸の内輪筋層から連続して肛門管上縁付近から徐々に肥厚した平滑筋組織で，自律神経によって不随意的に調整される．その主たる支配神経は骨盤神経叢からの直腸枝下群である．
- 内肛門括約筋は，睡眠中において緊張を保つことにより便失禁しないようになっている．また，直腸膨大部にガスや便が貯留することで，内肛門括約筋は反射的に弛緩するが便意を感じるため，排便時以外は外肛門括約筋を締めることで便が漏れないようになっている．

〈外肛門括約筋〉

- 外肛門括約筋は肛門管の外側を取り巻き，排便を随意的に抑制する横紋筋である．上方では恥骨直腸筋と合流し，その境界は不明瞭である．
- 皮下部，浅部，深部に分けられるが，その境界ははっきり認識されないことが多い．皮下部は肛門縁を取り巻いて最も下方にあり，連合縦走筋の線維束により分けられている．浅部は肛門挙筋神経からの線維も受けるが，主に仙髄（S2-4）のオヌフ核に起始する陰部神経によって支配される．

〈連合縦走筋〉

- 内肛門括約筋と外肛門括約筋との間を縦走する筋肉の層．直腸外縦筋（平滑筋）のみならず，一部，恥骨直腸筋（横紋筋）の成分も合流して形成される．
- 肛門管上方では，縦走筋から連続する平滑筋線維が肛門挙筋の中に伸びており，肛門挙筋と直腸壁の間隙を埋め固定しているものと考えられている．正中では，連合縦走筋から連続する平滑筋線維が前方（直腸尿道筋）と後方（肛門尾骨靱帯）に広がっている．下方では，内肛門括約筋，浅・皮下外肛門括約筋の中を貫通し，粘膜支持靭帯を形成し，坐骨直腸窩の脂肪織にまで到達する線維もある．
- 連合縦走筋は内肛門括約筋と同様に，自律神経の支配を受ける．

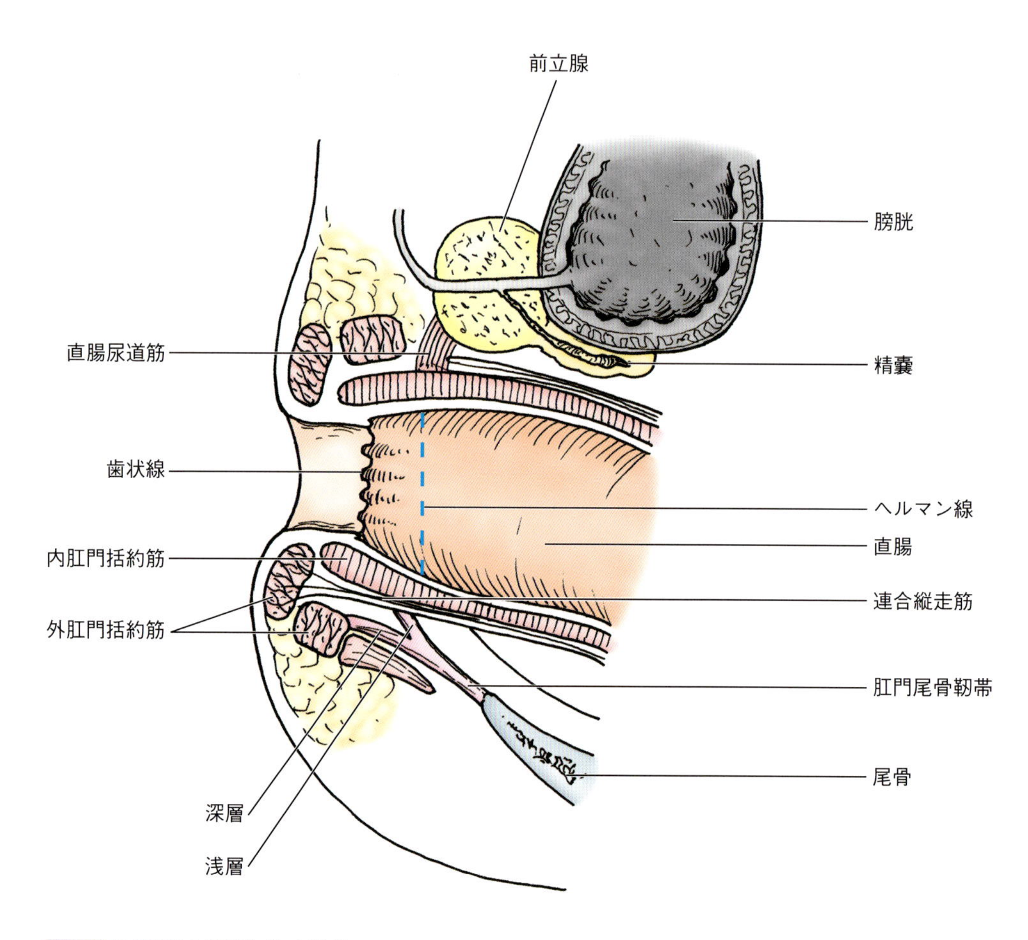

図17 肛門管の解剖（矢状断）

腸の解剖の理解と手術手技向上のためのポイント

①大腸の動脈と静脈は個体差が大きく，安全な手術のためには症例ごとに血管の走行に注意を払う必要があり，術前画像から可能な限り確認をしておくことが重要である．また，リンパ流の走行を理解し，右側進行大腸癌の手術では上腸間膜静脈右縁のリンパ節を，左側進行大腸癌の手術では下腸間膜動脈根部までのリンパ節をしっかりとることが肝要である．

②直腸癌の手術においては，根治性と機能温存の両立が求められており，温存すべき自律神経と直腸周囲の膜構造の理解が必要不可欠である．誤った解剖の理解は，周術期の合併症を増加させ，癌の根治性を損なう恐れがある．

③手術で損傷しやすい神経は下腹神経および骨盤内臓神経，骨盤神経叢とその臓側枝で，神経温存のメルクマールとなる筋膜は下腹神経前筋膜および Denonvilliers 筋膜である．

④大腸の手術では，筋膜構造を理解し，正しい剥離層で手術を行うことでほぼ出血のない手術が可能になる．また，肛門温存術式の進歩により，より詳細な肛門周囲，肛門直腸移行部の解剖の理解も直腸癌を扱う外科医にとって必要不可欠となっている．

文献

1）大腸癌研究会・編．大腸癌取扱い規約 第 9 版．東京 : 金原出版 ; 2018.

2）絹笠祐介．絹笠式 静岡がんセンター大腸癌手術．東京 : 南江堂 ; 2017.

3）奥田準二，黒柳洋弥，絹笠祐介．両極からみた次世代の腹腔鏡下直腸癌手術．大阪 : 永井書店 ; 2013.

4）佐藤健次，佐藤達夫．下腸間膜動脈周囲のリンパ系ならびに上下腹神経叢（仙骨前神経）の構成について．日本大腸肛門病学会雑誌 1989; 42: 1178-92.

5）高室　雅，村上　弦，平田公一．十二指腸第Ⅰ・Ⅲ・Ⅳ 部の動脈支配―同領域縮小手術の解剖学的考察―．日本消化器外科学会雑誌 1998; 31: 825-35.

虫垂切除術（開腹）

(Laparotomy Appendectomy)

▶▶ 正木忠彦，吉敷智和（杏林大学医学部外科〈消化器・一般外科〉）

手技のゴール

- どこに皮膚切開をおいて開腹するのがよいのか判断できる．➡ 1
- 創縁をどのように保護するか判断できる．➡ 2
- 限られた手術野でどのように病変部を同定するか判断できる．➡ 4
- 炎症を起こしている組織をどのように把持すべきか判断できる．➡ 4
- 虫垂間膜と虫垂動脈の処理を行える．➡ 5，6
- 虫垂根部での離断と断端の処理を行える．➡ 7
- ドレーンを入れるか否か，入れるとしたらその種類はどのようなものかを判断できる．➡ 9
- 腹膜や筋膜，皮下組織を認識しながら正しく閉腹できる．➡ 10

- 虫垂切除術は，消化器外科医にとって基本中の基本といえる手技である．本項目をしっかりと学び，正しい手術手技を習得してほしい．

》手技の適応

- 臨床的に急性虫垂炎が疑われ，保存的治療が不適切と考えられる症例が手術適応となる．下記①～⑦が，代表的な適応症例である．
  ①著明な腹膜刺激症状（反跳痛，筋性防御）がある場合．
  ②汎発性腹膜炎が疑われる場合．
  ③画像検査（CT，超音波検査）で糞石が認められる場合 図1．
  ④画像検査（CT，超音波検査）で膿瘍の穿破が疑われる場合 図2．

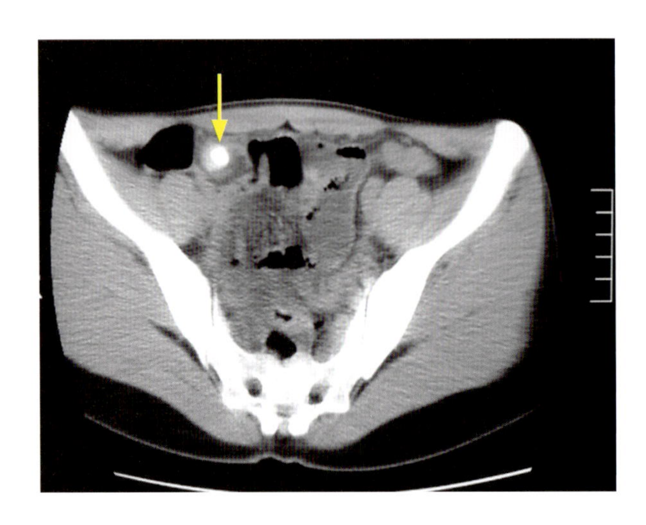

図1 虫垂内の糞石（CT 画像）
虫垂内腔に糞石が見られる（矢印）．

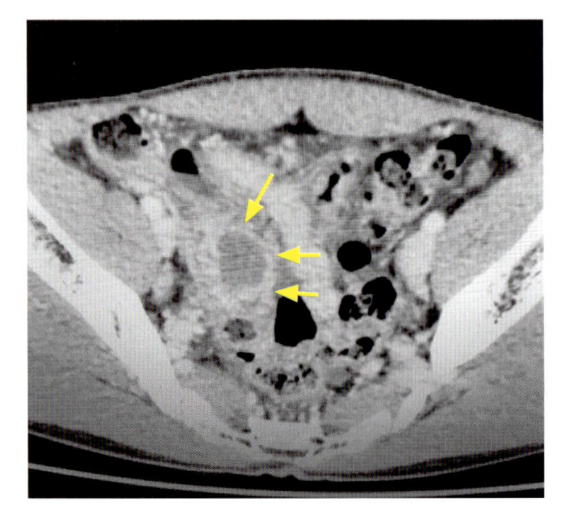

図2 穿孔性虫垂炎：膿瘍の穿破（CT 画像）
骨盤腔内に膿瘍形成が見られる（矢印）．

⑤抗菌薬治療に抵抗し，臨床症状の増悪が見られる場合.
⑥妊娠中で，炎症の継続が胎児に影響を及ぼすと考えられる場合.
⑦高齢者，免疫抑制状態などで，保存的治療の継続が全身状態を悪化させる危険性があると考えられる場合.

》手術時の注意点

- 繰り返し手術書に目を通しておくこと.
- 基本的な手術器具の名称，使用法に慣れておくこと.
- 現病歴，既往歴，身体所見，術前検査（血液検査，画像検査）の結果を確認しておくこと.
- 手術手順（皮膚切開部位を含めて）について，上級医や指導医と十分に確認しておくこと.
- 緊急手術のため，他の手術スタッフとの意思疎通が何より重要であることを肝に銘じること.
- 次に自分が行おうとしている操作を必ず口に出して言うこと.
- 術中，手に負えない状況に陥ったら直ちに申し出ること.

》術前準備・チェック

- 病歴の聴取と身体所見を細かくとることが重要である. 主な聴取項目を 表1 に示す.

表1 術前に確認すべき病歴・身体所見

病歴の聴取	身体所見の聴取
発熱の有無	視診（腹部膨隆の有無，体表血管の怒張の有無）
腹痛について（いつ，どの部位から，どのような痛みが起こったのか，そして経時的な変化がみられたか）	聴診（グル音の亢進ないし減弱がないか，金属音の有無）
嘔気，嘔吐の有無	打診（鼓音の有無と範囲，腹水の有無と貯留量の評価）
便通の異常の有無（軟便，下痢がみられたか）	触診（マックバーニー圧痛点，ランツ圧痛点，Rovsing sign, Rosenstein sign, Psoas sign の有無；腫瘤形成の有無）図3
紹介患者の場合，前医での検査結果ならびに治療経過の確認（鎮痛薬や抗菌薬投与についての情報収集）	
薬剤アレルギーの有無	
既往歴・家族歴の聴取	
内服薬の確認	

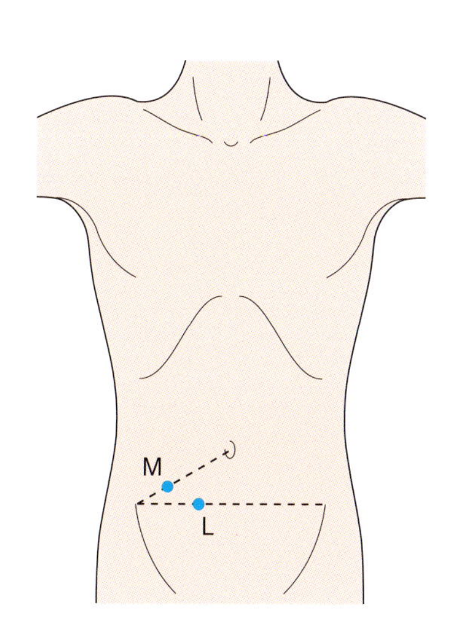

図3 虫垂炎の際にみられる代表的な圧痛点
M：マックバーニー圧痛点，L：ランツ圧痛点.

- 腹部 X 線検査：立位（無理であれば，半座位ないし左側臥位）と臥位で撮るのが望ましい．炎症の波及により回腸末端付近の腸管拡張が見られることが多い 図4．
- 血液検査：血算・生化学検査，感染症検査，凝固機能検査，血液型．
- 尿検査：一般定性検査・尿沈渣．
- 腹部 CT 検査：可能であれば造影 CT を行う．虫垂の肥厚，内腔の拡張，糞石，盲腸や回腸への炎症の波及，膿瘍形成の有無を診断する 図5．
- 腹部超音波検査：小児，妊婦患者ではまず超音波検査を施行するのがよい 図6．
- 心電図，(血液ガス)．
- 麻酔科，手術室への連絡，情報提供．

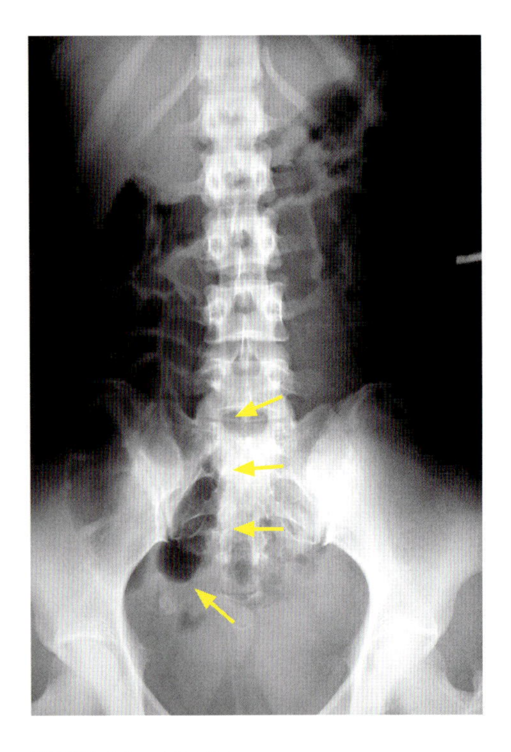

図4 腹部 X 線画像
回腸末端部に腸管拡張が認められる（矢印）．

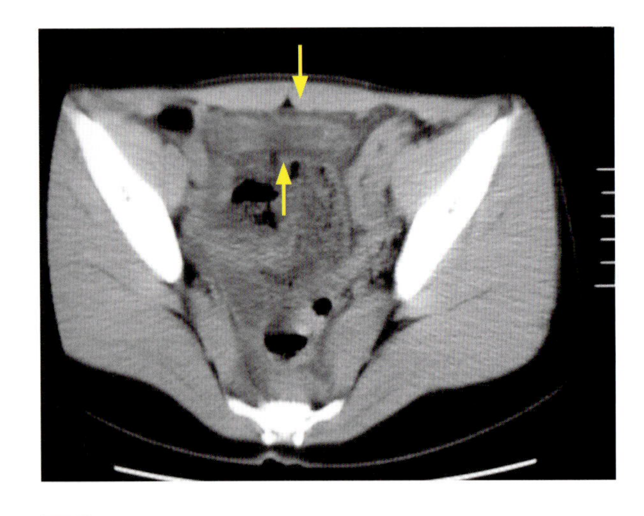

図5 造影 CT 画像
虫垂の著明な腫大，内腔の拡張が認められる（矢印）．

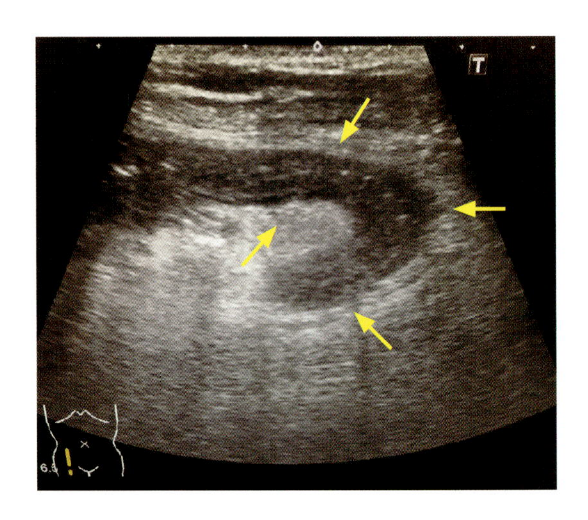

図6 腹部超音波画像
著明に腫大した虫垂が認められる（矢印）．

- 手術のインフォームド・コンセント．医療安全の観点からは，上級医と一緒に行うことが推奨される **表2**．

表2 インフォームド・コンセント時の説明ポイント

①術前の検査結果についてわかりやすく説明する．
②考えられる診断名と鑑別診断について説明する．
③手術術式とその内容について図示しながら説明する．
④手術の合併症とその対策について説明する．
⑤手術以外の治療法についても説明する．

》手術体位

- 体位は仰臥位で開始する．
- 術者は患者の右側に，助手は患者の左側に立つ **図7**．

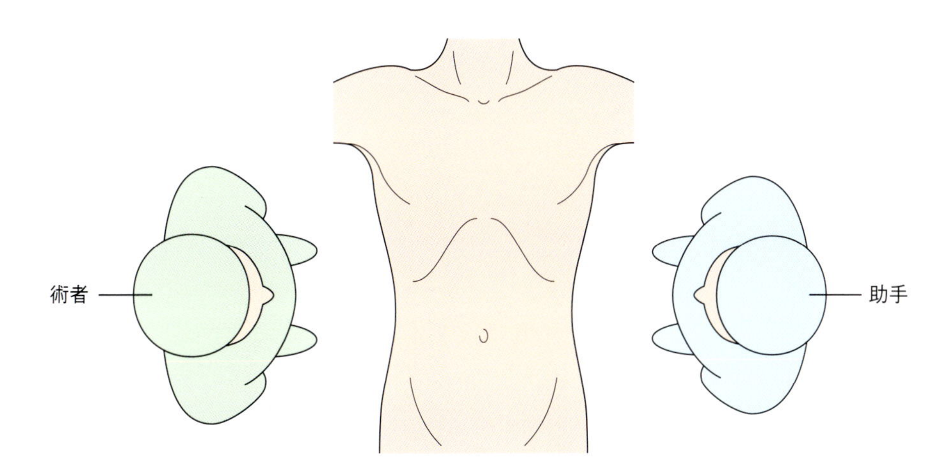

図7 手術体位
術者は患者の右側に，助手は左側に立つ．

手術手順

手術手技

1 皮膚切開・開腹

- 通常は，右下腹部斜切開（McBurney 切開）か横切開（Davis-Rockey 切開）をおく 図8．
- 外腹斜筋，内腹斜筋，腹横筋を筋束に沿ってペアン鉗子でスプリットし，第１助手に筋鉤で術野を展開してもらう．
- 腹膜を切開して開腹する．
- 虫垂が高度に腫大し，膿瘍を形成しているような症例では，臍下正中切開で開腹するのがよい．

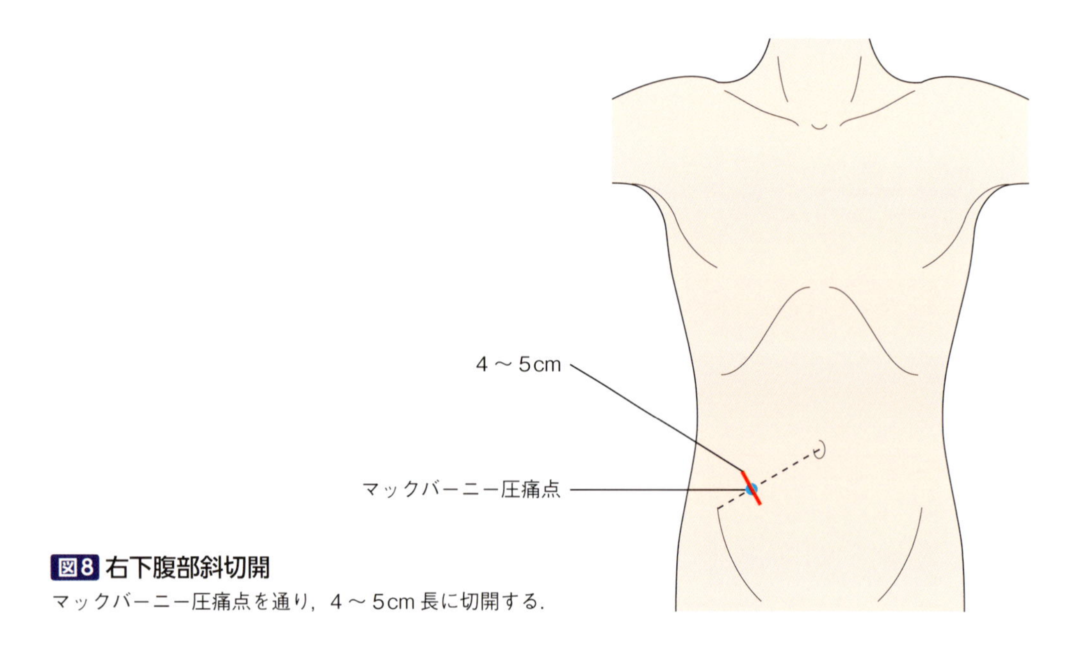

図8 右下腹部斜切開
マックバーニー圧痛点を通り，4～5cm 長に切開する．

2 創縁の保護

- 切開創の長さに応じたプロテクター 図9 を装着し，手術部位感染（surgical site infection；SSI）を予防する．

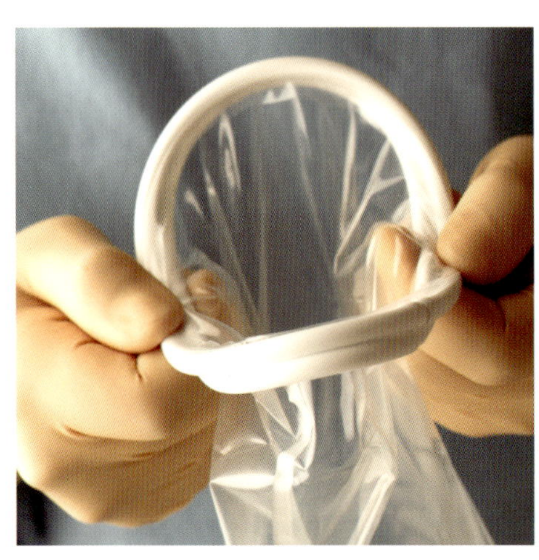
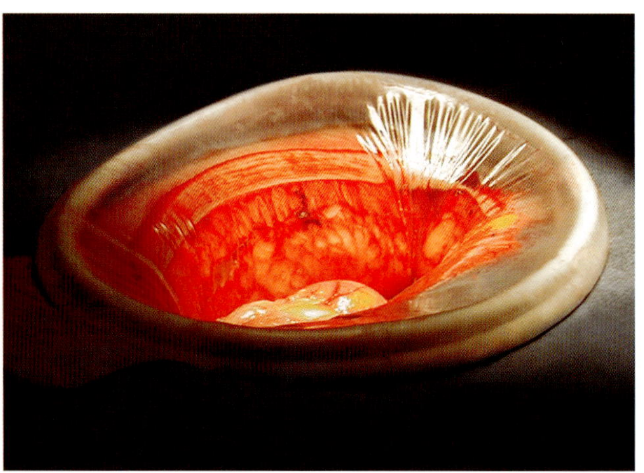

図9 創縁の保護材（Alexis®）
（写真提供：株式会社メディカルリーダース）

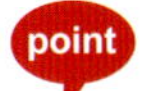

3 術野の確保

- 創直下に大網や小腸が見られることが多い.
- 無鈎の長鑷子を2本使って,大網や小腸を術野の頭側,または左方へ避ける.その際,手術台を左半側臥位に傾けてもらうと術野を展開しやすい.

手技のポイント

術野の確保には,無鈎の長鑷子を使用して,周囲臓器を損傷しないように愛護的に行う 図10.

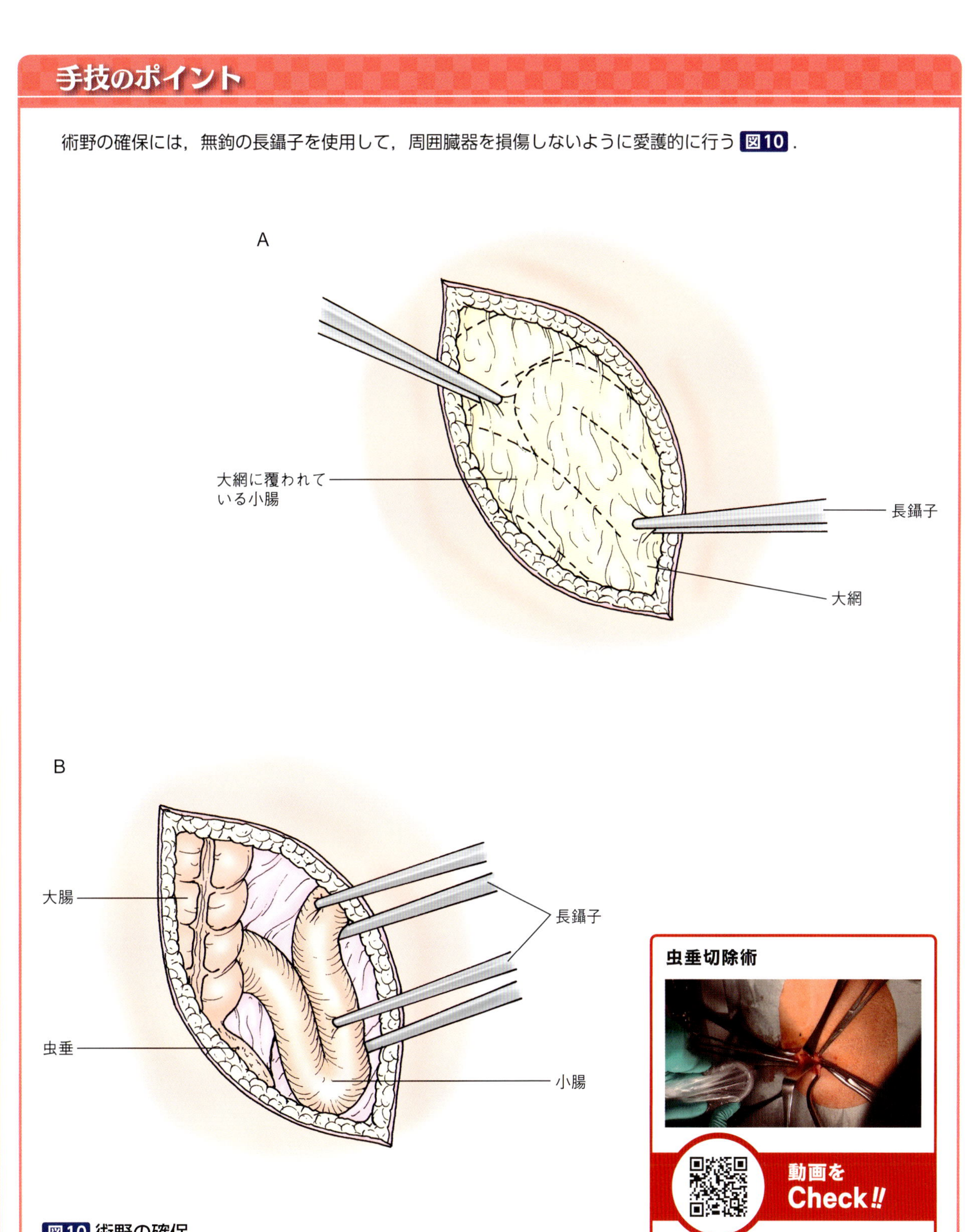

図10 術野の確保
A:長鑷子で大網を把持する,B:小腸は愛護的に把持する.

https://gakken-mesh.jp/app/webroot/ds/003lgt/2-1.html

4 虫垂の同定

虫垂が直ちに視認できた場合

- 長鑷子で慎重に虫垂間膜を把持しながら，虫垂を術野に引き出し，アリス鉗子で虫垂先端近傍の虫垂間膜を把持する 図11．
- 操作中に虫垂本体を把持するのは，なるべく避けることが重要である．

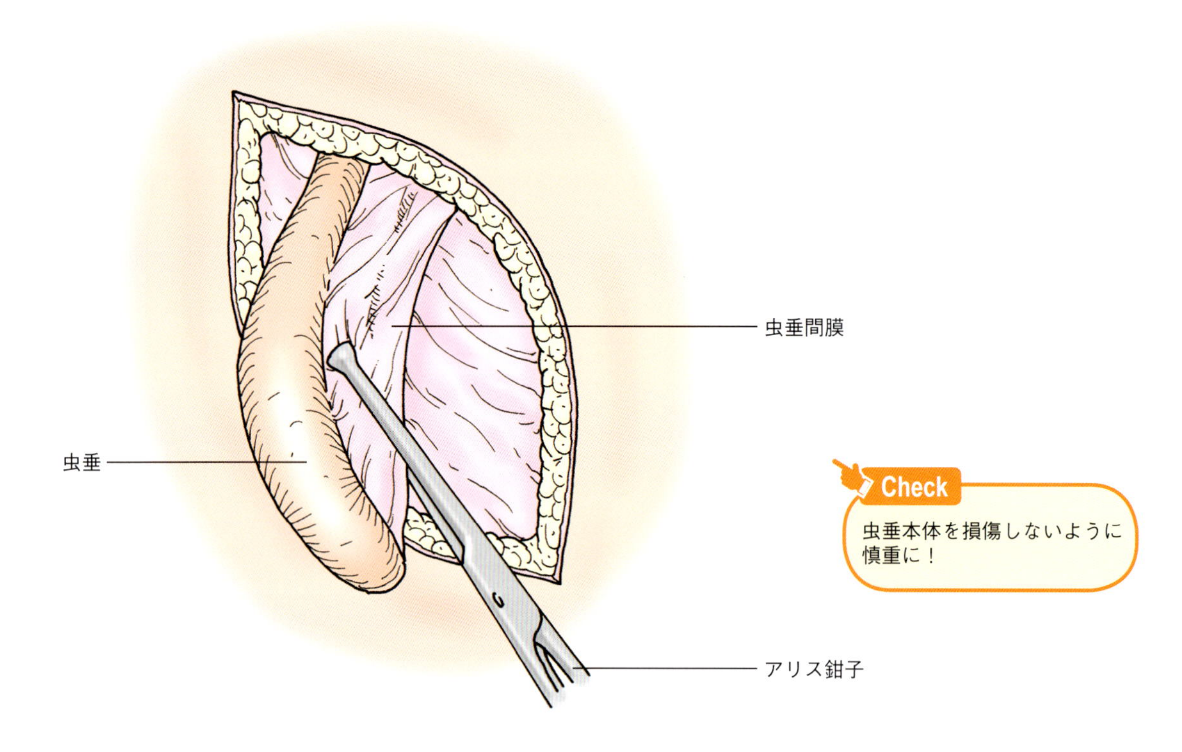

> Check
> 虫垂本体を損傷しないように慎重に！

図11 虫垂先端近傍の虫垂間膜の把持

虫垂の同定が難しい場合

- まず上行結腸を同定し，長鑷子で結腸ヒモを愛護的に把持しながら盲腸へたどると，虫垂根部を見つけることができる 図12．

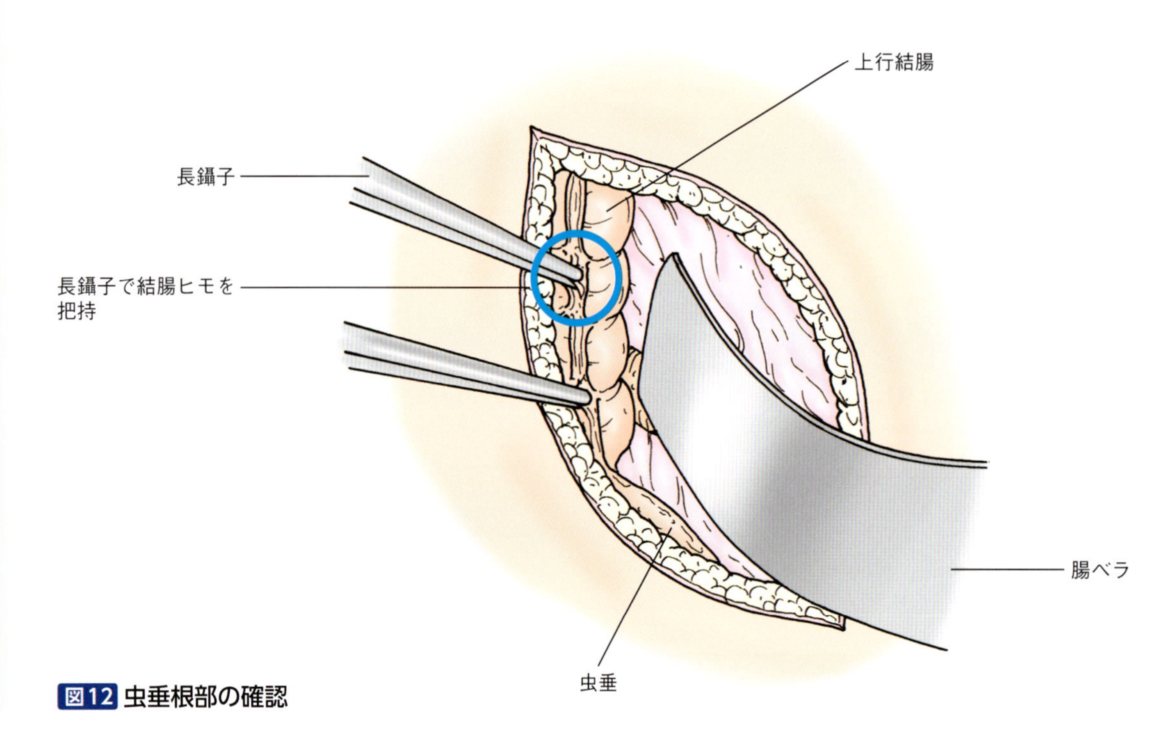

図12 虫垂根部の確認

5 虫垂間膜の処理

- アリス鉗子を牽引して虫垂間膜に適度の緊張をかけ，ケリー鉗子で剥離を進める 図13.
- 血管がなければ電気メスで切離する.

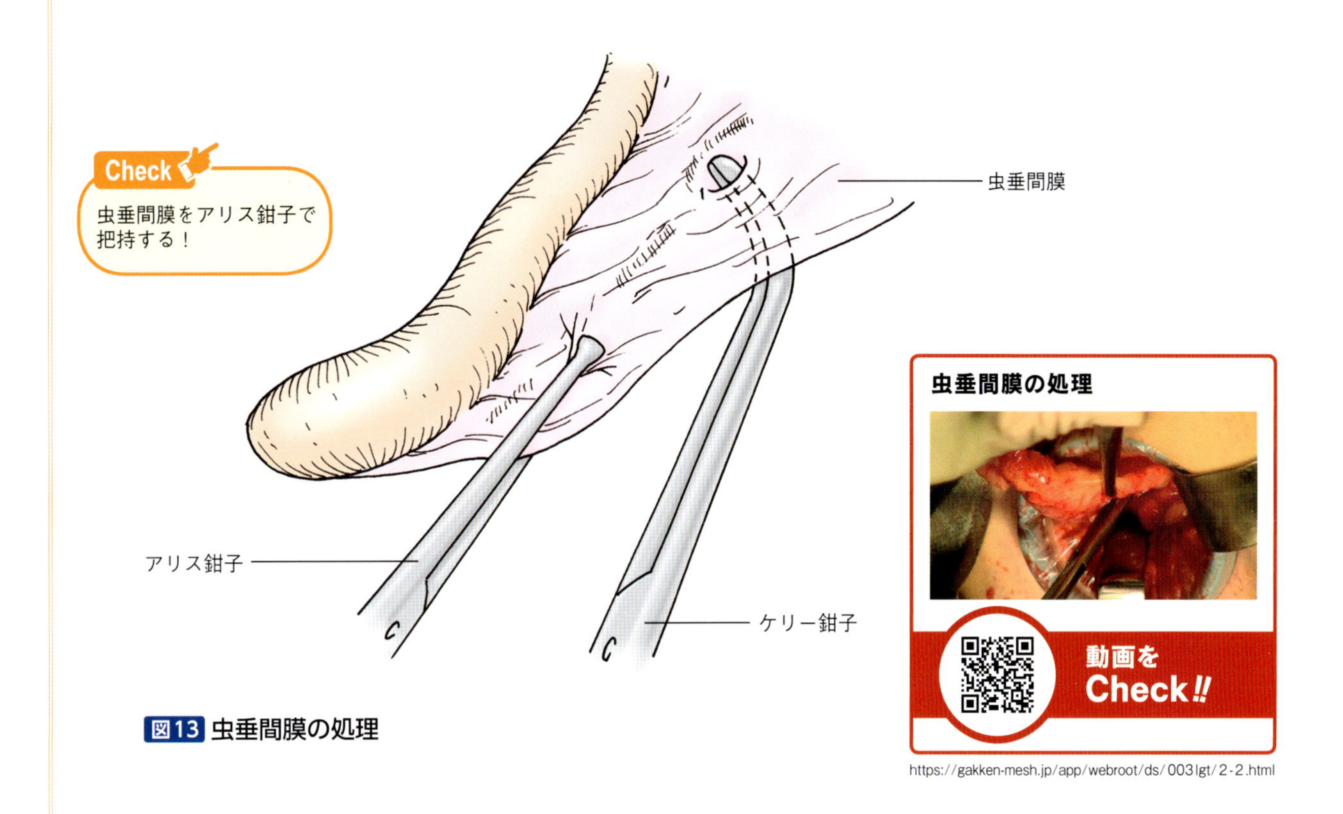

図13 虫垂間膜の処理

https://gakken-mesh.jp/app/webroot/ds/003lgt/2-2.html

6 虫垂動脈の結紮・切離

- 中枢側の結紮は慎重に行う 図14.
- その際，術者はケリー鉗子を虫垂側に再度通し，結紮が確実に行えるようにすると良い.

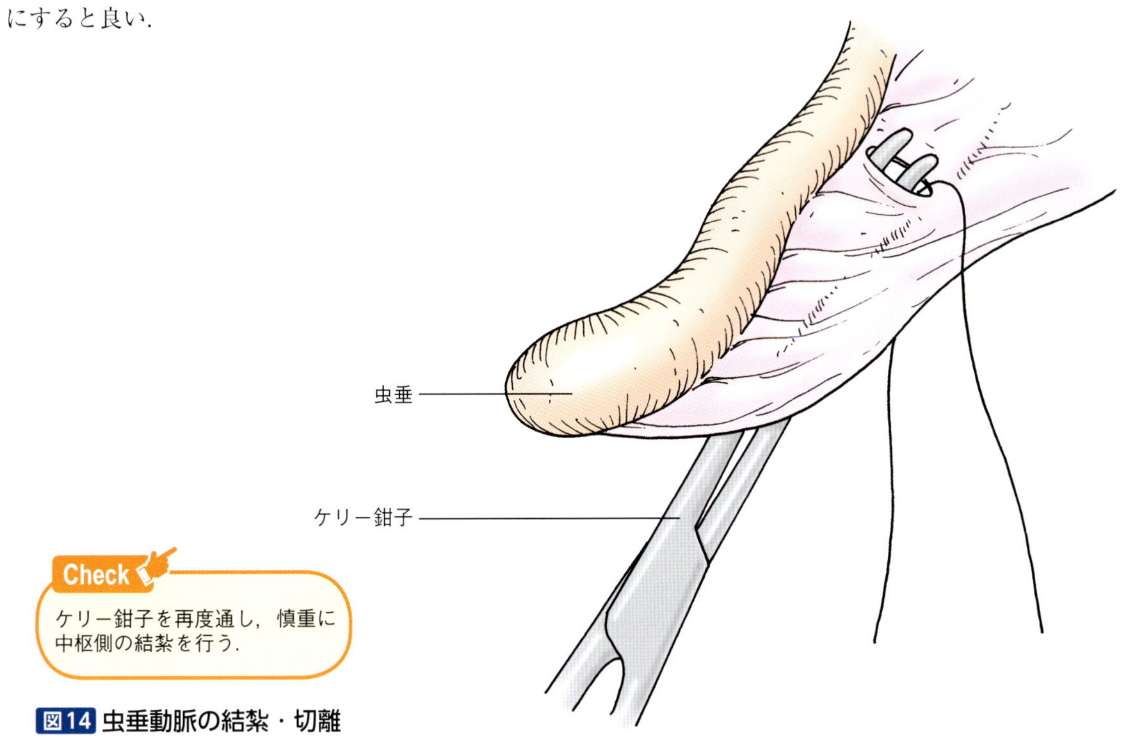

虫垂
ケリー鉗子
Check
ケリー鉗子を再度通し，慎重に中枢側の結紮を行う.

図14 虫垂動脈の結紮・切離

7 虫垂根部の処理

- 虫垂間膜の処理を虫垂根部まで進める.
- 虫垂根部やや末梢をペアン鉗子でクランプし, 中枢側を結紮する 図15 .

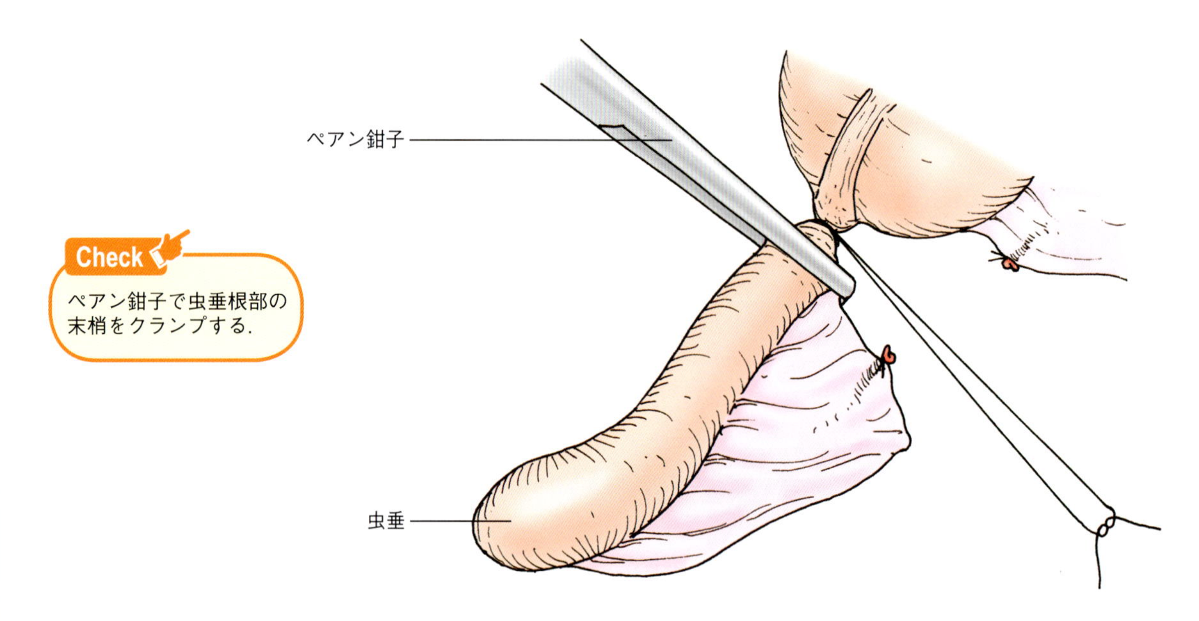

図15 虫垂根部中枢側の結紮

- 結紮糸とペアン鉗子の間をスピッツメスで切離する 図16 .

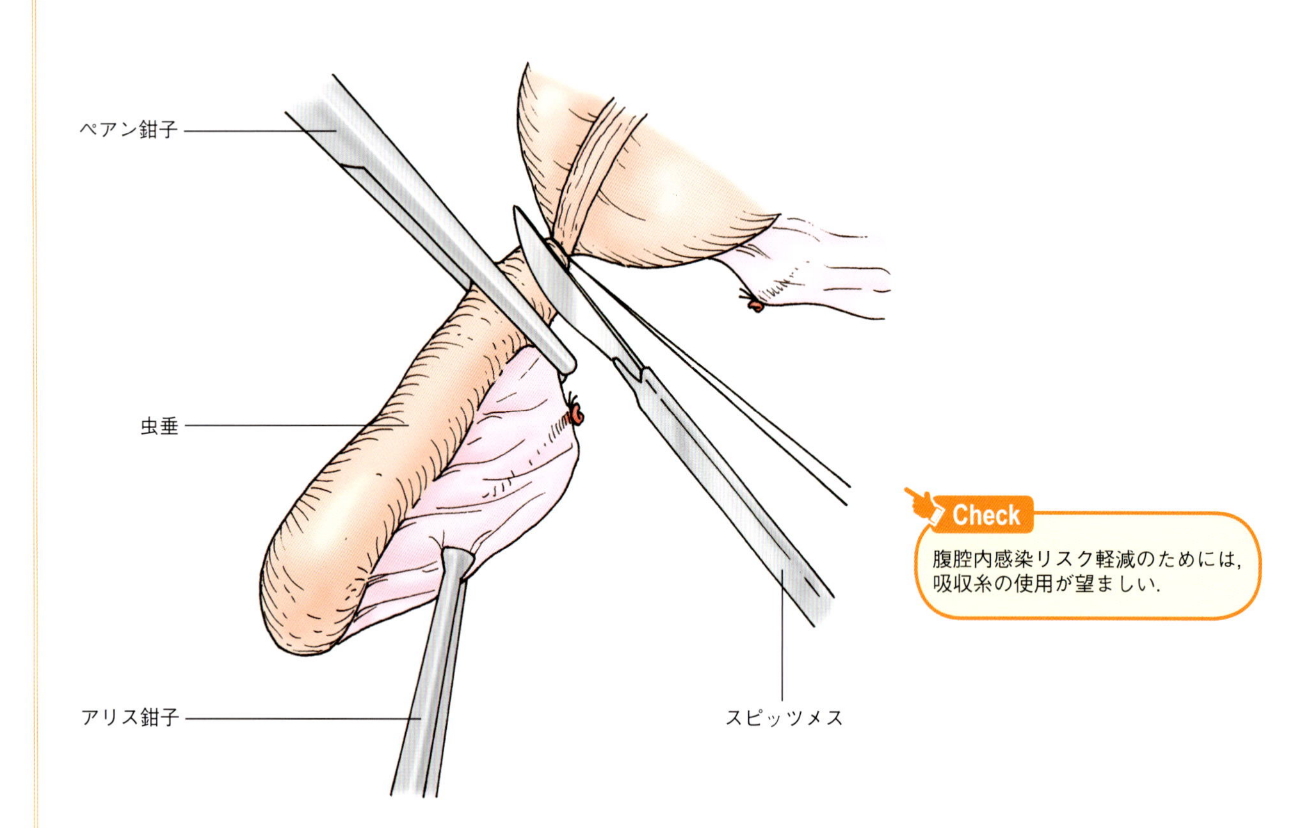

Check 腹腔内感染リスク軽減のためには，吸収糸の使用が望ましい．

図16 虫垂根部の切離

- 切離後，虫垂断端の消毒を行う．
- 盲腸壁にタバコ縫合（またはZ縫合）をかけ，虫垂断端を埋没する **図17**．
- 虫垂根部から盲腸壁にかけて炎症性の肥厚が著明な場合には，回盲部切除を行う場合もある．

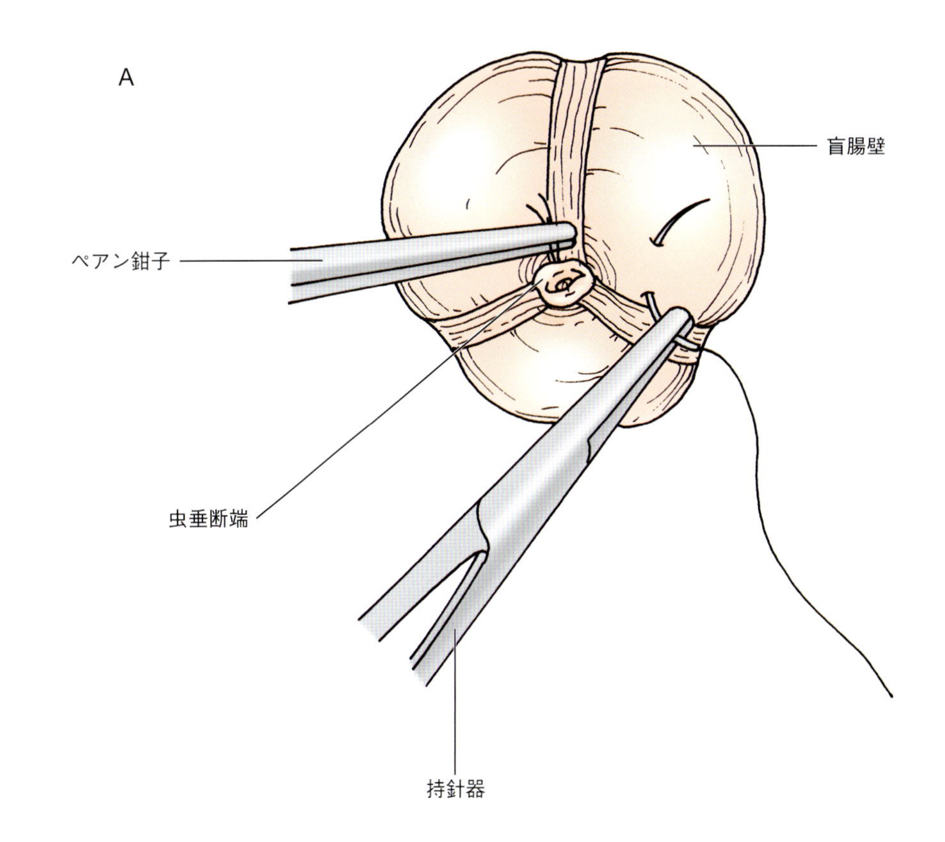

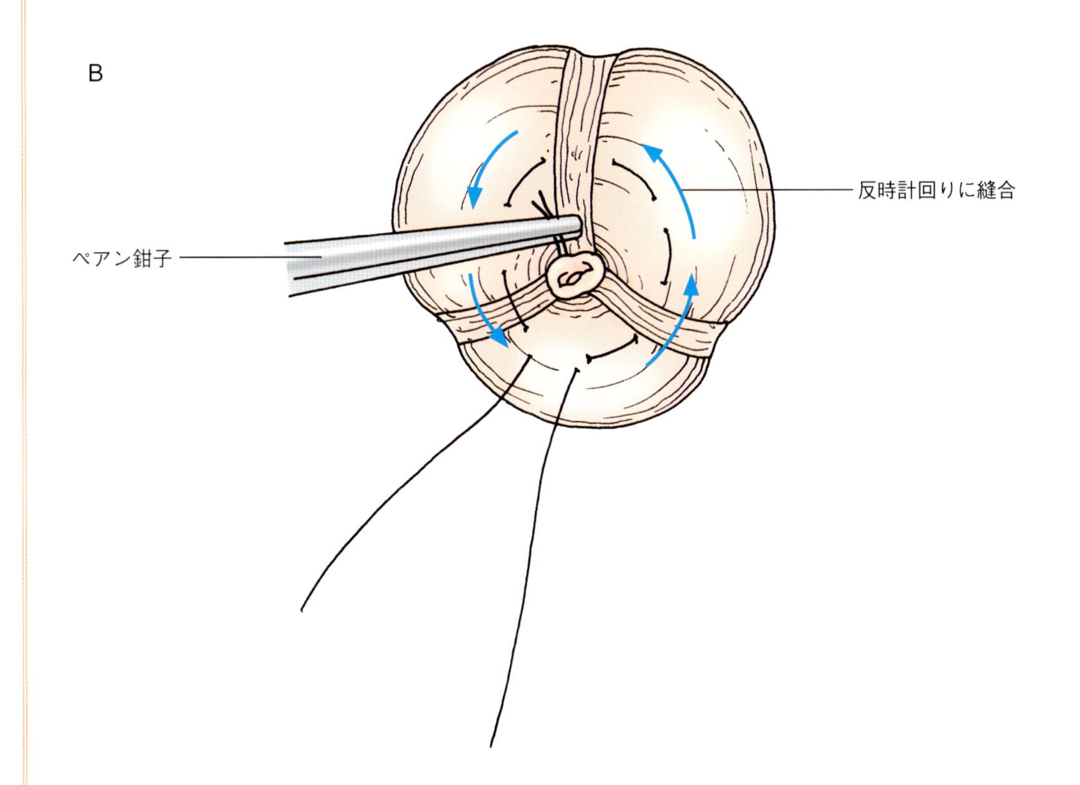

図17 タバコ縫合

A：虫垂断端を結紮している糸をペアン鉗子で把持，B：反時計回りに縫合する．

8 術野の清拭

- 大槻式腹腔鏡 図18 を用いて，右傍結腸溝，膀胱直腸窩（子宮窩）を十分に清拭し，混濁した腹水または膿瘍の有無を検索する．

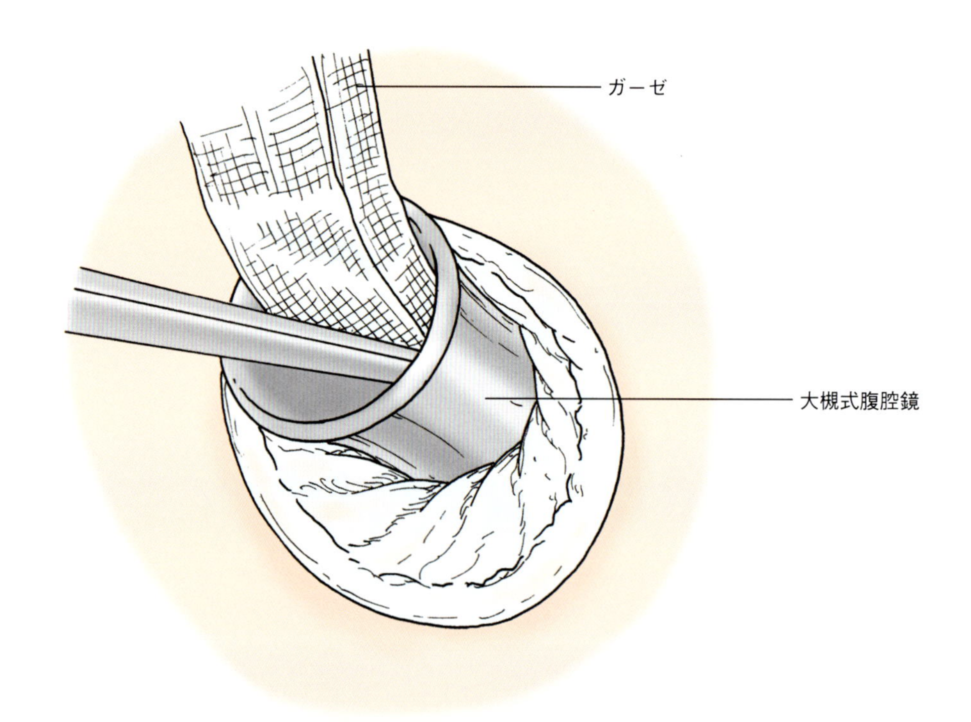

図18 大槻式腹腔鏡による清拭

9 ドレーン留置

- 混濁した腹水，または膿瘍形成を認める場合には，シリコン製ドレーンを1～2本留置する．ドレーンの先端は，虫垂断端埋没部および右傍結腸溝，または膀胱直腸窩（子宮窩）とする．
- 清拭により術野の汚染がないと判断した場合には，no drain とする（省略する）こともある．

10 閉創

- 腹膜，外腹斜筋腱膜を吸収糸で縫合閉鎖する．
- 皮膚は埋没縫合で閉鎖する．

術後チェックポイント

閉腹後

- ✓ 腹部X線でドレーン先端の位置を確認する．体内遺残がないかも忘れずに確認する．

1POD～3POD

- ✓ バイタルサイン（特に熱型）を確認する．
- ✓ ドレーン排液の性状と量を確認する．
- ✓ SSIの有無（創部に発赤，腫脹，疼痛がないか）を確認する．
- ✓ 排ガスの有無を確認する．排ガスが見られたら食出しを行う．

4POD以降

- ✓ 遺残膿瘍が疑われなければドレーンを抜去し，食上げを進める．
- ✓ 発熱や腹痛，腹部膨満は遺残膿瘍のサインのため，血算や腹部X線，腹部CT検査を行う．

起こりやすい合併症

1 遺残膿瘍

壊疽性虫垂炎で穿孔を起こしたような症例では，いかに念入りに腹腔内のドレナージを図っても，術後遺残膿瘍を併発することがまれではない．3PODを過ぎても白血球増多があり，38℃前後の発熱が遷延し，排ガスがなく腹部膨満を訴える場合には，遺残膿瘍を疑い，腹部CT検査（可能であれば造影CT）を行う．

膿瘍径が3cm未満の場合

広域スペクトラム抗菌薬による治療を開始する．数日以内に症状の改善が見られなければ，腹部CT検査を再度行う．

膿瘍径が3cmを超える場合

早急にドレナージを図る必要がある．体表から膿瘍腔へのアプローチが可能な場合は，CTまたは超音波ガイド下にドレナージを行う．ダグラス窩膿瘍を併発した女性例では，経腟的ドレナージが可能か否か，婦人科医にコンサルトを行う．

上記のアプローチが不可能な場合には，再開腹・ドレナージ術を行う．

文献

1）畠山勝義監修．虫垂炎．標準外科学 第14版．東京：医学書院；2016．
2）林　寛之．たかがアッペ，されどアッペ，やっぱりアッペ．Step Beyond Resident 2 救急で必ず出会う疾患編．東京：羊土社；2006．
3）Maa J，Kirkwood KS．The Appendix．Sabiston Textbook of Surgery 18th edition，Townsend CM，Beauchamp RD，Evers BM，Mattox KL eds，Saunders Elsevier; 2008．1333-47．
4）橋本政典，清水利夫．急性虫垂炎に対する外科的治療と保存的治療．臨床に直結する消化管疾患治療のエビデンス．東京：文光堂；2005．180-2．

虫垂切除術（腹腔鏡下）

（Laparoscopic Appendectomy）

住谷大輔，吉満政義，岡島正純（広島市立広島市民病院外科）

手技のゴール

- ポートを正しく留置できる． ➡ 1
- 適切な視野展開ができる． ➡ 2
- 虫垂間膜の処理ができる． ➡ 3
- 虫垂根部の処理ができる． ➡ 4

手技の適応

- 全身麻酔が可能である患者．
- 腸管拡張や広範囲の炎症などで術野が確保できない症例を除き，すべての虫垂炎が手術適応となる．

手術時の注意点

- 直接，虫垂を把持してはいけない．
- 根部近くは，慎重に剥離を行う．

術前準備・チェック

- 血液検査（腫瘍マーカーも）．
- エコー，CT などでの画像評価．
- 耐術可能か全身状態のチェック．
- 開腹手術と腹腔鏡下手術の利点，欠点の説明．
- 腹腔鏡器具（超音波凝固切開装置〈LCS［LaparoSonic Coagulating Shears；ハーモニック スカルペル®］〉，5mm スコープなど）の準備．

手術体位

- 体位は仰臥位，両手開きで行う 図1．
- マジックベッドは使用せず，側板を使用する．
- 左半側臥位，頭低位．
- 術者，助手（スコピスト）ともに患者の左側に立つ．

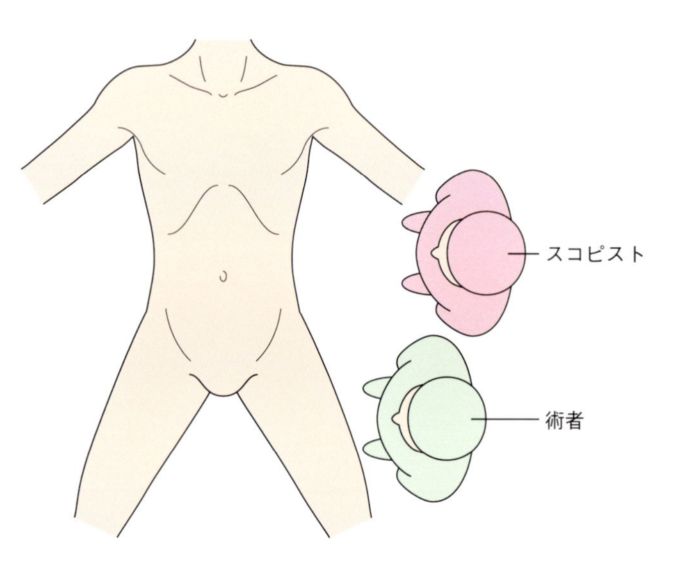

図1 手術体位

術者，助手（スコピスト）ともに患者の左側に立つ．

手術手順

手術手技

1 トロッカー留置，気腹開始

- 臍部を縦切開し，最深部の筋膜欠損部から小開腹法で 12mm トロッカーを留置する 図2 Ⓐ.
- 8mmHg ～ 10mmHg で気腹を開始し，体位変換する.
- 左下腹部・腹直筋外縁に 5mm トロッカーを留置する 図2 Ⓑ.
- 正中下腹部に 5mm トロッカーを留置する 図2 Ⓒ.
- 術野の展開が不十分な場合は，右側腹部に 5mm トロッカーを追加する 図2 Ⓓ.
- 恥骨上縁 2 横指以上頭側にトロッカーを留置することで，膀胱の損傷を回避できる.

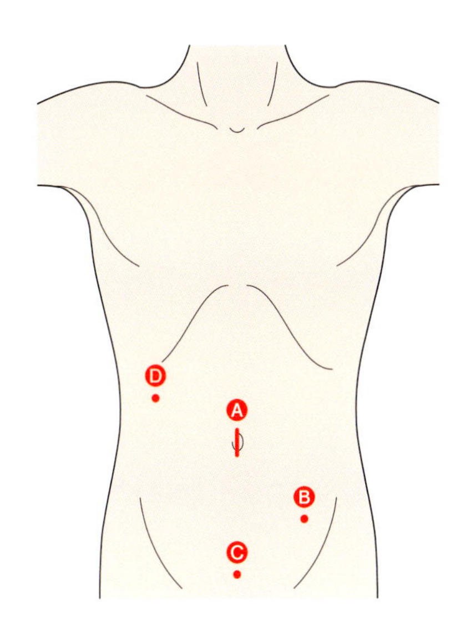

Check

正中下腹部トロッカー留置は腹膜でたわみやすいので，真っすぐ挿入することを心掛ける.

Don't!

トロッカー留置時には，膀胱を損傷する危険性がある.

図2 ポートの配置

Ⓐ：12mm. 術者が使用する.
Ⓑ：5mm. スコピストが使用する.
Ⓒ：5mm. 術者が使用する.
Ⓓ：5mm. 術野展開不十分な時に追加する.

point

2 腹腔内観察，虫垂の同定

- 腹腔内全体の観察を行った後，局所の観察を行う.
- 汚染腹水があれば採取し，培養に提出しておく.
- 炎症で大網などの癒着があれば，剥離する．剥離中，膿汁が出て汚染が拡大することがあるため，吸引できるように準備しておく.
- 上行結腸を口側にたどり，虫垂を同定する．次いで，虫垂間膜を把持する.

手技のポイント

虫垂根部を探索するには，上行結腸の自由ヒモ，回腸末端をたどっていくことがポイントである 図3．

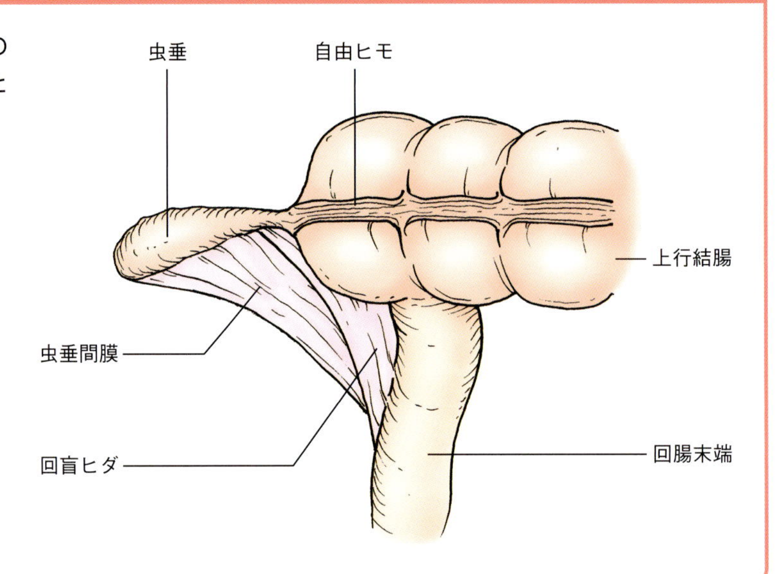

図3 虫垂の同定
上行結腸を口側にたどり，同定する．

3 虫垂間膜（虫垂動脈）の処理

- 虫垂間膜を牽引することで，虫垂動脈がはっきりと同定される．虫垂間膜を超音波凝固切開装置（LCS）で切離していく 図4．
- 脂肪が厚い症例では，虫垂動脈の走行は同定しづらい場合が多い．その際は，虫垂間膜を展開し，根部に向かってLCSで切離していくしかない．
- 虫垂間膜を少しずつ切離すると，虫垂動脈は随時切離されていく．
- 一度に剥離しようとして根部の薄い腸壁を損傷しないように注意する．

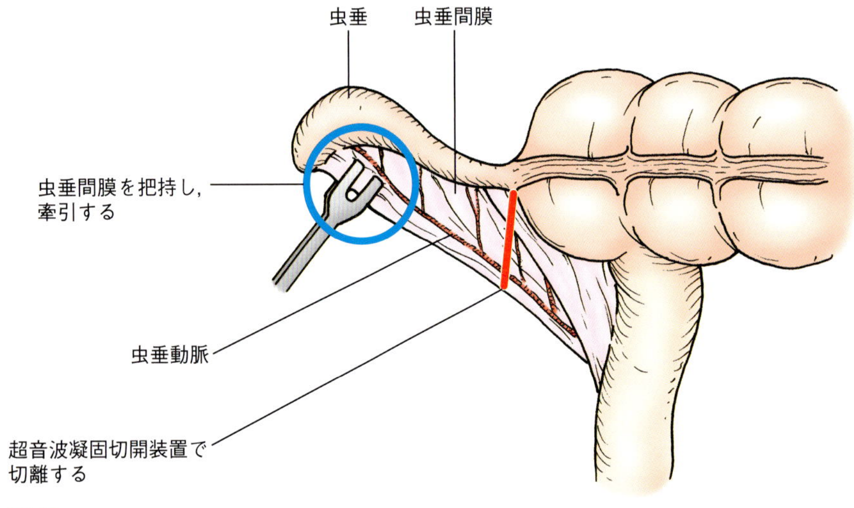

図4 虫垂間膜の処理
虫垂間膜を少しずつ切離すると虫垂動脈は随時切離される．

Check
根部の薄い腸壁を損傷しないよう，丁寧に剥離する．

虫垂間膜処理～虫垂根部処理・虫垂回収まで

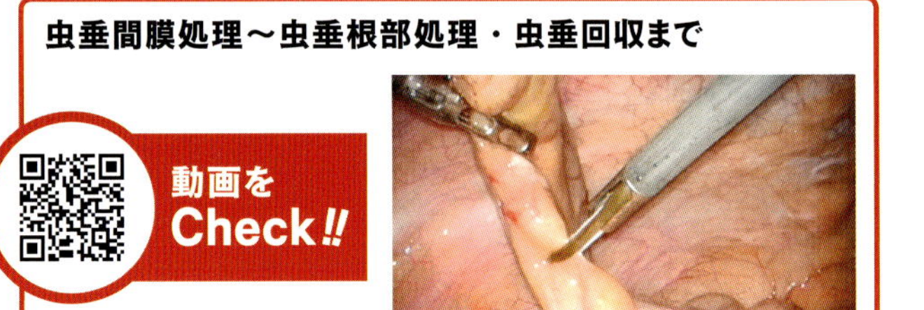

https://gakken-mesh.jp/app/webroot/ds/003lgt/3-1.html

point

4 虫垂根部の処理

- 虫垂根部を処理するためには，2本のエンドループ®で根部側（中枢側）を結紮し 図5，末梢側を超音波凝固切開装置で切離する 図6.
- 根部断端の埋没は必ずしも必要ではない.

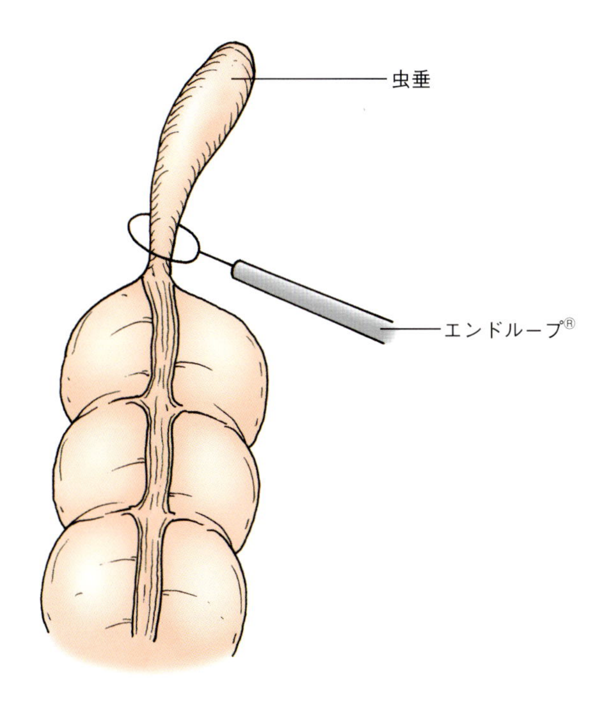

図5 虫垂根部の結紮
エンドループ®で虫垂根部側（中枢側）を結紮する.

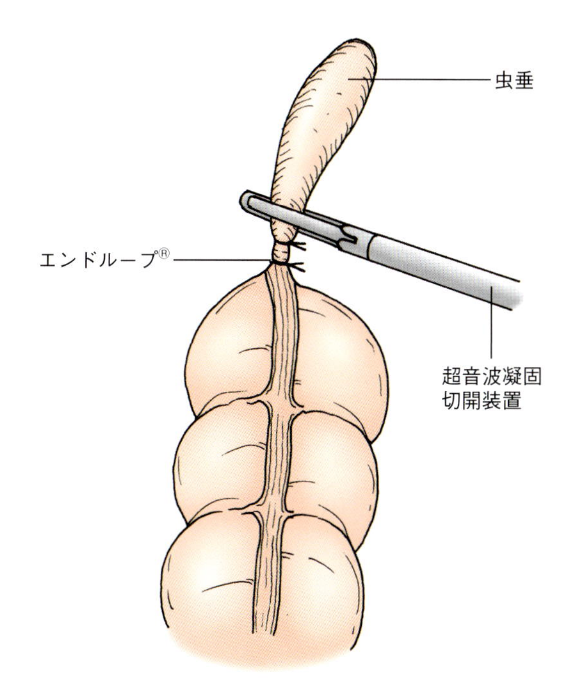

図6 虫垂の切離
超音波凝固切開装置で虫垂末梢側を切離する.

手技のポイント

根部周囲の炎症が強く，組織が脆弱な場合は，盲腸も含めて炎症の少ない部分を自動縫合器で切離する 図7.

炎症が強く，腹腔鏡下操作での根部処理に不安がある場合は，回盲部の授動を行い，臍部に腸管を誘導し直視下で根部処理を行うこともある.

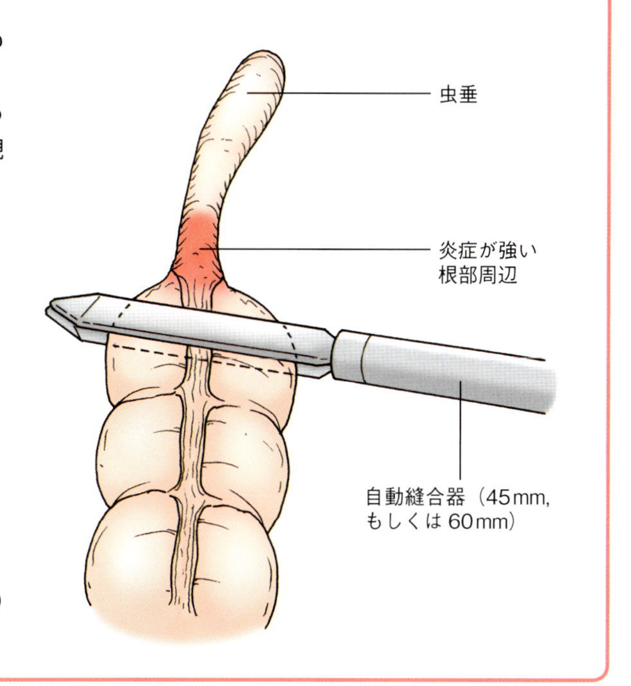

図7 虫垂根部の処理（根部周囲の炎症が強い場合）
盲腸も含め，炎症の少ない部分を自動縫合器で切離する.

5 虫垂の回収

- 切離した虫垂を巾着型回収袋に入れる 図8．袋の口を閉鎖し，臍（12mm 創：図2 Ⓐ）から回収する．
- 手術部位感染（surgical site infection；SSI）の発生に留意する．

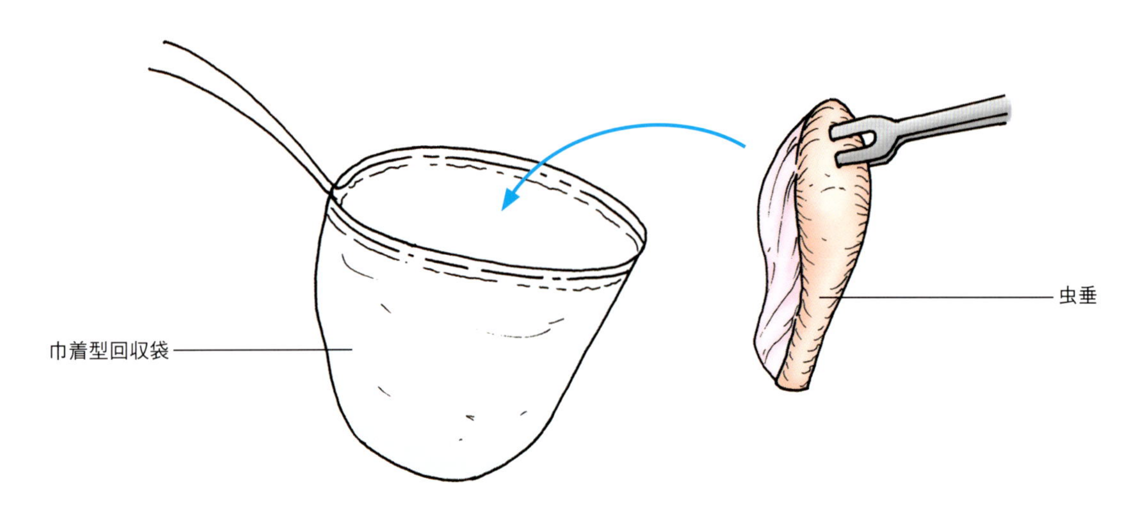

図8 虫垂の回収
巾着型回収袋に入れて袋の口を閉鎖する．

6 洗浄，清拭

- 洗浄は，汚染の程度によって増減する．
- ガーゼでの清拭のみの時もある．
- ドレーンは，汚染がひどい時に留置する．
- 止血も確認する．
- ドレーンは正中下腹部創を使用してもよい．右下腹部に新たに皮切を置き，最適の場所にドレーンを留置する場合もある．

7 閉創

- 12mm 創の場合は，筋膜も閉鎖する．
- 5mm 創の場合は，筋膜の閉鎖は行わない．

術後チェックポイント

- ☑ 腸管麻痺の程度を確認する．
- ☑ 麻痺が目立たなければ，術後１日目から食事を開始する．
- ☑ 炎症反応のピークアウトを確認する．

起こりやすい合併症

術中合併症

術中合併症の発生頻度は低いが，十分な注意は常に必要である．

1 虫垂間膜からの出血

虫垂動脈の中枢側を確実に LCS で凝固・切離する．

2 虫垂根部処理の失敗

根部周囲の剥離を確実にすることを心掛ける．炎症が強めで不安であれば，自動縫合器で広めに切除する．

3 断端のステープルからの出血（自動縫合器使用の場合）

自動縫合器によるファイヤー前は，15 秒程度の待機時間を設ける．エネルギーデバイスによる止血は行わず，ガーゼでの圧迫止血を行う．縫合止血でも良い．

4 腸管損傷

緊急手術症例が多いが，常に愛護的な鉗子操作を行う．

5 回盲部授動時の右尿管損傷

炎症が強く剥離層同定に難渋するなら開腹移行をためらわない．

術後合併症

術後合併症には，SSI や麻痺性イレウス，腹腔内膿瘍，糞瘻などがある．合併症が疑われる場合は，適宜，血液検査や CT 検査などで検索する．

1 SSI（手術部位感染）

虫垂は巾着型回収袋で回収する．閉創時は十分に創洗浄を行う．

2 麻痺性イレウス

早期離床を心掛ける．麻痺性イレウスが危惧される症例には，術後 1 日目から腸管蠕動促進剤や緩下剤を使用する．

3 腹腔内膿瘍

十分な腹腔内洗浄と適切なドレーン留置を心掛ける．

4 糞瘻

確実な根部処理を行う．

文献

1）日本内視鏡外科学会・編．技術認定取得者のための内視鏡外科診療ガイドライン 2014 年版．2014．51-3.

2）Jaschinski T，Mosch C，Neugebauer EA，et al．Laparoscopic versus open appendectomy in patients with suspected appendicitis: a systematic review of meta-analyses of randomaised controlled trials．BMC Gastroenterology 2015; doi 10.1186/s12876-015-0277-3.

3）升森宏次，前田耕太郎，松岡　宏，ほか．手術　内視鏡外科医のための微細局所解剖アトラス．東京：金原出版；2012．821-25.

4）石田文生，日高英二，田中淳一，ほか．大腸良性疾患に対する腹腔鏡下手術　虫垂炎，直腸脱など．日本大腸肛門病会誌 2013; 66: 950-58.

ヘルニア修復術

鼠径ヘルニア修復術

(Inguinal Hernia Repair)

▶▶ 諏訪勝仁（東京慈恵会医科大学附属第三病院外科）

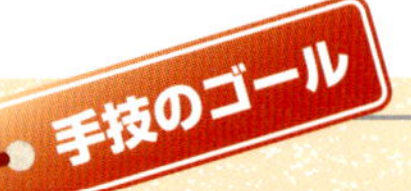

- 鼠径管を開放し，精索を周囲組織から剥離できる．➡ 2，3
- ヘルニア嚢を確認し剥離できる．➡ 4
- 腹膜前腔に到達し空間作成できる（腹膜前腔の層構造を理解し，ヘルニア嚢を処理できる）．➡ 5
- 適切なメッシュ留置ができる．➡ 6

- 鼠径部ヘルニア修復術には，健常筋腱膜組織を用いた組織縫合法とメッシュ法があり，メッシュ法は多岐にわたる 表1．
- 鼠径部ヘルニア＝鼠径ヘルニア＋大腿ヘルニア．

表1 鼠径部ヘルニア手術の術式（メッシュ法）

到達法		術式名
鼠径部切開法	前方到達法	リヒテンシュタイン法
		Mesh plug (plug-and-patch) 法
		Bilayer 法 (Prolene® Hernia System)
		TIPP（ダイレクトクーゲル法）
		Onstep 法
	腹膜前到達法	Kugel 法
	大腿法	Mesh plug 法
腹腔鏡法	腹腔内到達法	TAPP
	腹膜前到達法	TEP

TAPP：transabdominal preperitoneal repair（腹腔鏡下腹腔内到達法による腹膜前修復法）
TEP：totally extraperitoneal preperitoneal repair（腹腔鏡下腹膜前到達法による腹膜前修復法）
TIPP：transinguinal preperitoneal repair（鼠径部切開法下前方到達法による腹膜前修復法）

- 2018年に報告された『International guidelines』では，リヒテンシュタイン法と腹腔鏡手術が推奨術式として挙げられているが[1]，わが国における術式選択では，諸外国と比較し鼠径部切開法下腹膜前修復法（transinguinal preperitoneal repair；TIPP）の比率が高い．また，腹腔鏡下手術に関しては，急速に普及する反面，（現時点では）再発率と合併症発生率の点で鼠径部切開法より優れているとは言い難い[2]．
- 本稿では，鼠径部切開法によるメッシュ修復，特にリヒテンシュタイン法とTIPP（ダイレクトクーゲル法；modified Kugel hernia repair〈MKH〉）について解説する．

» 手技の適応・目的

〈緊急手術〉

- 嵌頓ヘルニアが手術の適応である．用手還納できた場合でも早期手術が望まれる．

〈待期手術〉

- 膨隆以外の痛みや違和感などを伴う症候性ヘルニアは，一般的に手術の適応である．
- 近年，無症候性あるいは軽度症候性ヘルニアに関しては，注意深く経過観察する watchful waiting（WW）も1つの選択肢であるが，手術群とWW群の無作為比較試験では，WW群の35.4%が手術に至り，2.3%が嵌頓したと報告されている[3)]．
- 女性の鼠径部ヘルニアでは約3割が大腿ヘルニアであり，嵌頓しやすいため，手術の適応であると考えた方がよい．

» 手術時の注意点

- 合併症の予防に注意する．
  ①感染予防：剃毛はバリカンを用いて術直前に行う．ポビドンヨード，またはクロルヘキシジングルコン酸による十分な消毒の後，アイオバン™ドレープを貼付する．
  ②疼痛予防：鼠径管内3神経の局在を知る．

» 術前準備・チェック

- 血液生化学検査，心電図，呼吸機能検査（全身麻酔の場合）などを確認する．
- 服用薬を確認する．高齢者に多い疾患のため，抗血栓治療中の患者が多い．
- 対側ヘルニアの有無を確認する．異時性，同時性を合わせ，両側ヘルニアは10%以上である．
- 女性では大腿ヘルニアの有無を必ずチェックする．

» 手術体位

- 体位は仰臥位の状態で行う 図1．

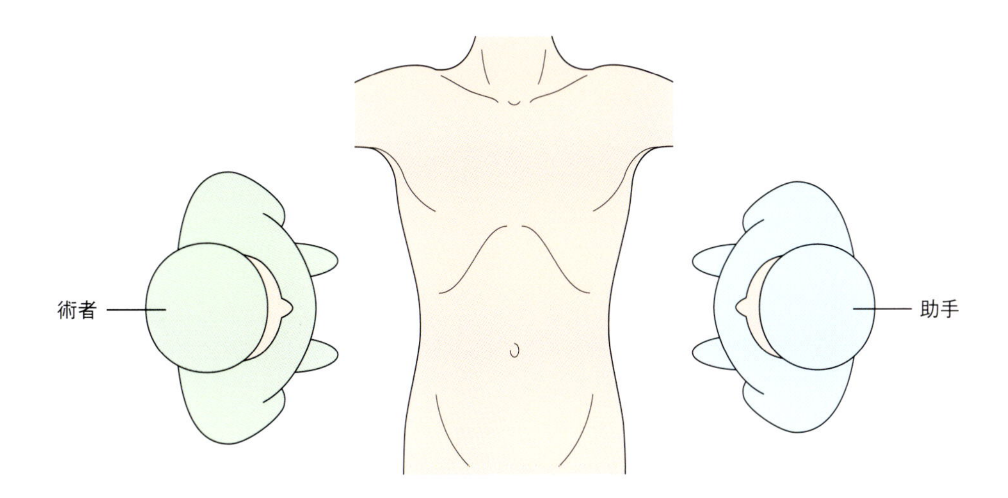

図1 手術体位（右側の場合）

手術手順

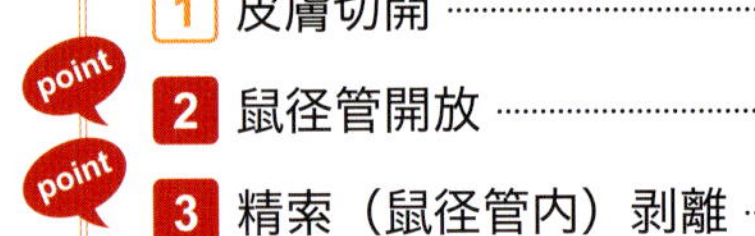

手術手技

1 皮膚切開

- 内鼠径輪からの操作がポイントとなるTIPP（ダイレクトクーゲル法〈MKH〉）では，図2 Ⓐの皮膚切開を，恥骨結節の露出が重要なリヒテンシュタイン法では，図2 Ⓑの皮膚切開を置いている．
- 創傷治癒や整容性の点から，Lagerの皮膚割線に沿った切開が望ましい．
- 皮下には脂肪層からなる浅層のキャンパー筋膜（Camper筋膜）と，しっかりした膜様のスカルパ筋膜（Scarpa筋膜）が存在する．この筋膜の間を浅腹壁動静脈が走行する．術後出血性合併症の約6割はこの血管の不十分な処理によるものである[4]ため，確実な止血操作が必要である．

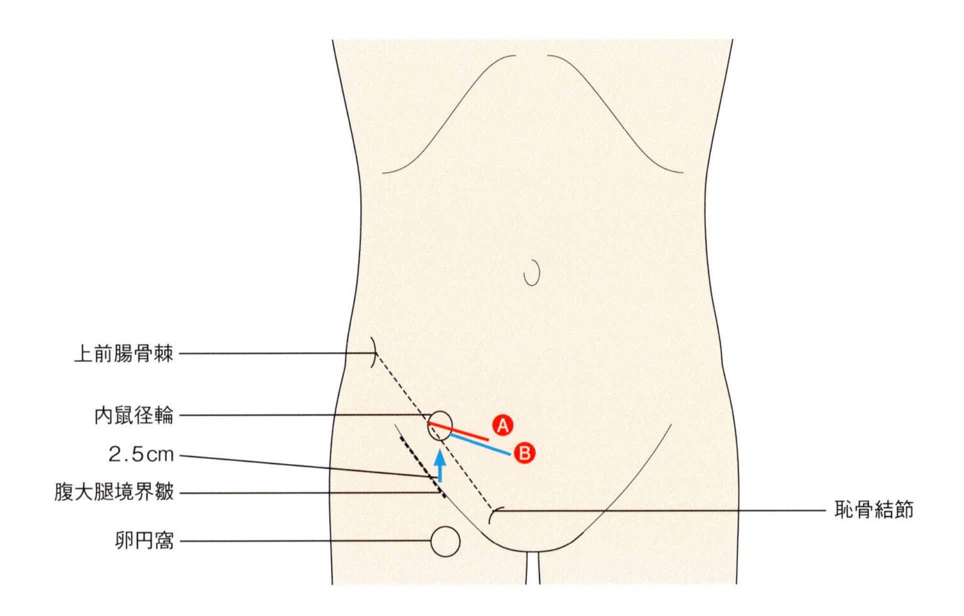

図2 皮膚切開

Ⓐ：ダイレクトクーゲル法の切開線.
Ⓑ：リヒテンシュタイン法の切開線.

2 鼠径管開放

- 外腹斜筋腱膜を露出し，外鼠径輪を確認する．
- 外鼠径輪内側脚・外側脚をブリッジするように脚間線維（無名筋膜）が観察される．この外側に小切開を置き，外鼠径輪に向かって外腹斜筋腱膜を切開する 図3．

手技のポイント

外腹斜筋腱膜内側には外腹斜筋腱膜内側筋外膜と内腹斜筋外側筋外膜からなる interparietal fascia が存在し，重要な神経を覆っている．これを十分に背側に落としながら切開する 図3A（赤矢印）．

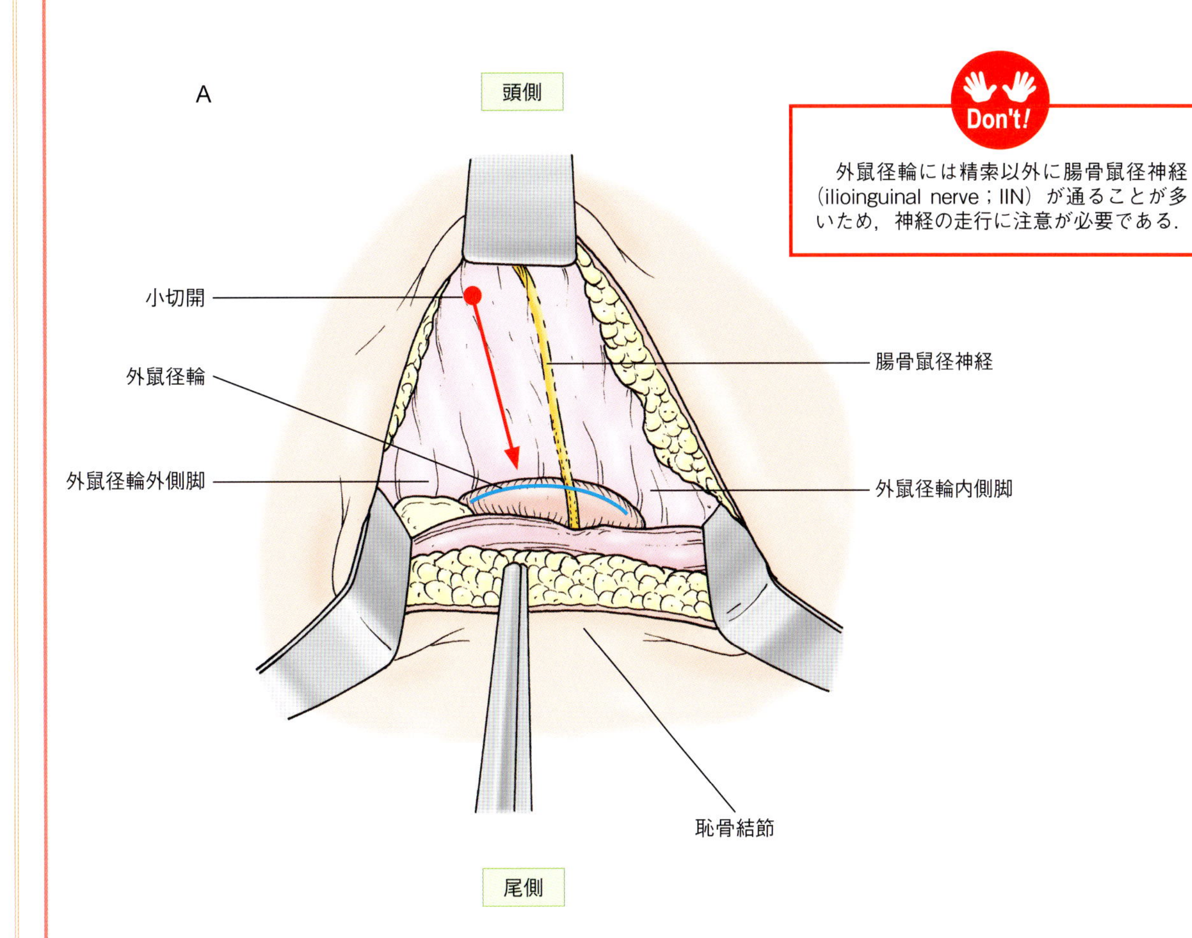

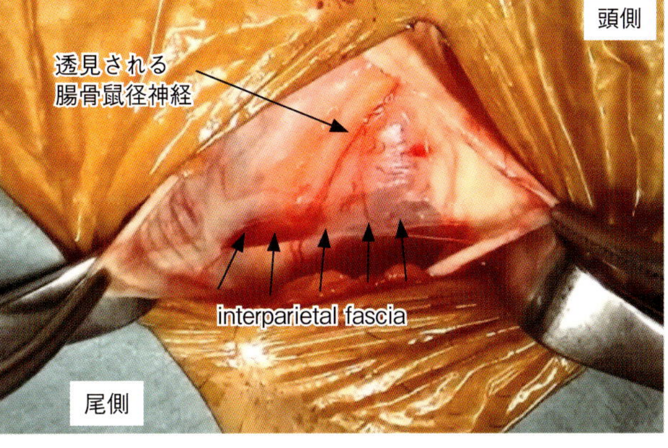

図3 鼠径管の開放（右側）

A：外鼠径輪に向かって切開する．

B：鼠径管を開放したところ，腸骨鼠径神経が薄い膜（interparietal fascia）に覆われているのが確認できる．

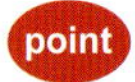

3 精索（鼠径管内）剥離

- 鼠径管内の断面図は，図4のようになっている（右側，頭側から観察）．
- 精索は，精巣に出入りする構造物（精管，精巣動静脈，外精動静脈，精管動脈，精巣挙筋動脈，蔓状静脈叢，自律神経，陰部大腿神経陰部枝，リンパ管，腹膜鞘状突起〈外鼠径ヘルニア嚢〉）を含み，陰嚢内で精巣を吊り上げている組織である．若干，左の方が右より長い．
- 鼠径靭帯の shelving portion（棚状部）に沿って精索を剥離すると，精巣挙筋筋膜越しに静脈が透見される．これは外精静脈であり，青く見えるため「blue line」と呼ばれる 図4．
- 外精動静脈は，陰部大腿神経陰部枝（genital branch of the genitofemoral nerve；GFN-GB）と伴走するため，これを温存することが重要である．

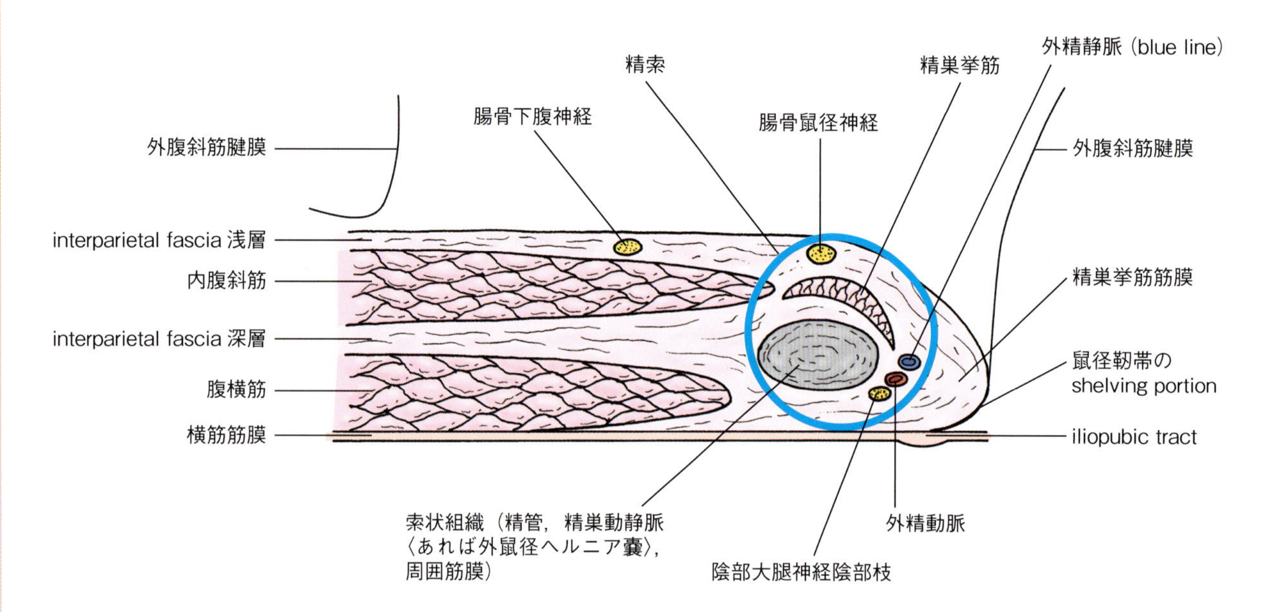

図4 右側鼠径管の断面図（頭側から観察）

- 精巣挙筋筋膜を切開し，精索を外側では blue line の背側から 図5，内側は一部精巣挙筋を切開あるいはスプリットし，腹横筋腱膜弓から横筋筋膜上に達し，テーピングし牽引する．

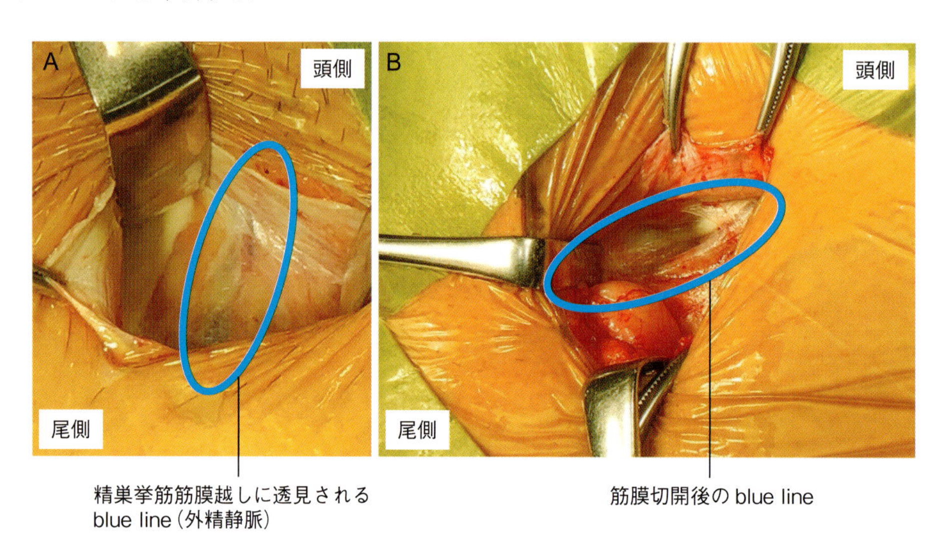

図5 精巣挙筋筋膜と blue line（右側）

A：精巣挙筋筋膜越しに透見される blue line（外精静脈）．B：筋膜切開後の blue line.

手技のポイント

鼠径管内の3神経は，図6のように走行している．精索剥離の時点で腸骨鼠径神経，および陰部大腿神経は確認可能だが，内腹斜筋上剥離を内側に進めないと腸骨下腹神経（iliohypogastric nerve；IHN）の走行は確認できないこともある．

リヒテンシュタイン法では，特に内腹斜筋前面の層の剥離を先に進めておく．

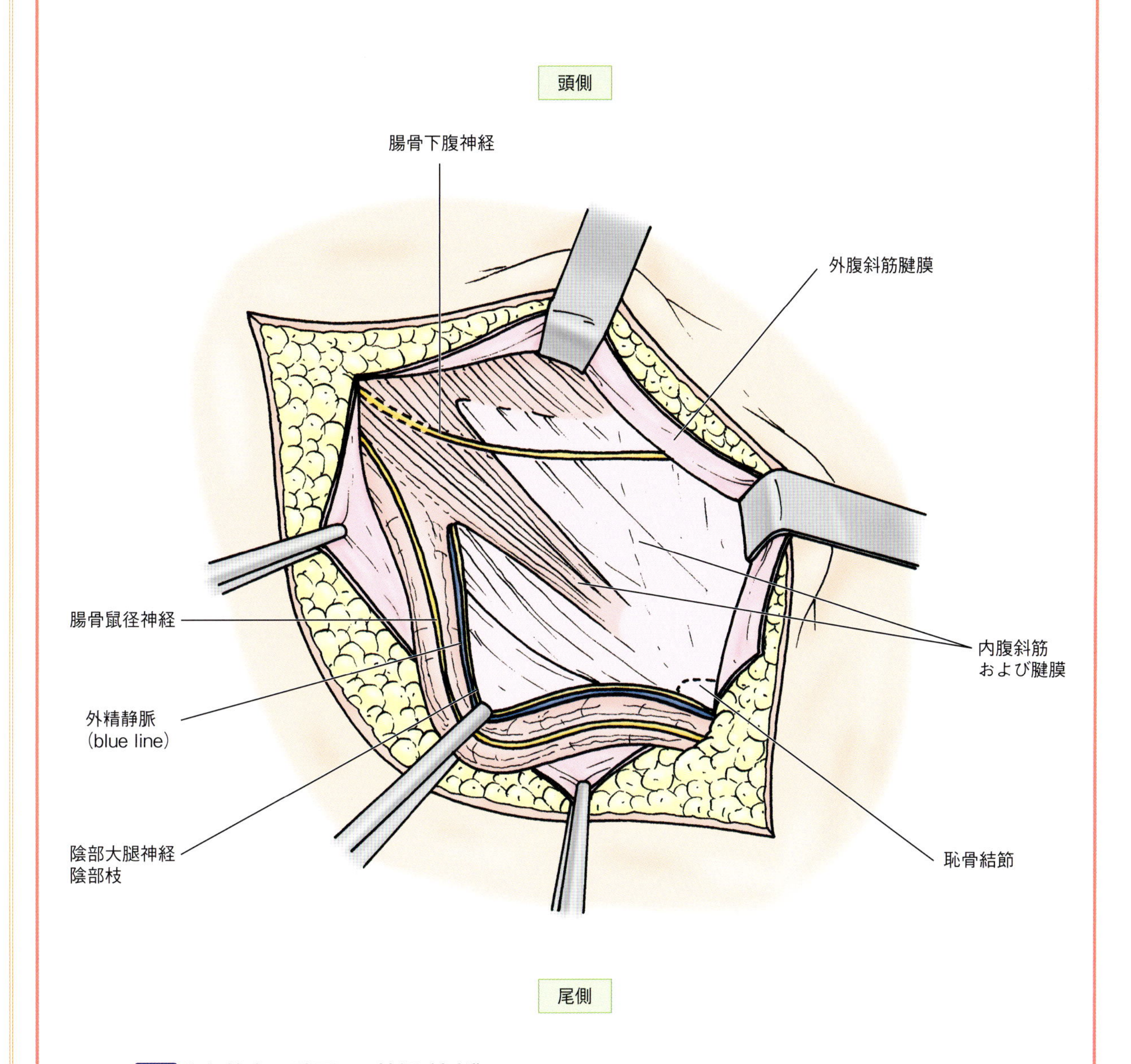

図6 鼠径管内の重要な3神経（右側）

（Amid PK, Chen DC. Surgical treatment of chronic groin and testicular pain after laparoscopic and open preperitoneal inguinal hernia repair. J Am Coll Surg 2011; 213: 531-6. を参考に作成）

4 ヘルニア嚢剥離 図7

- 外鼠径ヘルニア嚢は精索腹側内側に位置するため，精巣挙筋を一部切開しヘルニア嚢を露出する.
- 精索内の炎症が強くなければ，ヘルニア嚢の把持部位を遠位に変え，引き出してくることが可能である.
- ヘルニア嚢背側面では，精管と精巣動静脈を薄い筋膜（腹膜前筋膜深葉，spermatic sheath）に覆われた状態で剥離し，そのまま深部（腹膜前腔，Zone 1〈後述〉）に進める 図7（赤点線矢印）.

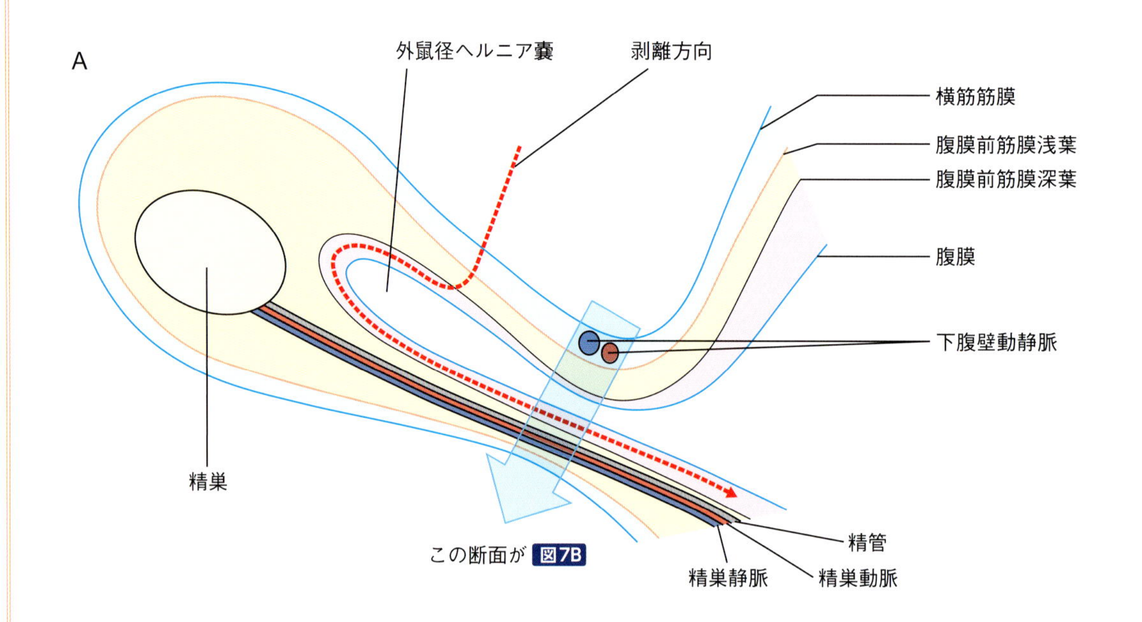

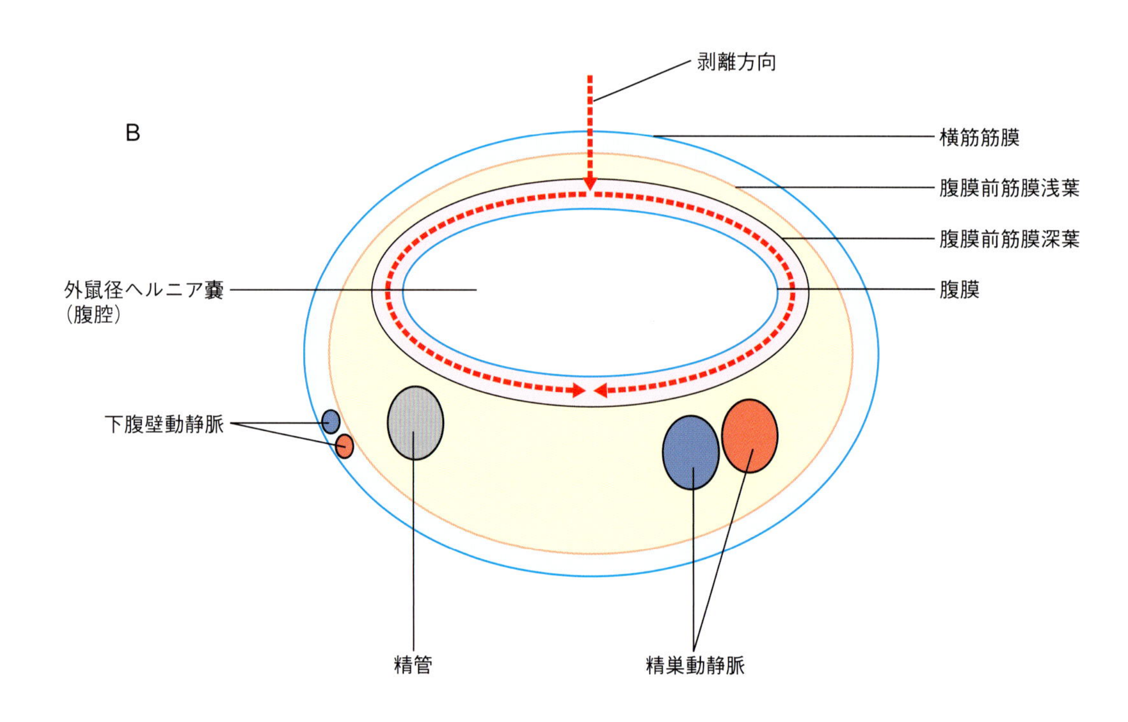

図7 外鼠径ヘルニア嚢剥離法（Zone 1 への入り方）

A：矢状断.

B：冠状断.

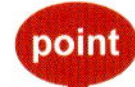

5 腹膜前腔剥離

- 腹膜前腔の層構造は 図8 のようになっており，筆者は教育上の観点から腹膜前筋膜深葉腹膜間を「Zone 1」，腹膜前筋膜浅葉深葉間を「Zone 2」と呼んでいる．
- 臓器温存および手技上の観点から，腹膜前腔剥離は点線のように「Zone 1」と「Zone 2」の2つの空間にまたがるように行う．

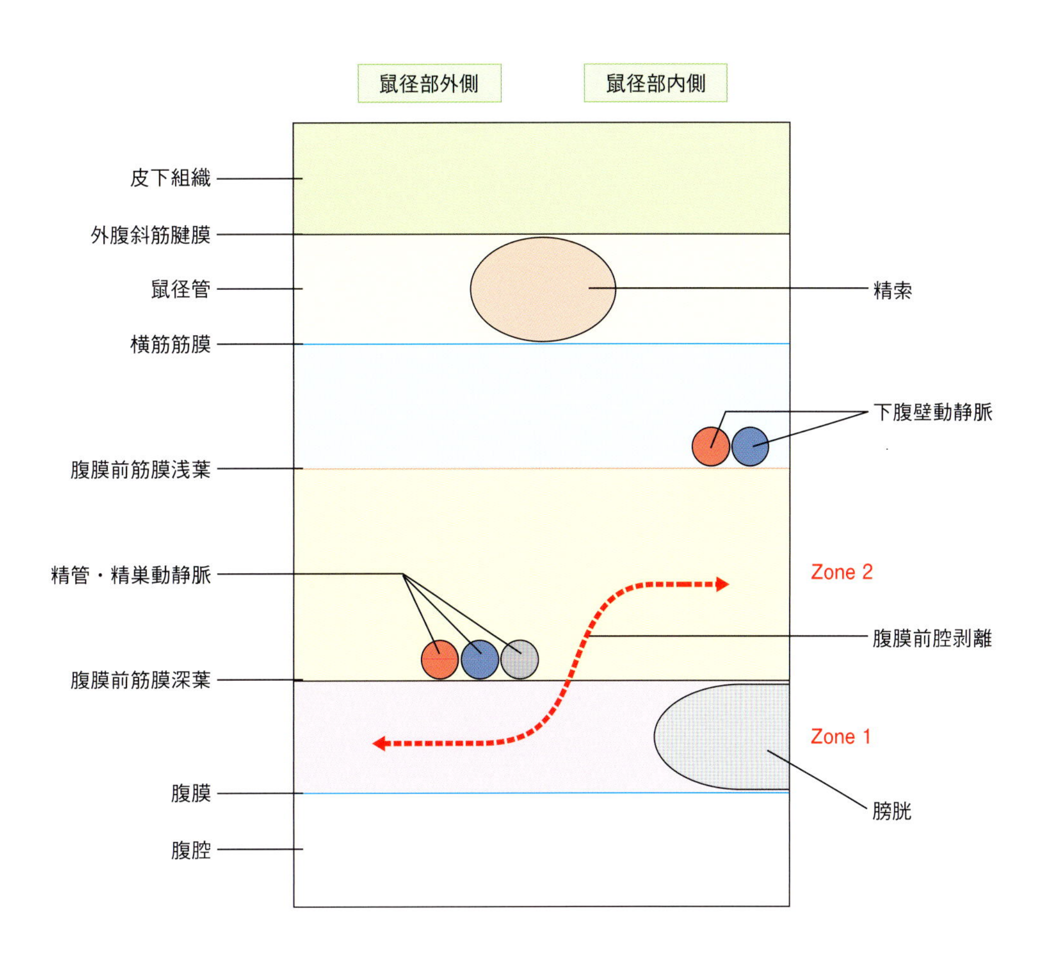

図8 腹膜前腔の層構造

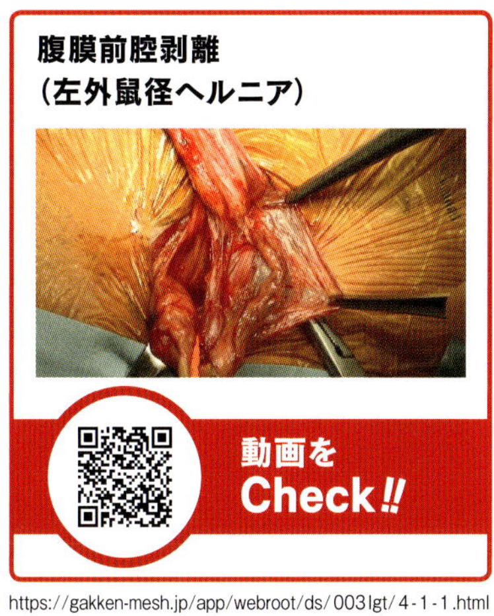

https://gakken-mesh.jp/app/webroot/ds/003lgt/4-1-1.html

Zone 1 の剥離

- 精管・精巣動静脈は，腎前筋膜（Gerota's fascia）前葉が鼠径部に伸びた spermatic sheath によって覆われている 図9．
- spermatic sheath が温存された状態でヘルニア囊（腹膜）から精索構造物（cord components）を背側に落とす手技を「parietalization」と呼び，腹膜前修復法では術式のキーポイントである．

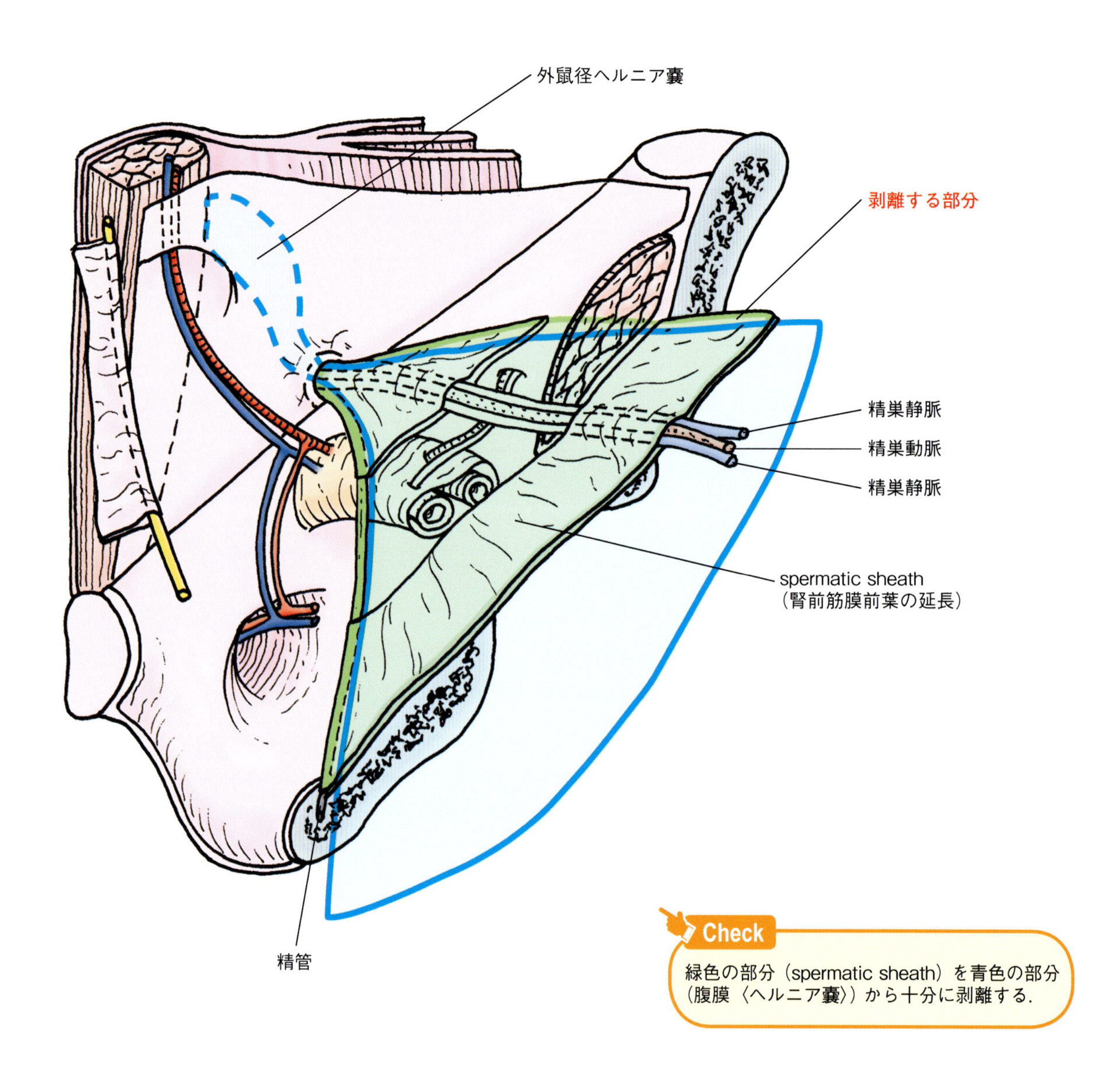

図9 spermatic sheath と parietalization（右側）

：腹膜（ヘルニア囊），：spermatic sheath．

（Diarra B, Stoppa R, Verhaeghe P, et al. About prolongation of the urogenital fascia into the pelvis: An anatomic study and general remarks on the interparietal-peritoneal fasciae. Hernia 1997; 1: 191-6. を参考に作成）

Zone 2 の剥離

- Zone 1 の剥離後，ヘルニア嚢を外頭側方向に牽引し，横筋筋膜が内精筋膜に移行する部位（内鼠径輪）に緊張をかける．横筋筋膜に切開を入れ下腹壁動静脈を確認し，この背側にみられる浅葉を切開する 図10（赤矢印）．
- 浅葉を切開後膨張性脂肪織が露出したら，この層が Zone 2（狭義の腹膜前腔）であり，ガーゼ挿入や指で剥離できる．
- Zone 1 と Zone 2 の間には深葉が隔壁となるため，これを鋭的に切開し両空間を統合する．さらに，spermatic sheath を背側に落とすことによって，十分な parietalization が完了する．ヘルニア嚢は結紮せず，そのまま腹膜前腔に還納する．

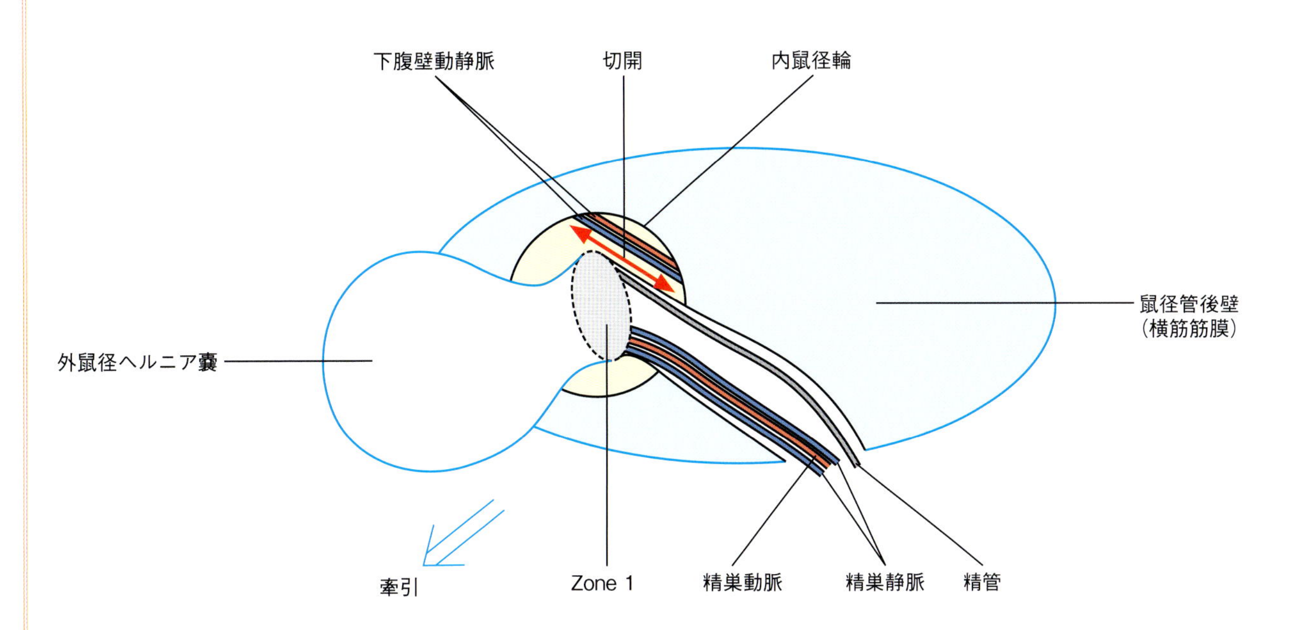

図10 Zone 2 への入り方（右側）

手技のポイント

parietalization は腹膜前修復法に限った手技ではない．ヘルニア嚢を内鼠径輪レベル（横筋筋膜レベル）で処理（結紮や内反）すると再発しやすい．正しいヘルニア嚢の処理の高さは第 2 の内鼠径輪（secondary internal inguinal ring）にあるといわれ，これは浅葉の高さである．

また，前述したように，腹膜前腔剥離は Zone 1 と Zone 2 にまたがるように行わなければならず，どんな術式でもある程度の parietalization は必要となる．リヒテンシュタイン法や mesh plug 法でもこの操作後，メッシュの留置に移る．

point

6 メッシュ留置

リヒテンシュタイン法

- 推奨メッシュサイズは，7.5 × 15cm 程度である．このため，鼠径管－内腹斜筋腹側面の広範な剥離が必要である．また，上記操作に加え，頭外側は上前腸骨棘付近まで，内側は内腹斜筋腱膜（腹直筋前鞘）まで十分に剥離する．
- また，最も大切な剥離部分は恥骨上であり，ここには精巣挙筋が精索を取り囲むようにして付着しており（pubic fascicle），これを鋭的に切開する必要がある 図11．

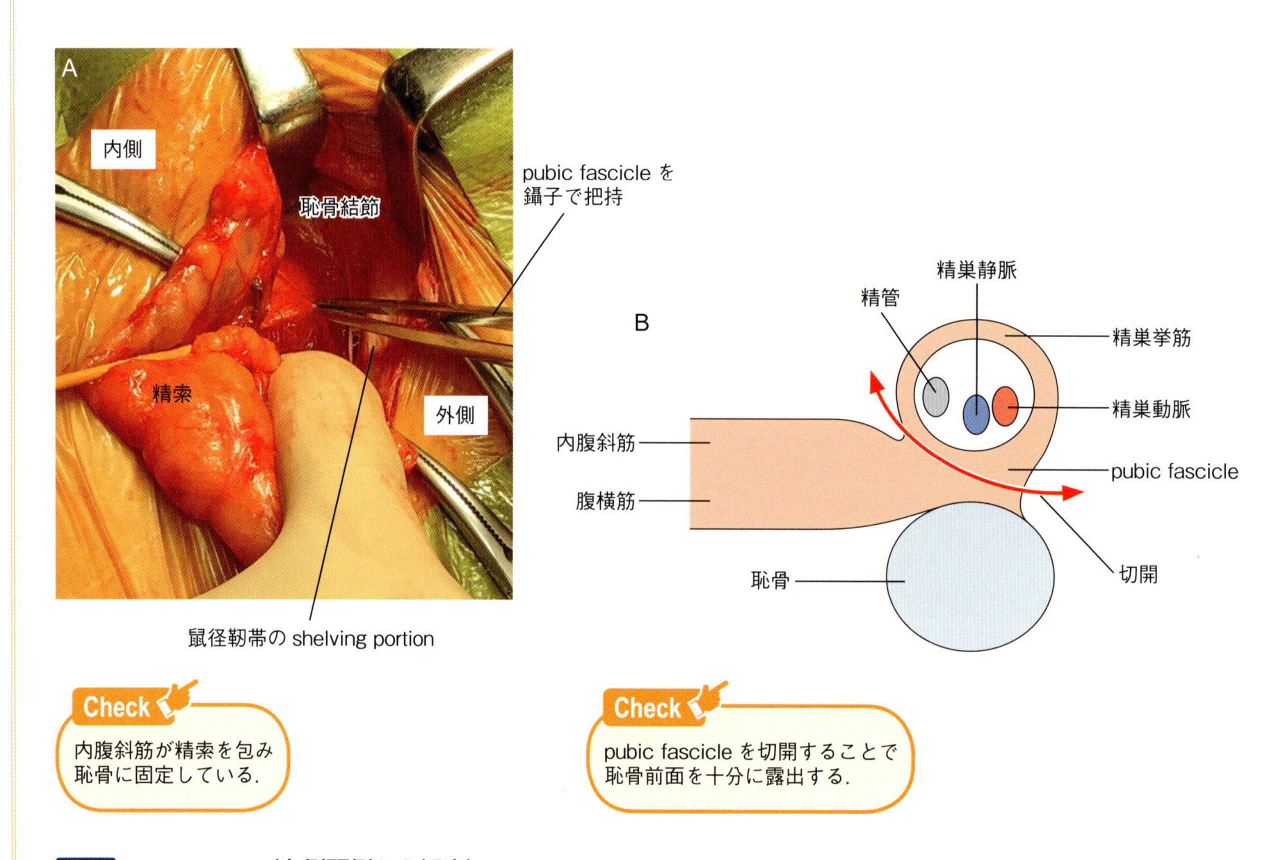

図11 pubic fascicle（右側頭側から観察）
A：精巣挙筋が精索を覆い恥骨に固定している（pubic fascicle）．
B：pubic fascicle 断面．

- 筆者は，7.5 × 15cm の lightweight polypropylene mesh 片側にスリットを入れ，非対称な U 字型にトリミングし使用している 図12．

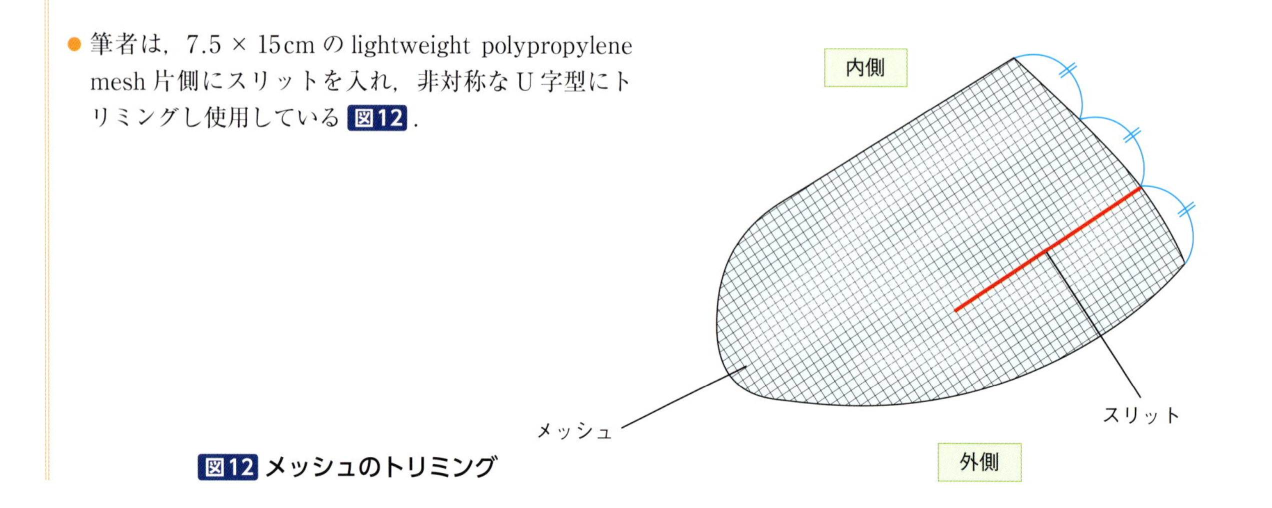

図12 メッシュのトリミング

● リヒテンシュタイン法の重要なステップは，表2 の❶～❹である 図13．

表2 リヒテンシュタイン法の重要ステップ

❶	恥骨への 2 cm のオーバーラップ
❷	恥骨にかかる鼠径靭帯反転部位に 2-0 プロリーン®をかけ結紮し，外側は鼠径靭帯にゆるめに連続縫合する（内鼠径輪レベルまで）
❸	メッシュ外側辺の内側：外側（2：1）部からスリットを入れ精索を通す．内側 tail を外側 tail に被せ，先の連続縫合終点部のすぐ外側の鼠径靭帯に固定する
❹	メッシュ内側辺のメッシュ固定部位は内腹斜筋の 2 点（恥骨結節内側と，内鼠径輪レベル内側）である

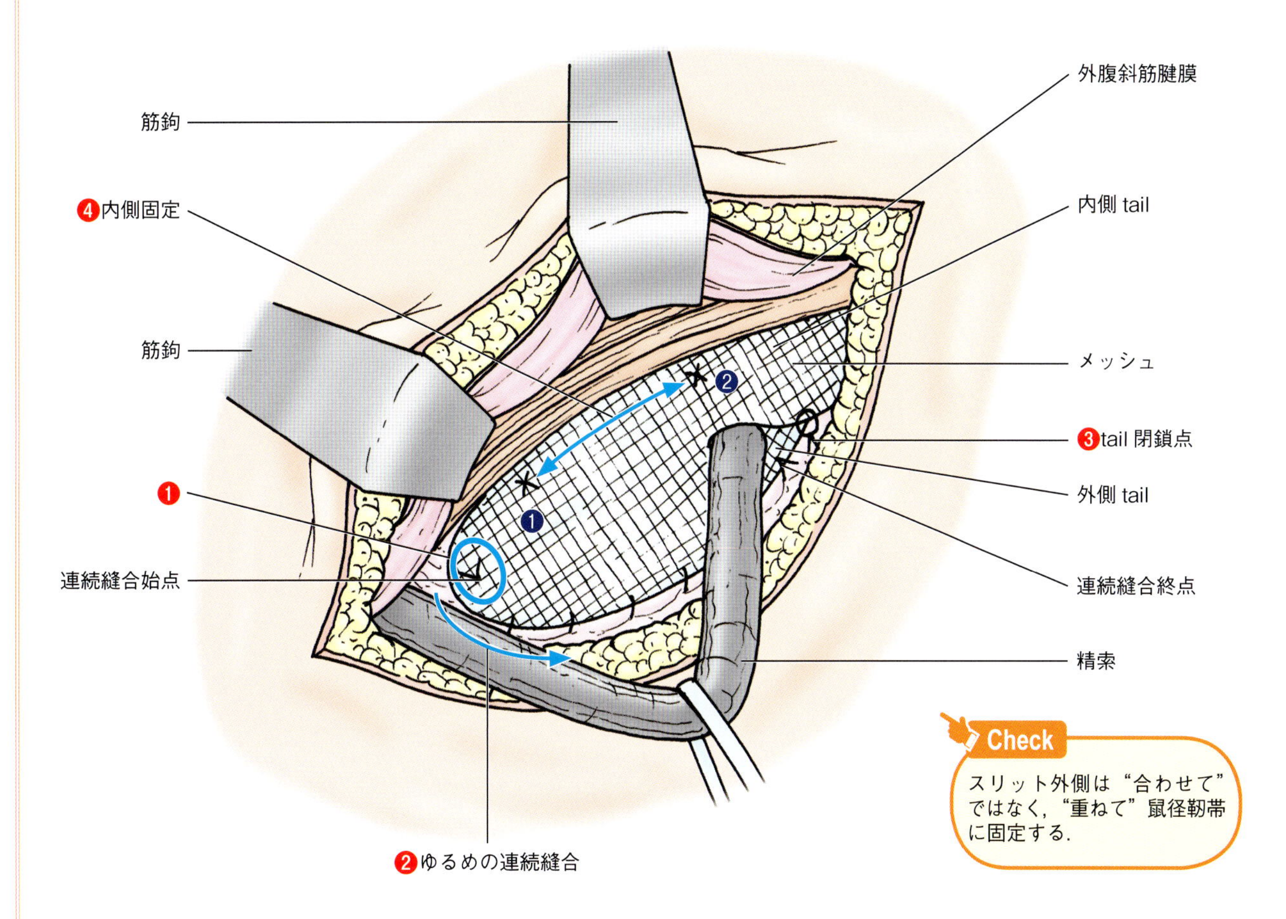

図13 リヒテンシュタイン法のステップ（左側）
図内の❶～❹は 表2 の❶～❹を示す．

手技のポイント

リヒテンシュタイン法において最も重要なことは，3 神経（IIN，IHN，GFN-GB）の確認と，これらを損傷あるいは結紮糸に巻き込まないことである．もし，メッシュ留置に支障がある場合は，可及的に遠位（外側）で結紮切離する．

特に，IHN は走行にバリエーションが多いため，確認できない場合は，メッシュ固定を腱膜上にゆるめの結紮（air knotting）で行う．

メッシュ留置（リヒテンシュタイン法）

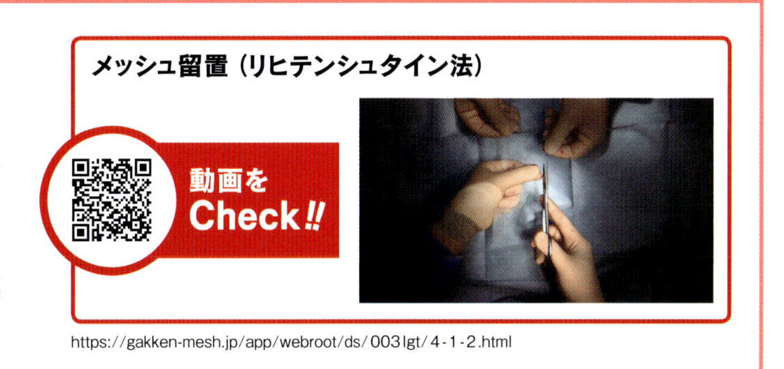

https://gakken-mesh.jp/app/webroot/ds/003lgt/4-1-2.html

MKH（ダイレクトクーゲル法）

- 内外鼠径ヘルニア，大腿ヘルニア発生部位である myopectineal orifice **図14**（緑色の部分）を同時に覆うことができる．鼠径管内にメッシュが留置されないため，リヒテンシュタイン法などの onlay 法よりも慢性疼痛発現率が低いという報告もある[5]．
- MKH の再発形式で最多なものは外鼠径型である．この原因としては，不十分な parietalization や，メッシュの内側変位などが考えられる[6]．
- メッシュ留置のポイントは，**表3** の❶～❺である．

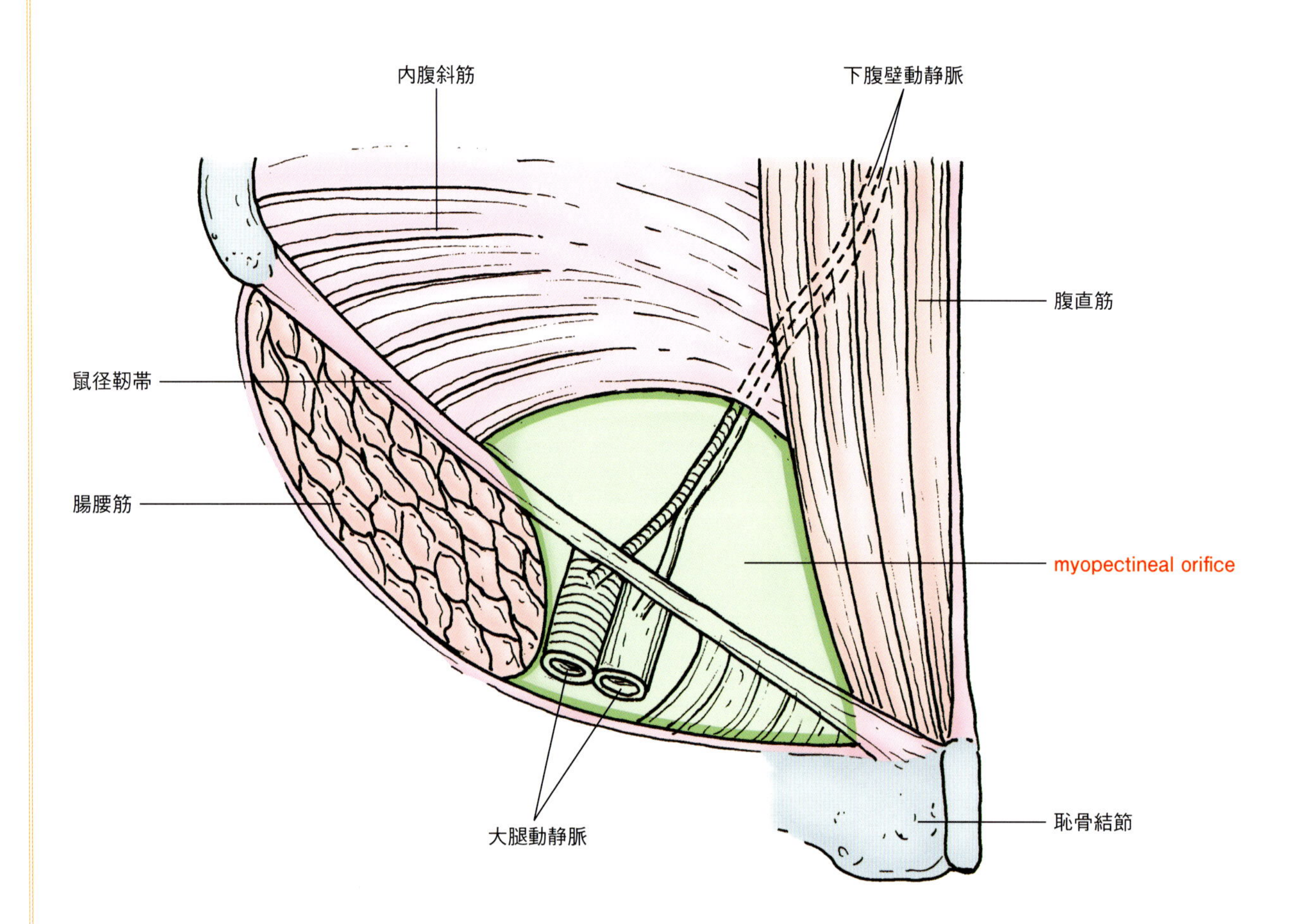

図14 myopectineal orifice（右側）

表3 MKH（ダイレクトクーゲル法）の重要ステップ

❶ 腹膜前腔の剥離範囲は，内側-正中，内尾側-恥骨背面，外側-クーパー靭帯背側，外頭側-内鼠径輪上縁（内腹斜筋アーチ）より 3 ～ 4 cm 外側である
❷ 腹膜を自在鈎で圧排し，メッシュを手巻き寿司状に折りたたみ，自在鈎を滑らすように腹膜前腔に挿入する
❸ メッシュ至適留置は，面積の 2/3 が鼠径靭帯の内側，1/3 が外側に展開すること，下腹壁動静脈背側にポジショニングポケットの中央が位置することである． このためには，挿入角度が重要であり，メッシュのポケットに挿入した示指と母指がちょうど恥骨を挟める角度がよい
❹ メッシュの展開には，長軸方向がたわまないように注意する
❺ 筆者は，メッシュの固定は行わないか，1 針のみクーパー靭帯においている

手技のポイント

内鼠径ヘルニアの場合は，腹膜鞘状突起を外鼠径ヘルニア嚢同様にparietalizationし，ヘルニア嚢を偽嚢（横筋筋膜）から十分に剥離し，腹膜前腔に還納する．

筆者は剥離操作をすべて内鼠径輪から行うが，大きな内鼠径ヘルニアの場合は，偽嚢を全周切開しヘルニア嚢を還納してもよい．

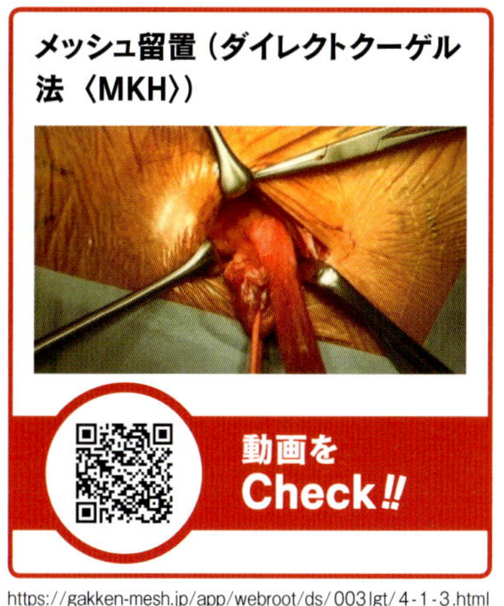

https://gakken-mesh.jp/app/webroot/ds/003lgt/4-1-3.html

術後チェックポイント

- 神経緊縛の可能性があるため，術直後から大腿や陰嚢に放散する激しい痛みがないか確認する．
- 創感染（浅部，深部）の可能性があるため，創周囲に発赤や熱感がないか確認する．
- 漿液腫の可能性があるため，創部から陰部への腫脹がないか確認する．
- 再発（missed hernia；ヘルニアが見逃され十分な修復が行われなかった）の可能性があるため，術前同様の還納可能な膨隆が見られていないか確認する．

起こりやすい合併症

1 出血性合併症

0.3～26%に発生する[7～9]．出血性合併症の多く（61%）は，外腹斜筋膜上に発生する[4]．浅層のものは圧迫で止血されることが多いが，深層（特に腹膜前腔）での出血は，外科的あるいは画像下止血が必要となることもある．鑑別のために造影CTが有用である．

腹膜前到達法では，外腸骨動静脈および下腹壁動静脈と閉鎖動静脈を吻合する血管の損傷に注意する．これらは止血に難渋し，かつては死に至ることもあったため，死環（corona mortis）と呼ばれる．動脈で8～65%，静脈で17～60%と高率に存在する[10～14]．

2 漿液腫

0.5～12.2%に発生し，術式によって頻度が異なる[15]．まれに早期再発との鑑別が必要となるが，臥位や圧迫で消失することはなく可動性があり，画像と併せて診断可能である．

多くは6～8週で消失する．逆行性感染を避けるため，安易な穿刺吸引は避けるべきである[16]．

3 感染

1～3%に発生し[17～20]，最も多い起炎菌は黄色ぶどう球菌である[21～23]．

早期（術後数日～数週）

表層感染と深部（メッシュ）感染の鑑別が重要である．表層感染であれば，抗菌薬投与と必要に応じたドレナージで治癒する可能性が高い．深部感染においても，まずドレナージを行い，洗浄を繰り返すことで治癒に至ることがある．

瘻孔化した場合，瘻孔およびメッシュの一部切除で治癒することが多い[24]．

晩期（数ヵ月～数年）

発生頻度は低いが（0.35%）[25]，メッシュ除去を余儀なくされることが多い．

4 疼痛

時期によって「急性」と「慢性」に，また，原因によって「神経障害性」と「侵害受容体性」に分類される[26]．患者年齢，術式などにより，その頻度は異なる[27]．

急性（術直後～1ヵ月）

絶対的因子は神経の緊縛である．このため，3神経は極力確認し，温存あるいは適切な処理のもと切離する．精索脂肪腫も原因となるため，切除する[28]．

慢性（術後6ヵ月～）

メッシュの普及により鼠径ヘルニア手術の再発率は減少した今，最も重要視される合併症である．発生頻度は少ないと言われる腹腔鏡手術で4～16%[29～32]，リヒテンシュタイン法を対象とした高いものでは15～40%である[33～37]．

リスク因子としては，以下の①～⑤などが挙げられる[38～42]．

①オープン法（リヒテンシュタイン法）
②術前疼痛
③若年者
④術後1週間，1ヵ月時点の疼痛
⑤ IIN，IHN，GFN-GB の不確実な確認，および不適切な処理

5 尿路閉塞

3～25%に発生する[43]．脊髄くも膜下麻酔，全身麻酔，高齢者に起こりやすく，アドレナリン受容体を豊富に有する膀胱頸部前立腺の平滑筋への過剰刺激が原因であると考えられている．

6 再発

施行時期にかかわらず，鼠径部ヘルニア修復術後のヘルニアはすべて再発である[16]．鼠径部切開法におけるメッシュ修復術では，おおむね1%前後である．

文 献

1）HerniaSurge Group. International guidelines for groin hernia management. Hernia 2018; 22: 1-165.
2）内視鏡外科手術に関するアンケート調査 – 第13回集計結果報告 –. 日鏡外会誌 2016; 21: 680-4.
3）de Goede B, Wijsmuller AR, van Ramshorst GH, et al. Watchful waiting versus surgery of mildly symptomatic or asymptomatic inguinal hernia in men aged 50 years and older: a randomized controlled trial. Ann Surg 2018; 267: 42-9.
4）Smoot RL, Oderich GS, Taner CB, et al. Postoperative hematoma following inguinal herniorrhaphy: patient characteristics leading to increased risk. Hernia 2008; 12: 261-5.
5）Suwa K, Nakajima S, Hanyu K, et al. Modified Kugel herniorrhaphy using standardized dissection technique of the preperitoneal space: long-term operative outcome in consecutive 340 patients with inguinal hernia. Hernia 2013; 17: 699-707.
6）諏訪勝仁，牛込琢郎，大津将路，ほか．725修復から学ぶダイレクトクーゲル鼠径部ヘルニア修復術の knacks and pitfalls. 日本ヘルニア学会誌 2018; 4: 10-7.
7）Kingsnorth AN, Bowley DM, Porter C. A prospective study of 1000 hernias: results of the Plymouth Hernia Service. Ann R Coll Surg Engl 2003; 85: 18-22.
8）Sakorafas GH, Halikias I, Nissotakis C, et al. Open tension free repair of inguinal hernias; the Lichtenstein technique. BMC Surg 2001; 1: 3.
9）Anderson B, Hallén M, Leveau P, et al. Laparoscopic extraperitoneal inguinal hernia repair versus open mesh repair: a prospective randomized controlled trial. Surgery 2003; 133: 464-72.
10）Ates M, Kinaci E, Kose E, et al. Corona mortis: in vivo anatomical knowledge and the risk of injury in totally extraperitoneal preperitoneal inguinal hernia repair. Hernia 2016; 20: 659-65.
11）Darmanis S, Lewis A, Mansoor A, et al. Corona mortis: an anatomical study with clinical implications in approaches to the pelvis and acetabulum. Clin Anat 2007; 20: 433-9.
12）Okcu G, Erkan S, Yercan HS, et al. The incidence and location of corona mortis: a study on 75 cadavers. Acta Orthop Scand 2004; 75: 53-5.
13）Berberoglu M, Uz A, Ozmen MM, et al. Corona mortis: an anatomic study in seven cadavers and and endoscopic study in 28 patients. Surg Endosc 2001; 15: 72-5.
14）Lau H, Lee F. A prospective endoscopic study of retropubic vascular anatomy in 121 patients undergoing endoscopic extraperitoneal inguinal hernioplasty. Surg Endosc 2003; 17: 1376-9.

15) Bittner R, Sauerland S, Schmedt CG. Comparison of endoscopic techniques vs Shouldice and other nonmesh techniques for inguinal hernia repair: a meta-analysis of randomized controlled trials. Surg Endosc 2005; 19: 605-15.
16) Simons MP, Aufenacker T, Bay-Nielsen M, et al. European Hernia Society guidelines on the treatment of inguinal hernia in adult patients. Hernia 2009; 13: 343-403.
17) McCormack K, Scott NW, Go PM, et al. Laparoscopic techniques versus open techniques for inguinal hernia repair. Cochrane Database Syst Rev 2003; CD001785.
18) Schmedt CG, Leibl BJ, Bittner R. Endoscopic inguinal hernia repair in comparison with Shouldice and Lichtenstein repair. A systematic review of randomized trials. Dig Surg 2002; 19: 511-7.
19) Aufenacker TJ, Koelemay MJ, Gouma DJ, et al. Systematic review and meta-analysis of the effectiveness of antibiotic prophylaxis in prevention of wound infection after mesh repair of abdominal wall hernia. Br J Surg 2006; 93: 5-10.
20) Sanchez-Manuel FJ, Seco-Gil JL. Antibiotic prophylaxis for hernia repair. Cochrane Database Syst Rev 2004: CD003769.
21) Schmedt CG, Sauerland S, Bittner R. Comparison of endoscopic procedures vs Lichtenstein and other open mesh techniques for inguinal hernia repair: a meta-analysis of randomized controlled trials. Surg Endosc 2005; 19: 188-99.
22) Taylor SG, O'Dwyer PJ. Chronic groin sepsis following tension-free inguinal hernioplasty. Br J Surg 1999; 86: 562-5.
23) Gilbert AI, Felton LL. Infection in inguinal hernia repair considering biomaterials and antibiotics. Surg Gynecol Obstet 1993; 177: 126-30.
24) Sabbagh C, Verhaeghe P, Brehant O, et al. Partial removal of infected parietal meshes is a safe procedure. Hernia 2012; 16: 445-9.
25) Delikoukos S, Tzovaras G, Liakou P, et al. Late-onset deep mesh infection after inguinal hernia repair. Hernia 2007; 11: 15-7.
26) Alfieri S, Amid PK, Campanelli G, et al. International guidelines for prevention and management of post-operative chronic pain following inguinal hernia surgery. Hernia 2011; 15: 239-49.
27) Stephenson BM. Complications of open groin hernia repairs. Surg Clin North Am 2003; 83: 1255-78.
28) Lilly MC, Arregui ME. Lipomas of the cord and round ligament. Ann Surg 2002; 235: 586-90.
29) Grant AM, Scott NW, O'Dwyer PJ; MRC Laparoscopic Groin Hernia Trial Group. Five-year follow-up of a randomized trial to assess pain and numbness after laparoscopic or open repair of groin hernia. Br J Surg 2004; 91: 1570-4.
30) Kumar S, Wilson RG, Nixon SJ, et al. Chronic pain after laparoscopic and open mesh repair of groin hernia. Br J Surg 2002; 89: 1476-79.
31) Heikkinen T, Bringman S, Ohtonen P, et al. Five-year outcome of laparoscopic and Lichtenstein hernioplasties. Surg Endosc 2004; 18: 518-22.
32) Schmedt CG, Sauerland S, Bittner R. Comparison of endoscopic procedures versus Lichtenstein and other open mesh techniques for inguinal hernia repair: a meta-analysis of randomized controlled trials. Surg Endosc 2005; 19: 189-99.
33) Franneby U, Sandblom G, Nordin P, et al. Risk factors for long-term pain after hernia surgery. Ann Surg 2006; 244: 212-9.
34) Bay-Nielsen M, Perkins FM, Kehlet H. Pain and functional impairment 1 year after inguinal herniorrhaphy: a nationwide questionnaire study. Ann Surg 2001; 233: 1-7.
35) Hair A, Duffy K, Mclean J, et al. Groin hernia repair in Scotland. Br J Surg 2000; 87: 1722-6.
36) Aasvang EK, Bay-Nielsen M, Kehlet H. Pain and functional impairment 6 years after inguinal herniorrhaphy. Hernia 2006; 10: 316-21.
37) Callesen T, Bech K, Kehlet H. Prospective study of chronic pain after groin hernia repair. Br J Surg 1999; 86: 1528-31.
38) Aasvang EK, Gmaehle E, Hansen JB, et al. Predictive risk factors for persistent postherniotomy pain. Anesthesiology 2010; 112: 957-69.
39) Singh AN, Bansal VK, Misra MC, et al. Testicular functions, chronic groin pain, and quality of life after laparoscopic and open mesh repair of inguinal hernia: a prospective randomized controlled trial. Surg Endosc 2012; 26: 1304-17.
40) Wijsmuller AR, van Veen RN, Bosch JL, et al. Nerve management during open hernia repair. Br J Surg 2007; 94: 17-22.
41) Reinpold W, Schroeder AD, Schroeder M, et al. Retroperitoneal anatomy of the iliohypogastric, ilioinguinal, genitofemoral, and lateral femoral cutaneous nerve: consequences for prevention and treatment of chronic inguinodynia. Hernia 2015; 19: 539-48.
42) Reinpold WM, Nehls J, Eggert A. Nerve management and chronic pain after open inguinal hernia repair: a prospective two phase study. Ann Surg 2011; 254: 163-8.
43) Clancy C, Coffey JC, O'Riordain MG, et al. A meta-analysis of the efficacy of prophylactic alpha-blockade for the prevention of urinary retention following primary unilateral inguinal hernia repair. Am J Surg 2018; 206: 337-41.

ヘルニア修復術

大腿ヘルニア修復術

(Femoral Hernia Repair)

▶▶ 諏訪勝仁(東京慈恵会医科大学附属第三病院外科)

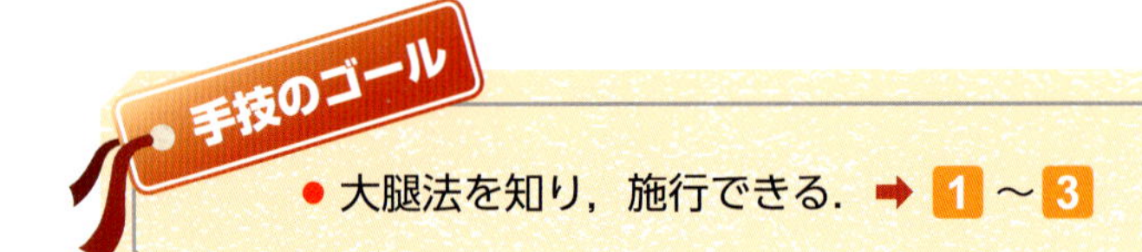

● 大腿法を知り,施行できる. ➡ 1 ~ 3

- 大腿ヘルニアは,ダイレクトクーゲル法(modified Kugel hernia repair;MKH)によって修復できるが,一般状態の不良な患者などでは,局所麻酔で施行可能な大腿法が簡便である.
- 大腿ヘルニアに対し,局所麻酔下に小切開でも行える簡便な術式である.1879年に組織縫合法としてSocin[1]によって初めて報告され,1974年にLichtensteinら[2]がメッシュを用いたことによって普及した.
- 大腿ヘルニア発生部位である大腿管は,大腿鞘最内側部位で大腿輪から始まる横筋筋膜が円錐状をなした1.25~2cmの管状構造物で,その先端は大伏在静脈が通る卵円窩であるため 図1,大腿ヘルニアが卵円窩上皮膚の膨隆として捉えられることがある.

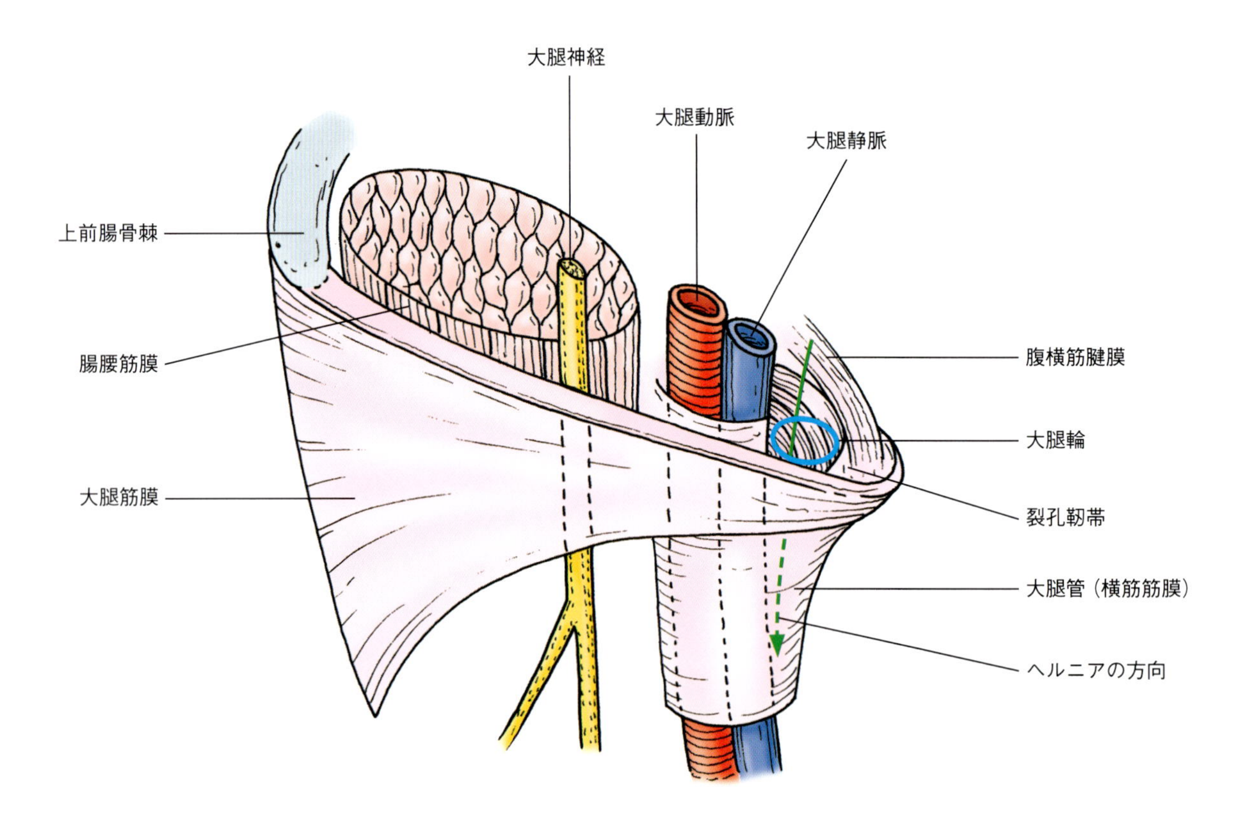

図1 大腿ヘルニア発生部位の大腿輪

- この横筋筋膜を卵円窩頭側で全周切開し，ヘルニア嚢を腹膜前腔に還納しメッシュプラグ（Bard メッシュ；図2）を挿入して固定する術式が大腿ヘルニア修復術である．

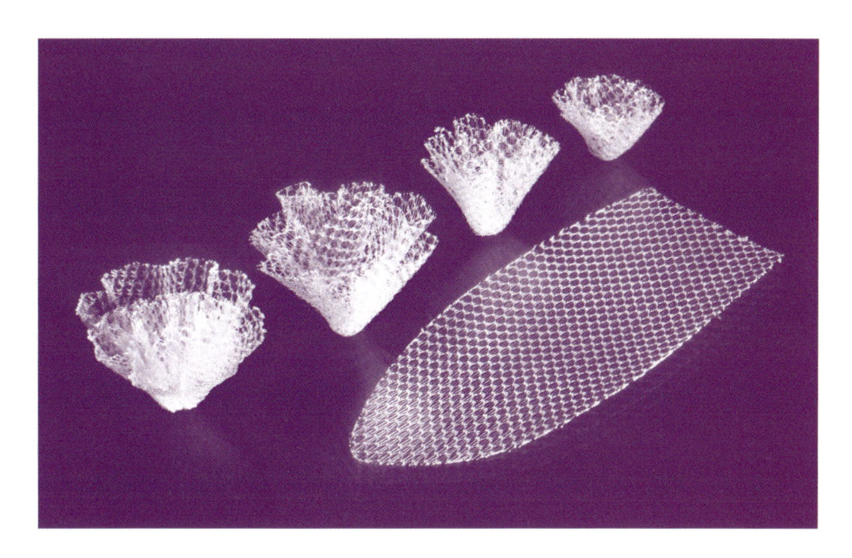

図2 Bard メッシュ（ライトパーフィックスプラグ）
（写真提供：株式会社メディコン）

》手技の適応・目的

〈緊急手術〉

- 嵌頓ヘルニアは絶対適応である．30％以上が嵌頓で発症する[3〜6]．

〈待期手術〉

- 非嵌頓で発見された場合でも，基本的には手術の適応である．

》手術時の注意点

- 鼠径ヘルニア修復術の項参照（p.37）．

》術前準備・チェック

- 鼠径ヘルニア修復術の項参照（p.37）．

》手術体位

- 鼠径ヘルニア修復術の項参照（p.37）．

手術手順

手術手技

1 皮膚切開

- 膨隆（ヘルニア囊）直上に斜切開を置く 図3.

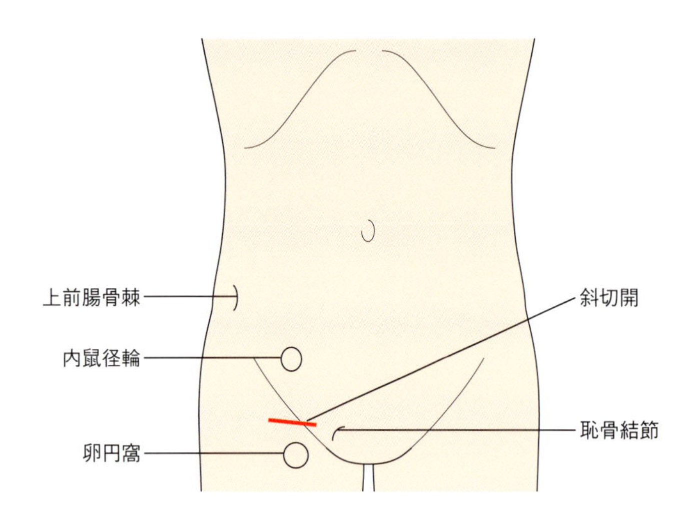

図3 皮膚切開

2 ヘルニア囊同定・剥離・還納

- ヘルニア囊を同定し，全周剥離する.
- 横筋筋膜の延長である大腿管（femoral canal）によって包まれているため，これを基部に近い場所で全周切開し，腹膜前腔に到達する 図4.
- 通常，これまでの過程で用手的にヘルニア内容は還納可能であるが，困難な場合は鼠径靭帯を縦方向に切開してもよい.

Check 腹膜前腔に還納できるよう，十分に剥離する．

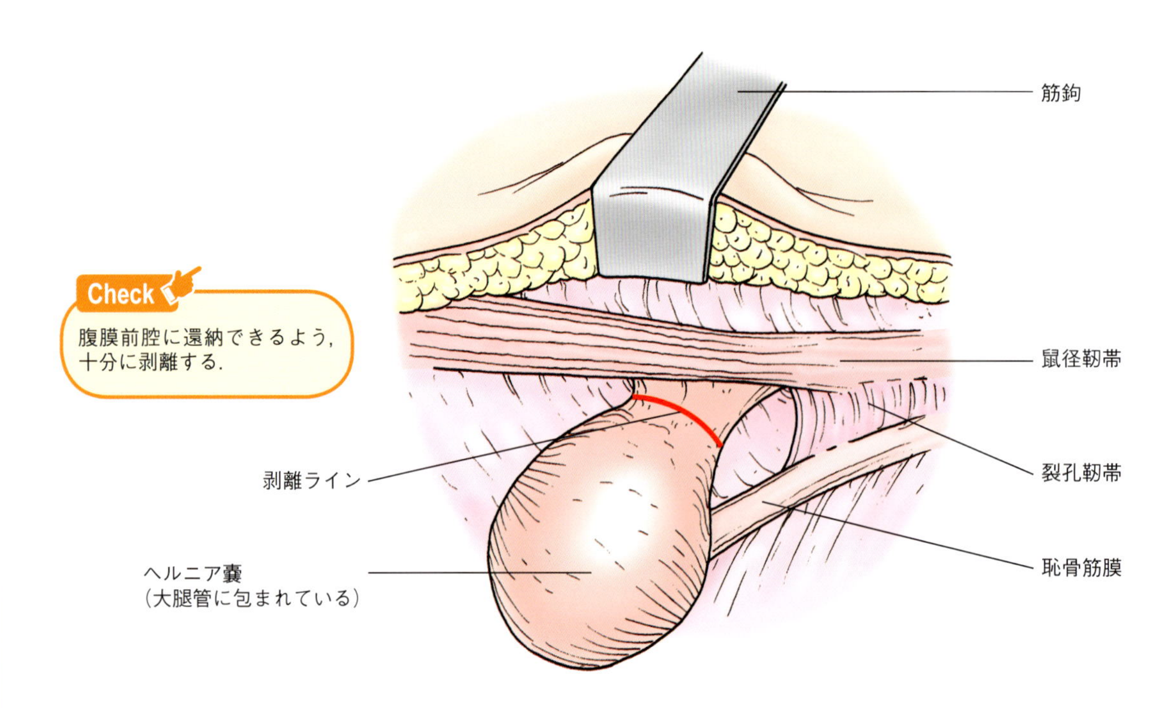

図4 ヘルニア囊の全周剥離（右側）

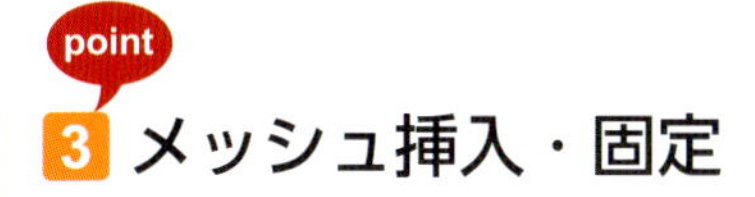

3 メッシュ挿入・固定

- メッシュプラグを挿入し，内側−裂孔靭帯（lacunar ligament），背側−恥骨筋膜，腹側−鼠径靭帯に縫合固定する 図5．

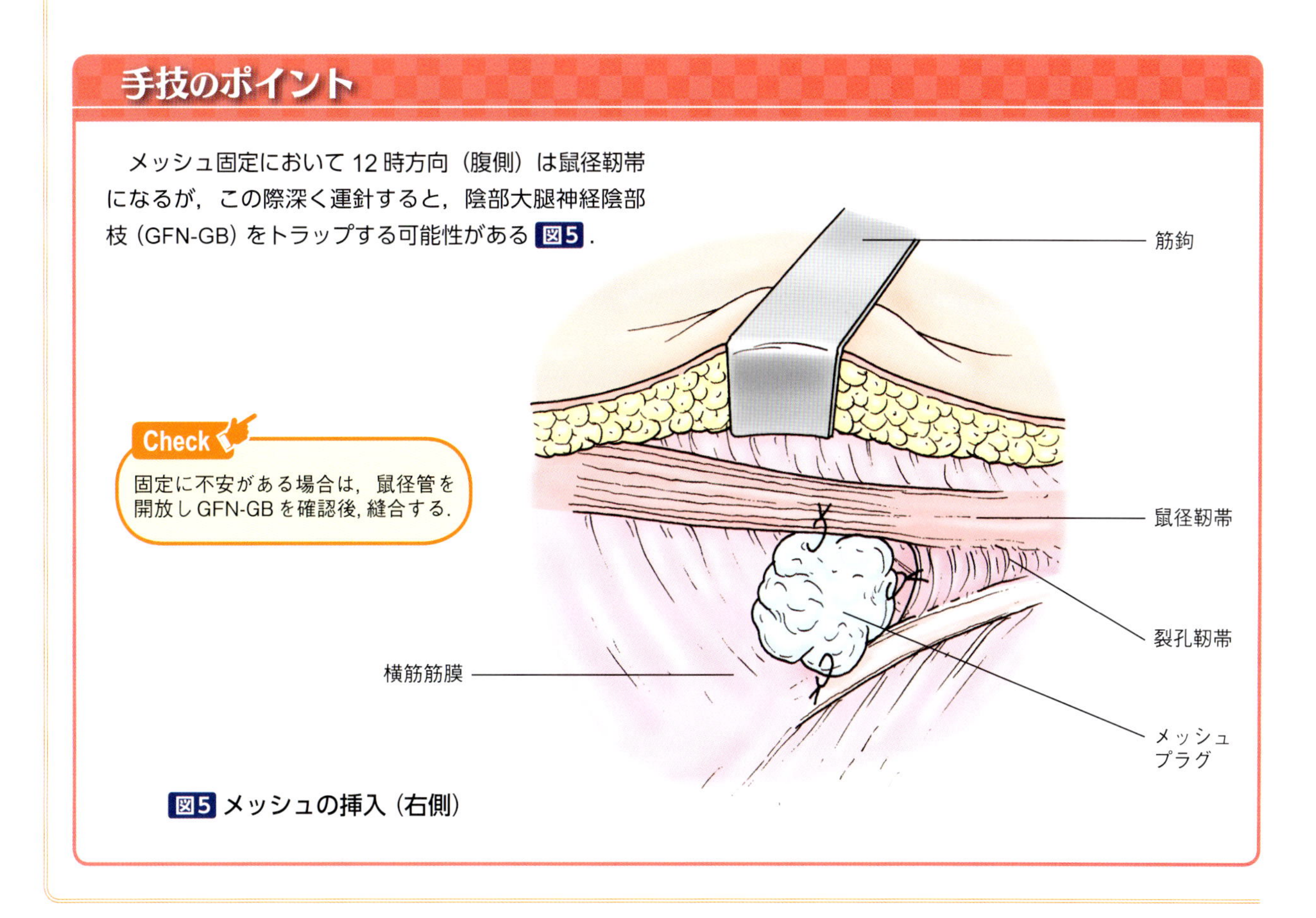

手技のポイント
メッシュ固定において12時方向（腹側）は鼠径靭帯になるが，この際深く運針すると，陰部大腿神経陰部枝（GFN-GB）をトラップする可能性がある 図5．
Check
固定に不安がある場合は，鼠径管を開放しGFN-GBを確認後，縫合する．
筋鉤
鼠径靭帯
裂孔靭帯
横筋筋膜
メッシュ
プラグ

図5 メッシュの挿入（右側）

術後チェックポイント

 鼠径ヘルニア修復術の項参照（p.49）．

起こりやすい合併症

- 鼠径ヘルニア修復術の項参照（p.49）．

文献

1）Socin A. Ueber Radicaloperation der Hernien. Arch F Klin Chir 1879; 24: 391.

2）Lichtenstein IL, Shore JM. Simplified repair of femoral and recurrent inguinal hernias by a “plug” technic. Am J Surg 1974; 128: 439-44.

3）Hachisuka T. Femoral hernia repair. Surg Clin North Am 2003; 83: 1189-205.

4）Oishi SN, Page CP, Schwesinger WH. Complicated presentations of groin hernias. Am J Surg 1991; 162: 568-70.

5）Alvarez-Pérez JA, Baldonedo-Cernuda RF, García-Bear I, et al. Presentation and outcome of incarcerated external hernias in adults. Cir Esp 2005; 77: 40-5.

6）Gallegos NC, Dawson J, Jarvis M, et al. Risk of strangulation in groin hernias. Br J Surg 1991; 78: 1171-3.

ヘルニア修復術

臍ヘルニア修復術

(Umbilical Hernia Repair)

▶▶ 諏訪勝仁(東京慈恵会医科大学附属第三病院外科)

手技のゴール

- ヘルニア嚢を剥離し切開できる. ➡ 2
- ヘルニア門を同定できる. ➡ 3
- メッシュ留置・固定できる. ➡ 4, 5

- 臍ヘルニアは, 成人腹壁ヘルニアの5～7%を占める[1]. 小児期の遺残が成人になって顕著化するものは10%程度と低く, 多くは高度肥満, 肝硬変(大量腹水), 多産などの後天性要因による"*de novo*"型ヘルニアと考えられている.
- 10～20%が手術を必要とする. メッシュを用いてヘルニア門を閉鎖するが, 筆者は2cm以下のものはバード®ベントラレックスST® 図1 によるオープン法(intraperitoneal onlay mesh repair〈IPOM〉)を, 2cmを超えるものでは腹腔鏡によるIPOMを選択している. 腹腔鏡法については, 腹壁瘢痕ヘルニア修復術(p.60参照)で解説する.

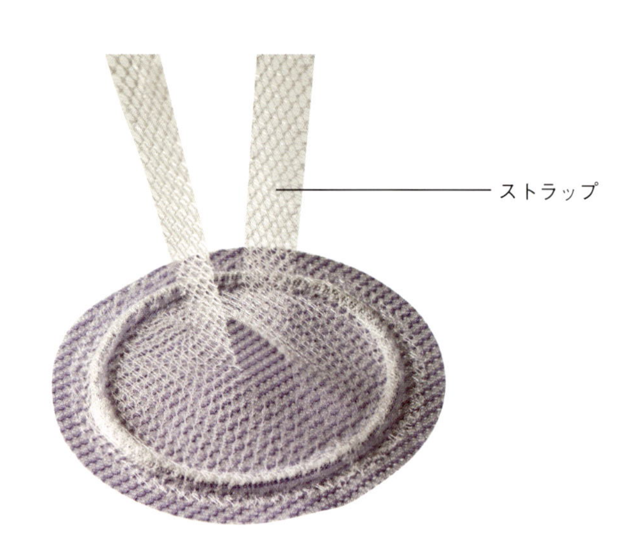

図1 バード®ベントラレックスST®
(写真提供:株式会社メディコン)

》手技の適応・目的

- 嵌頓のリスクが比較的高いため(腹壁瘢痕ヘルニアの5倍以上), 基本的には手術適応と考えた方がよい.

》手術時の注意点

- 感染予防に注意する. 剃毛はバリカンを用いて術直前に行う. ポビドンヨード, またはクロルヘキシジングルコン酸による十分な消毒の後, アイオバン™ドレープを貼付する. 清潔操作を心がける.

》術前準備・チェック

- 血液生化学検査，心電図，呼吸機能など：肝硬変患者では出血傾向をチェックする．高度肥満者では呼吸状態をチェックし，麻酔法，術式を検討する．
- CT：ヘルニア門の大きさを測定し，術式選択を行う．腹水があれば，可能な限りコントロール後の手術が望まれる．
- 臍形成を行う場合は，形成外科医へのコンサルテーションを行う．

》手術体位

- 体位は仰臥位の状態で行う 図2．

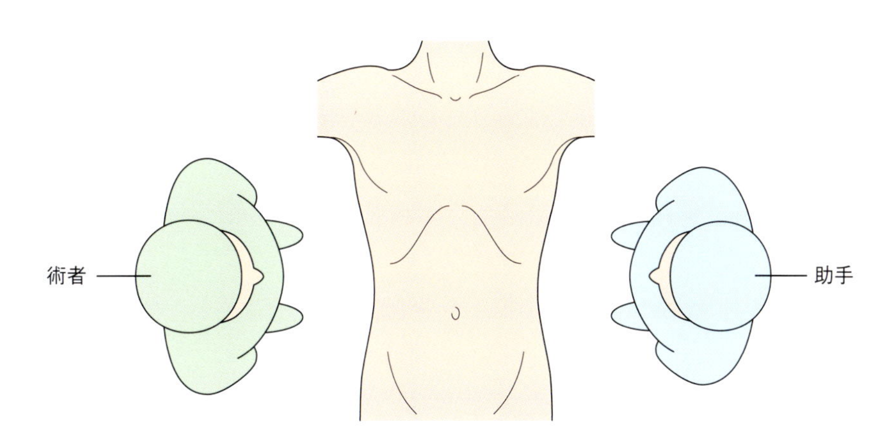

図2 手術体位

手術手順

手術手技

1 皮膚切開

- 筆者は，臍下弧状（U字）切開を好んで用いている 図3．

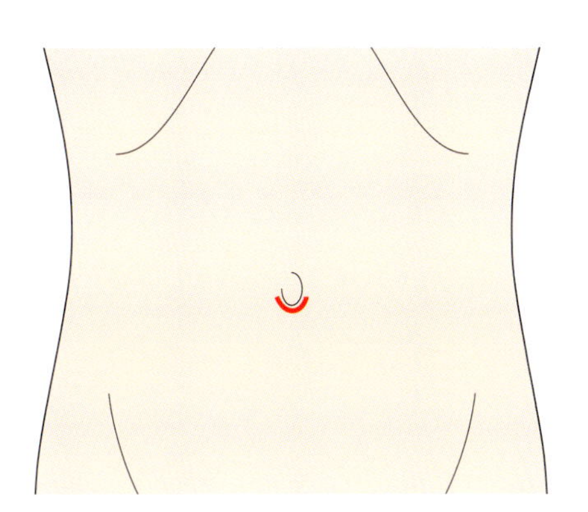

図3 皮膚切開
臍下弧状（U字）に切開する．

Check
U字の縦幅が長くなると皮弁の血流障害を惹起するので注意が必要である．

2 ヘルニア嚢全周性剥離，健常腹直筋前鞘露出

- 皮切から垂直，あるいはやや斜めにヘルニア門基部に向かって皮膚切開を進める.
- ヘルニア嚢に到達したら開放（開腹）し，余剰な腹膜を切除して基部の腹直筋前鞘を全周性に露出する 図4.

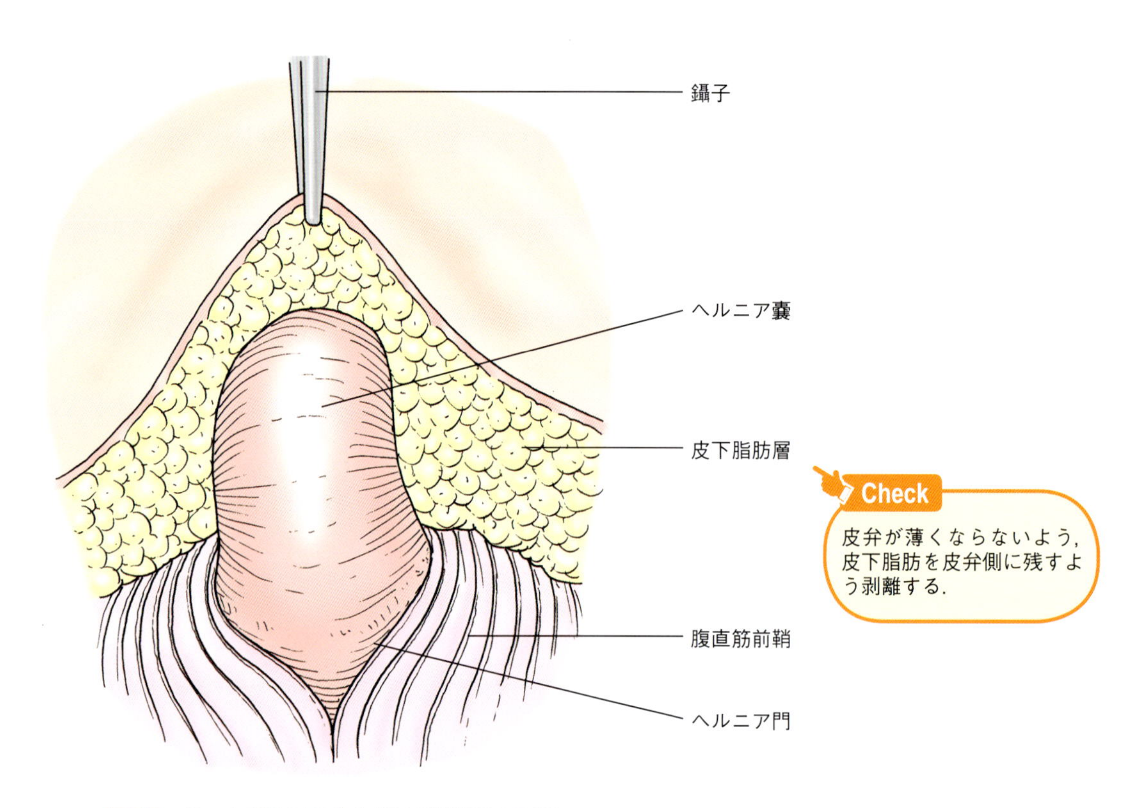

図4 ヘルニア嚢の開放と腹直筋前鞘の露出

Check
皮弁が薄くならないよう，皮下脂肪を皮弁側に残すよう剥離する.

3 ヘルニア門径測定，メッシュ選択

- ヘルニア門径を測定し，メッシュサイズ（4.3 × 4.3cm，6.4 × 6.4cm）を選択する 図5.
- 筆者は，ヘルニア門が1cm未満の場合には4.3cmのサイズ（Sサイズ）を，それ以上の場合では6.4cmのサイズ（Mサイズ）を用いている.

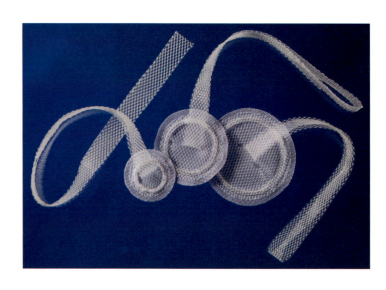

図5 使用するメッシュの選択
左からSサイズ，Mサイズ，Lサイズ.
（写真提供：株式会社メディコン）

4 メッシュ挿入，ストラップ固定

- バード®ベントラレックス®のポリテトラフルオロエチレン（expanded polytetrafluoroethylene；ePTFE）面が臓器側に向くように腹腔内に挿入する．
- メッシュポリプロピレン側にはループ状のストラップがついているため，本体を展開後，ストラップを軽く引き上げ腹直筋前鞘に縫合する 図6．

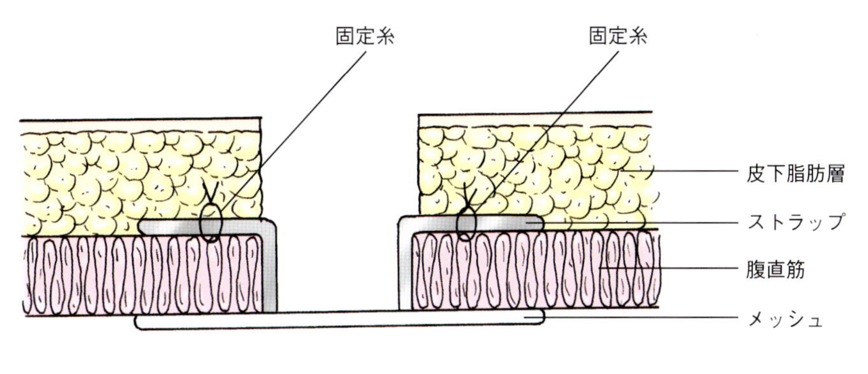

図6 メッシュの固定

Check
引き上げすぎてメッシュが変形しないよう注意する．

5 閉創

- 臍形成があれば行う．
- 皮下組織は 3-0 VICRYL®で縫合し，皮膚は 5-0 PDS®による埋没縫合で閉鎖する．

術後チェックポイント

- ☑ 術後早期では，創感染や出血の有無，硬結のチェックを行う．必要に応じて CT を撮影する．
- ☑ 晩期では，再膨隆のチェックを行う．

起こりやすい合併症

1 漿液腫

ヘルニア嚢が大きいと起こりやすい．多くは 3 ヵ月以内に自然消失する．穿刺は逆行性感染を惹起するため，患者の強い訴えや遷延がなければ，穿刺は行わない．

2 感染

皮弁の血流障害によって起こりやすい．発赤程度であれば抗菌薬で経過観察するが，遷延あるいは膿瘍形成する場合には開放ドレナージを考慮する．

3 再発

10%未満であるが，再発のリスクがある[2]．

文献

1) Muschaweck U. Umbilical and epigastric hernia repair. Surg Clin North Am 2003; 83: 1207-21.
2) Christoffersen MW, Helgstrand F, Rosenberg J, et al. Long-term recurrence and chronic pain after repair for small umbilical or epigastric hernias: a regional cohort study. Am J Surg 2015; 209: 725-32.
3) Bittner R, Bingener-Casey J, Dietz U, et al. Guidelines for laparoscopic treatment of ventral and incisional abdominal wall hernias (International Endohernia Society (IEHS) -part 1. Surg Endosc 2014; 28: 2-29.

ヘルニア修復術

腹壁瘢痕ヘルニア修復術

(Incisional Hernia Repair)

諏訪勝仁（東京慈恵会医科大学附属第三病院外科）

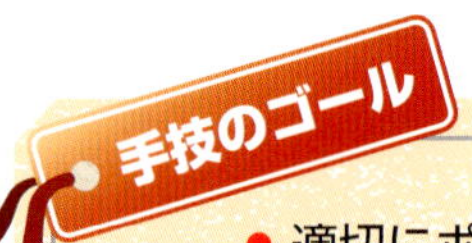

- 適切にポートが留置できる. → 1
- 腹腔内癒着剥離ができる. → 2, 1′
- ヘルニア門を同定, メッシュの選択ができる. → 3, 5′
- ヘルニア門を閉鎖できる（IPOM-Plus）. → 4, 6′
- メッシュを固定できる. → 5, 7′

- 腹壁瘢痕ヘルニアでは, 2cm 未満のヘルニア門や汚染環境下を除き, メッシュを用いた修復が推奨される. 腹腔鏡法は開腹法と比較し低感染率であることから推奨される[1]が, 大きなものや複数回手術歴患者, メッシュ修復後再発など複雑ヘルニアへの適応は疑問がある.
- 筆者の腹壁瘢痕ヘルニアの治療方針をフローチャートに示す 図1.
- 本稿では, 主に腹腔鏡下ヘルニア修復術について述べ, 複雑ヘルニアに対する術式についても言及する.

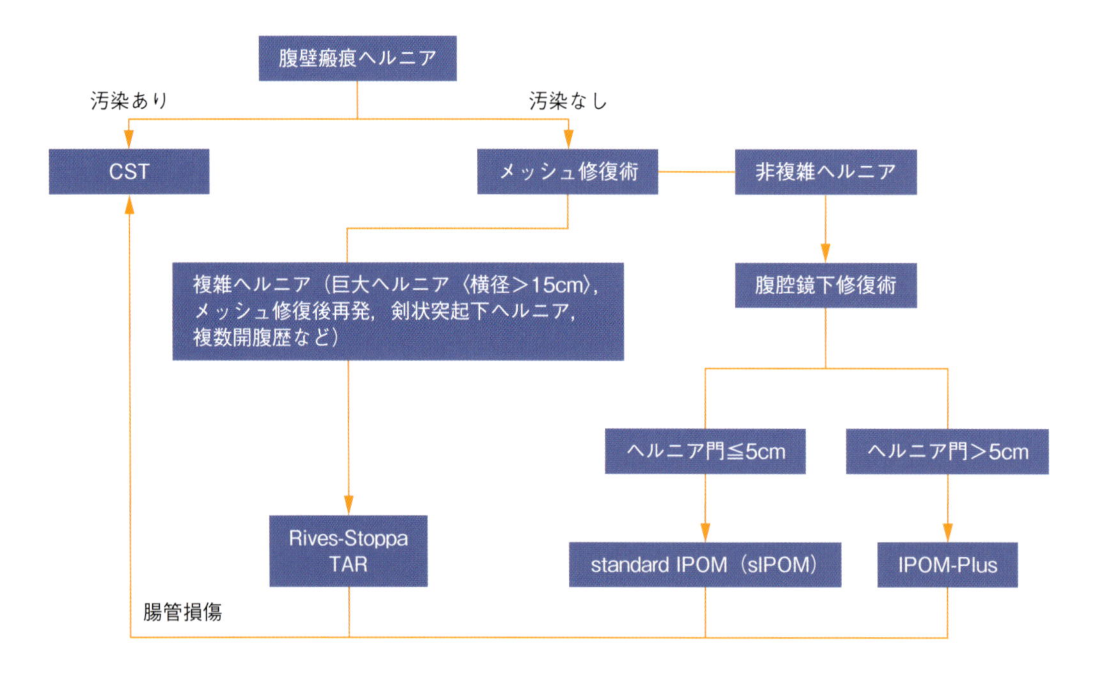

図1 腹壁瘢痕ヘルニア治療のアルゴリズム

CST: component separation technique, IPOM: intraperitoneal onlay mesh repair, IPOM-Plus: fascial defect closure with IPOM, TAR: transversus abdominis muscle release.

腹腔鏡下メッシュ修復術

- 1993年にLeBlancら[2]によって初めて報告された腹腔内からメッシュでヘルニア門を閉鎖する術式であり,「sIPOM (standard intraperitoneal onlay mesh repair)」と呼ばれる.
- 一方,再発率やmesh bulgingなどの合併症を低減するために,1998年にFranklinら[3]によって報告されたヘルニア門を閉鎖しIPOMを行う術式は,「IPOM-Plus」と呼ばれる.

mesh bulging

- sIPOMでは,ヘルニア門が筋層の支えなく皮下に露出する.この場合,Laplaceの法則によりメッシュがヘルニア嚢内に脱出することがあり **図2**,mesh bulgingと呼ばれる.
- 患者にとっては再膨隆であるため,偽再発とも呼ばれる.

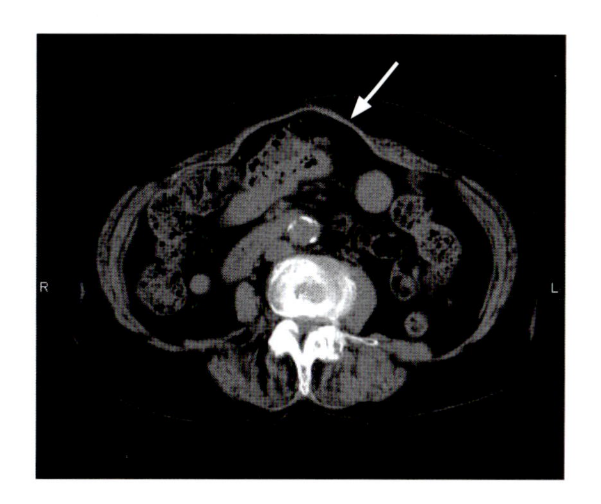

図2 mesh bulging
メッシュが筋層レベルより外側に突出している(矢印).腹圧により患者は腹部膨隆を訴える.

» 手技の適応・目的

〈絶対適応〉

- 嵌頓ヘルニア,絞扼ヘルニア.

〈相対的適応〉

- 疼痛:嵌頓,絞扼のリスク.
- 増大傾向:loss of domain(ヘルニア内容が腹腔内に戻ることで腹腔内圧が上昇し,呼吸機能などに悪影響を及ぼすこと)のリスク.
- 整容性観点:ボディーイメージの悪化による精神面での負のリスク,など.

» 手術時の注意点

- 最も注意すべき合併症は,腸管損傷である.そのため,ポート挿入および癒着剥離時には,細心の注意を払うべきである.
- 操作によって,気腹圧を調整する.

» 術前準備・チェック

- 肥満は本疾患のリスク因子であるため,減量が可能であれば促す.
- 血液生化学検査,心電図,呼吸機能検査など:肥満患者では呼吸状態など,内科的チェックを入念に行い,深部静脈血栓症のリスク判定,予防も行う.
- CT:ヘルニア門の測定,他部位のヘルニアの有無をチェックする.
- 超音波による癒着マッピングを行う.
- 可能であれば,5mmフレキシブルスコープを用意する.
- 恥骨上ヘルニアの場合,術中注水できるよう3-way Foley catheterを留置する.

» 手術体位

- 体位は仰臥位で行う 図3.
- 術者と，カメラ助手（スコピスト）が立つ側の上肢を吊り上げる.
- ポート挿入時は，右にローテーションをかける.

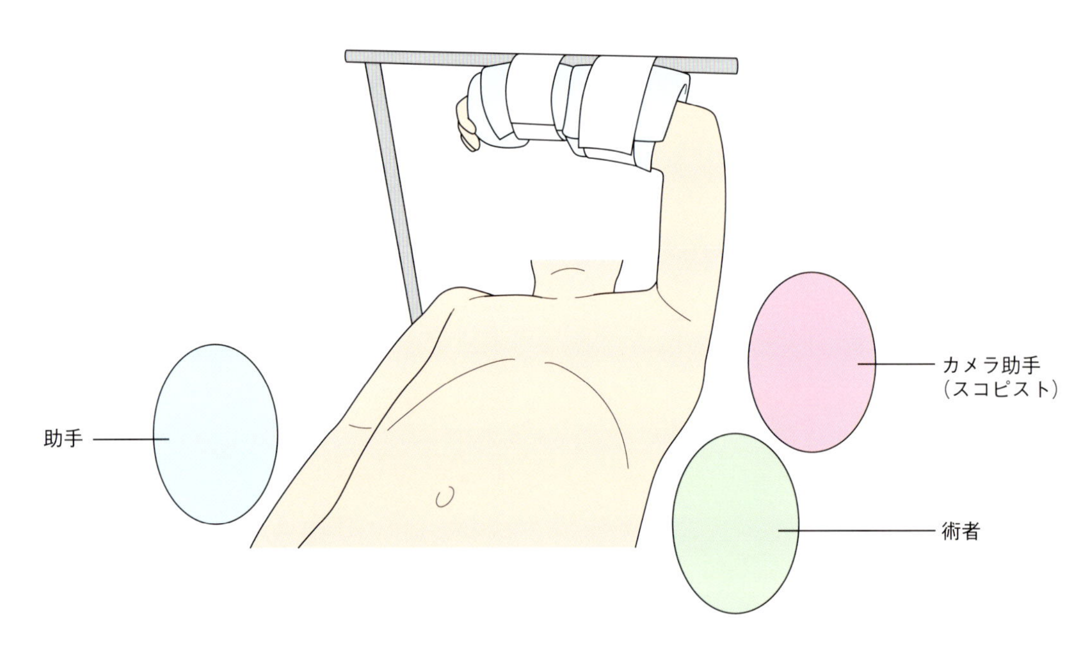

図3 手術体位

手術手順

手術手技

1 ポート留置（気腹圧 12 mmHg）

- 前回手術部位による．中下腹部手術では左前腋窩線で肋骨弓下（第 XI 肋骨下縁）一横指尾側に 1.5 ～ 2cm 程度の横切開を置く 図4．視野の悪い小切開のため，ポートサイズより少し大きめの皮膚切開が望ましい．左上腹部は臓器損傷を起こしにくいため，腹腔鏡下手術のファーストポート留置に適しており，Palmer's point と呼ばれる．
- 上腹部，特に膵尾部切除など左上腹部操作後では，できるだけ離れた右側腹部から留置すべきである．

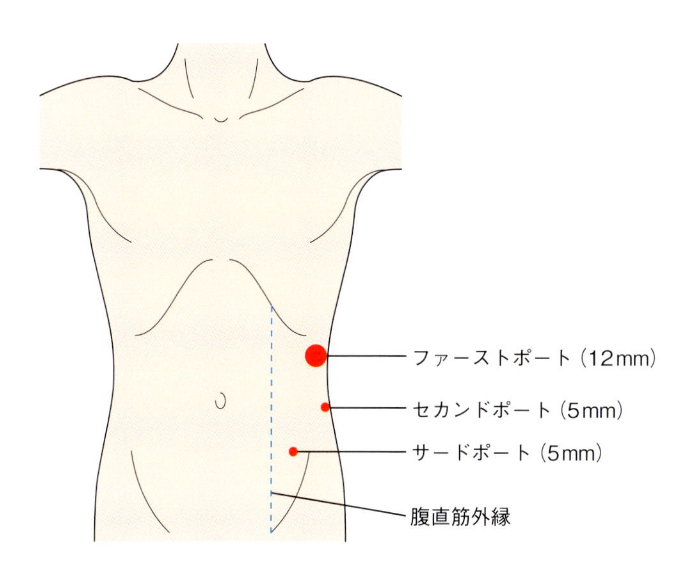

図4 ポート位置

Check
大きなヘルニアの場合，メッシュも大きくなるためセカンド，サードポートはできるだけ外側から挿入すべきである．

point

2 癒着剥離（気腹圧 12 mmHg）

- 腸管損傷を避けるため，エネルギーデバイスを用いない cold and sharp dissection に心がける．術前診断されず，術中に発見される occult hernia は 16.3 ～ 48%にも及ぶ[4,5]．
- 腸管損傷防止のため癒着剥離は最小限にとどめるべきとの意見[6]もあるが，ヘルニアの原因となっている創瘢痕部は，すべて剥離すべきである．

手技のポイント

恥骨上ヘルニアでは，膀胱前面を剥離し，恥骨後面および両側クーパー靭帯を露出する．また，上腹部のヘルニアでは肝円索を切離し，肝表面にメッシュが展開できるようにする（剣状突起下ヘルニアではメッシュの固定ができない）．

3 ヘルニア門同定，サイズ測定，メッシュ選択（気腹圧 5 ～ 8 mmHg）

- 最近では癒着防止剤や，コラーゲンフィルムなどとプラスチック系メッシュの 2 層メッシュが頻用されている．腹壁ヘルニア，腹壁瘢痕ヘルニア修復において再発防止に最も重要なことは，ヘルニア門のメッシュによる十分なオーバーラップである．
- 最近のガイドラインでは，各方向最低 3cm，可能であれば 5cm のオーバーラップが推奨される[2]．これを満たすようなメッシュを選択し，メッシュ留置（腹壁固定時）のデザインを皮膚にペンでマーキングする 図5．
- メッシュの腹壁への固定には吊り上げ糸（anchoring suture）を用いるのが簡便であり，筆者は 2-0 プロリーン®を用い 4 点で吊り上げている．

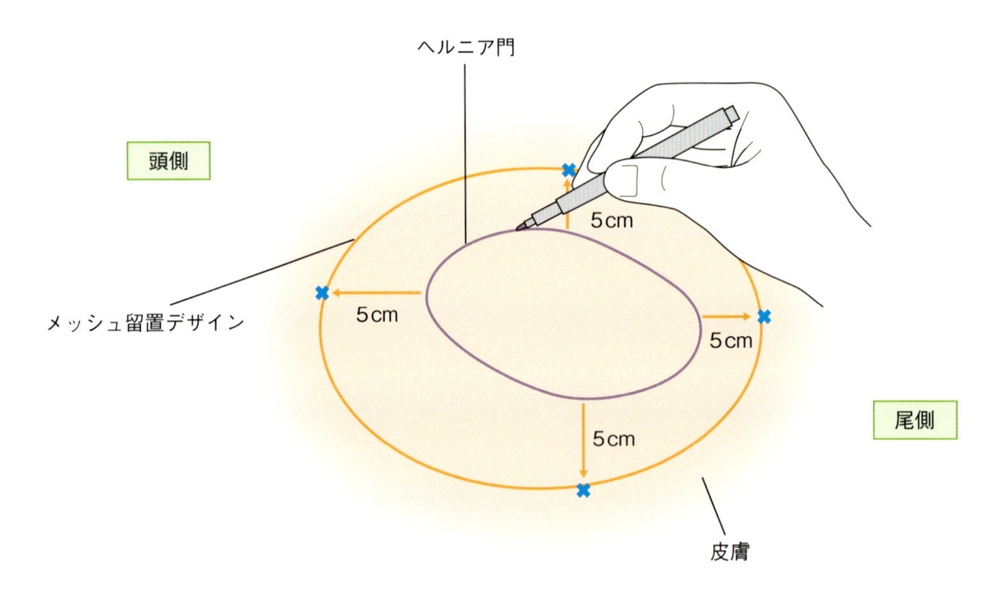

図5 マーキング

✖：メッシュ吊り上げポイント

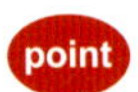

4 ヘルニア門閉鎖（IPOM-Plus〈気腹圧 5 ～ 8mmHg〉）

- ヘルニア門直上に 2mm 程度の小切開を 1 ～ 1.5cm 間隔で置く 図6．

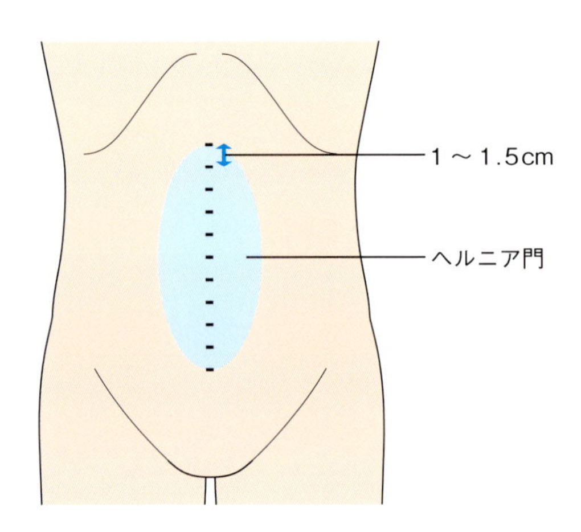

図6 閉鎖糸刺入創のマーキング（IPOM-Plus）

- 健常腹直筋（右→左）を1cm程度バイトするよう非吸収性糸（筆者は1号プロリーン®を使用）を通し，離れた皮下組織を通し同創から回収する **図7**．

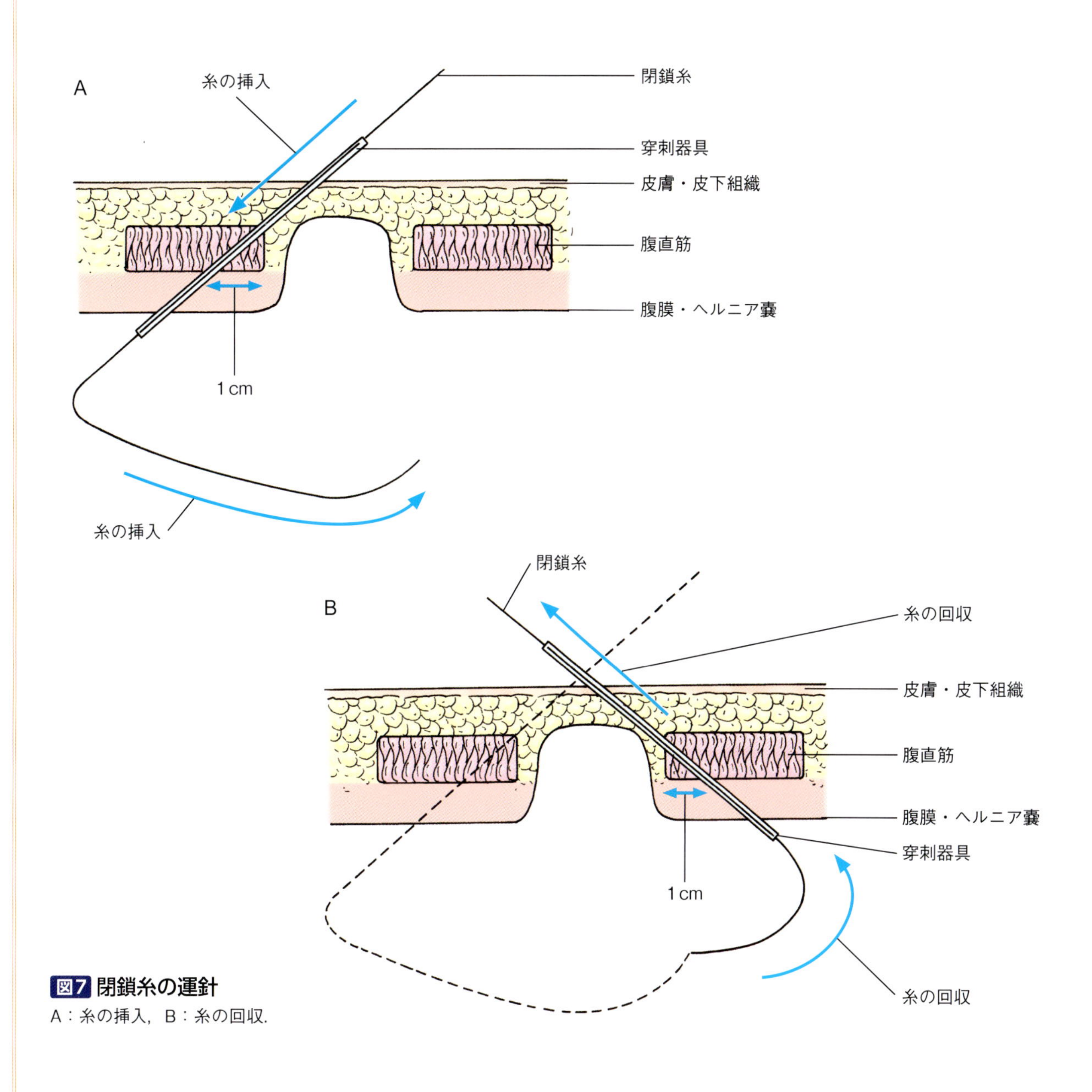

図7 閉鎖糸の運針
A：糸の挿入，B：糸の回収．

手技のポイント

IPOM-Plusを行う際のメッシュサイズ選択を，閉鎖前のヘルニア門サイズあるいは閉鎖線のいずれを元に考えるかは意見が分かれる[7]．

筆者は，より大きなオーバーラップを目的とし，閉鎖前のヘルニア門サイズを元にメッシュ選択を行っている．

ヘルニア門閉鎖（IPOM-Plus）

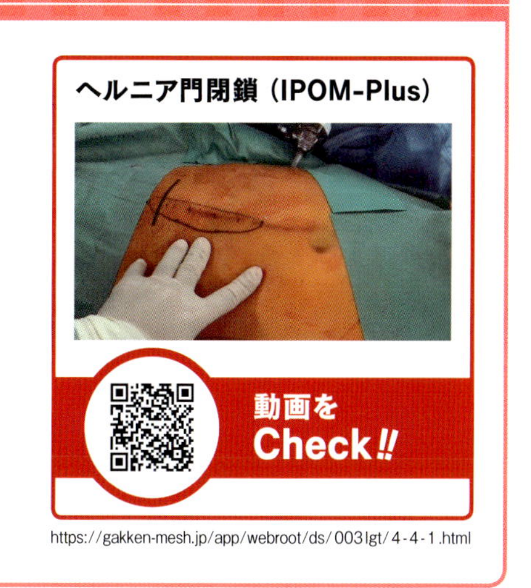

https://gakken-mesh.jp/app/webroot/ds/003lgt/4-4-1.html

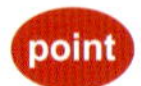

5 メッシュへの吊り上げ糸，メッシュ挿入，展開（気腹圧 5～8 mmHg）

- メッシュを浸水させ（時間は種類によって異なる），プラスチック側を外側になるように細く巻き 12mm ポートから腹腔内に挿入する．この際，カメラは一番尾側のポートから挿入しておく．
- プラスチック面が腹壁側を向くよう展開し，尾側→術者と反対側→頭側→術者側，の順に小皮膚切開を通し，EndoClose™ などの引き上げ器具で体外に吊り上げ糸を回収する．

手技のポイント

吊り上げ装具は，マーキングから垂直，またはやや外側に向けて穿刺する 図8．メッシュ留置デザインよりも内側位置で引き上げると，メッシュが変形しやすい．吊り上げ後もすぐには結紮せず，ヘルニア門に対するメッシュ位置のバランスを調整した後に結紮する．

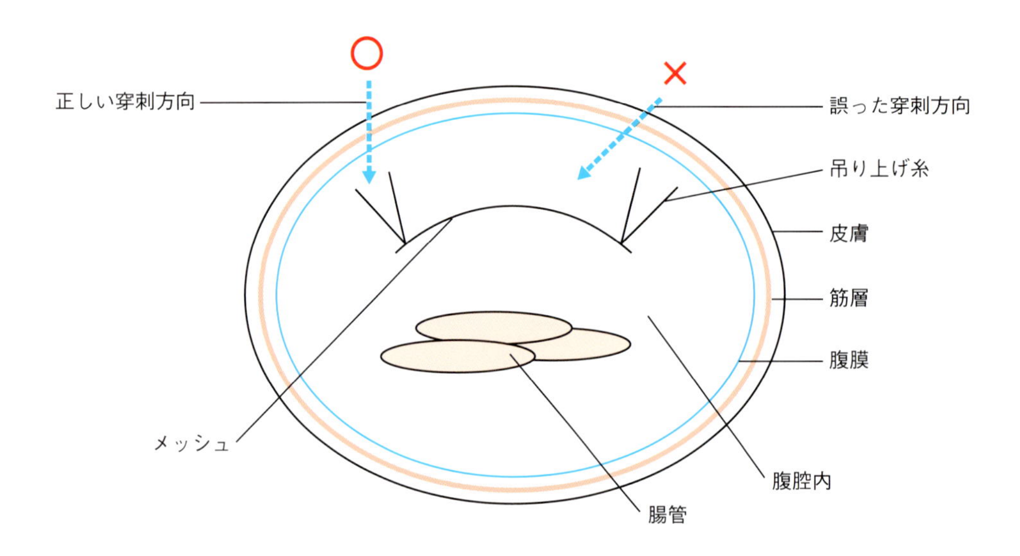

図8 吊り上げ糸回収時の腹部水平断
吊り上げ装具はマーキングから垂直，あるいはやや外側に向けて穿刺する．

メッシュ吊り上げ糸回収のポイント

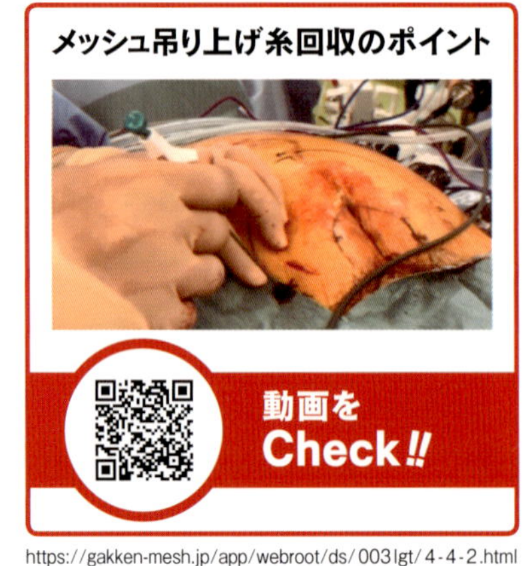

動画をCheck!!

https://gakken-mesh.jp/app/webroot/ds/003lgt/4-4-2.html

6 タッキング（気腹圧 5 ～ 8 mmHg）

- 腹腔内に挿入したメッシュを腹壁に固定する操作を「タッキング」と呼ぶ.
- タッキングは吸収性のタッカーを用い，double crown 法で行う 図9A. タッカーの間隔は 1 ～ 1.5 cm である．IPOM-Plus においても double crown 法に準ずる.
- タッキングの際は，左手の示指とタッカーで腹壁を挟み込み，メッシュがずれることなく垂直に打ち抜かれるようにする 図9B.

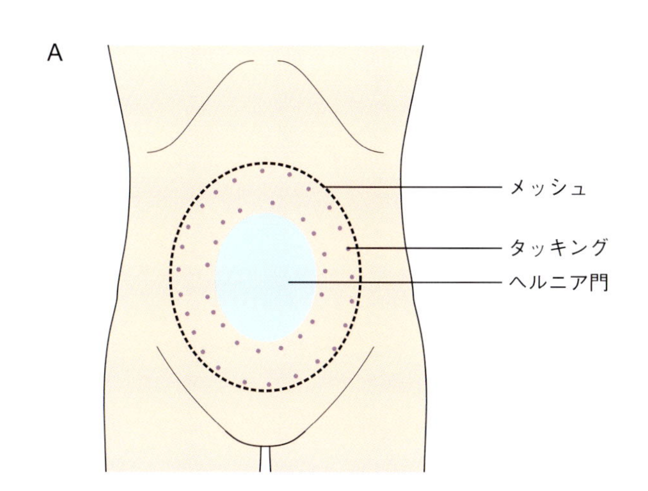

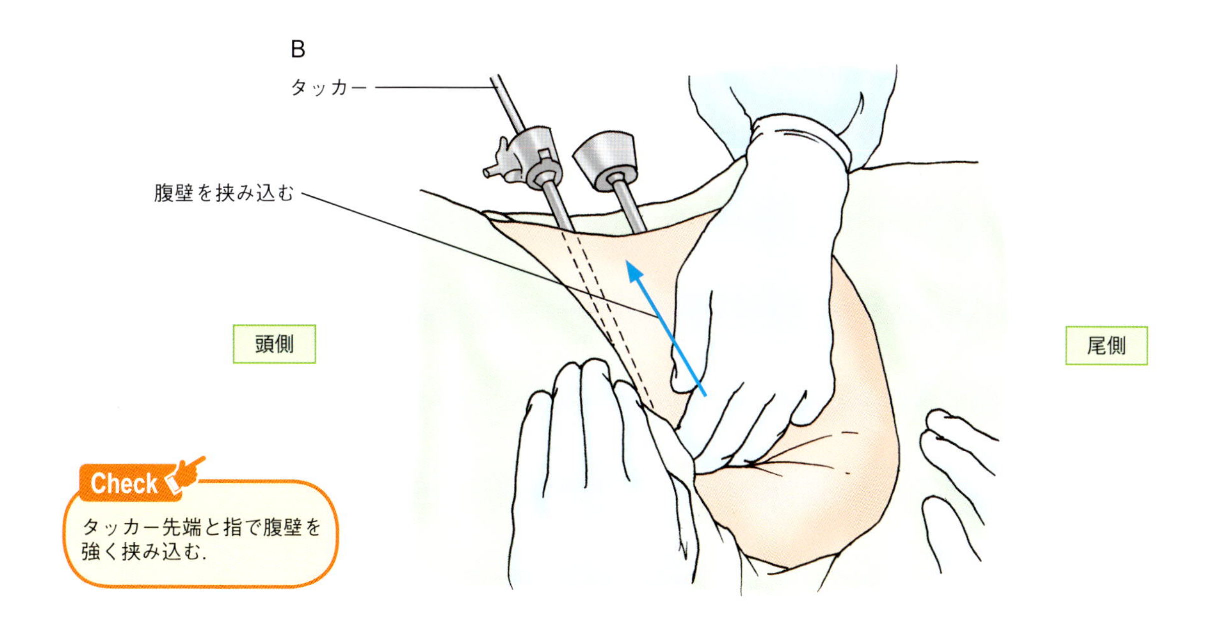

図9 double crown 法
恥骨，クーパー靭帯へのタッキングは非吸収性タッカーを用いる.
A：double crown 法.
B：タッキングの実際.

7 全層縫合

- ヘルニア門が大きい場合，タッキングだけでは再発率が高い．このため，非吸収糸を用いた全層縫合（4 カ所）が推奨される[2]．18G の針に 2-0 プロリーン®を通して皮膚からメッシュを穿刺し，同創から EndoClose™ でこれを回収している.

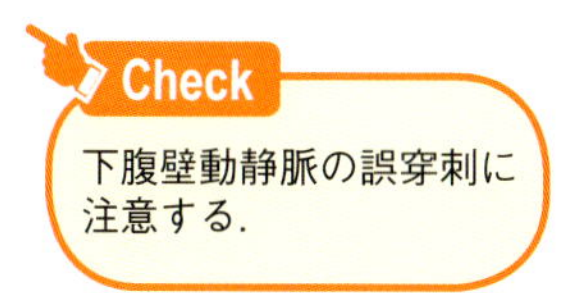

Check
下腹壁動静脈の誤穿刺に注意する.

8 閉創

- 12mmポート創は，必ず筋層を閉鎖する．
- 筆者は，ポート挿入時，腹横筋-腹膜に吸収糸による巾着縫合をかけている．

Check
腹横筋と内腹斜筋の間を神経が走行するため注意が必要である．

術後チェックポイント

- 翌朝の腹部所見，および血液生化学検査には注意する（予期せぬ腸管損傷の早期発見）．
- 漿液腫や早期再発をチェックする．
- 感染の有無（皮膚の発赤，熱感など）をチェックする．

起こりやすい合併症

1 漿液腫

0.5～78%と報告によって大きく頻度は異なり[8,9]，ヘルニアの大きさに依存する．
多くは3ヵ月以内に消失するため，逆行性感染の原因となるむやみな穿刺は行うべきではない．

2 mesh bulging

10cmを超えるヘルニアでは17.4～50%に発生する[10,11]．IPOM-Plusはmesh bulgingを抑制すると考えられている[11]．

3 再発

sIPOMの報告では，4.4～29%であるが，ヘルニア門の大きさ，患者BMI（body mass index），観察期間によって異なる[1,10,12～14]．最近のmeta-analysisでは，再発を含めた合併症予防にIPOM-Plusは有用であると報告されている[15]が，大きな前向き比較試験は含まれないため今後の検討が不可欠である．

4 腸管損傷

LeBlancら[16]のreviewでは術中腸管損傷の発生頻度は1.78%で，これらの死亡率は2.8%であると報告されている．発生頻度は高くないが，腹壁瘢痕ヘルニアが再手術である性質を考慮すると，癒着剥離による腸管損傷のリスクと，その対処を常に念頭に置かなければならない．

直ちに開腹し，損傷部位を修復し，nonmesh法で修復する方法や，損傷部位を縫合し手術を終了，抗菌薬投与で経過観察後，再度腹腔鏡下修復を行う方法など，選択肢は一定ではなく，また外科医の腹腔鏡の技量にも依存する．

文献

1）Sauerland S, Walgenbach M, Habermalz B, et al. Laparoscopic versus open surgical techniques for ventral or incisional hernia repair. Cochrane Database Syst Rev 2011: doi:10. 1002/14651858. CD007781. pub2.

2）LeBlanc KA, Booth WV. Laparoscopic repair of incisional abdominal hernias using expanded polytetrafluoroethylene: preliminary findings. Surg Laparosc Endosc 1993; 3: 39-41.

3）Franklin ME, Dorman JP, Glass JL, et al. Laparoscopic ventral and incisional hernia repair. Surg Laparosc Endosc 1998; 8: 294-9.

4）Sharma A, Mehrotra M, Khullar R, et al. Laparoscopic ventral/incisional hernia repair: a single center experience of 1,242 patients over a period of 13 years. Hernia 2011; 15: 131-9.

5）Saber AA, Rao AJ, Itawi EA, et al. Occult ventral hernia defects: a common finding during laparoscopic ventral hernia repair. Am J Surg 2008; 195: 471-3.

6）Bittner R, Bingener-Casey J, Dietz U, et al. Guidelines for laparoscopic treatment of ventral and incisional abdominal wall hernias (International Endohernia Society [IEHS]) -part 1. Surg Endosc 2014; 28: 2-29.

7）Suwa K, Okamoto T, Yanaga K. Closure versus non-closure of fascial defects in laparoscopic ventral and incisional hernia repairs: a review of the literature. Surg Today 2016; 46: 764-73.

8）Parker HH 3rd, Nottingham JM, Bynoe RP, et al. Laparoscopic repair of large incisional hernias. Am Surg 2002; 68: 530-3.

9）Birch DW. Characterizing laparoscopic incisional hernia repair. Can J Surg 2007; 50: 195-201.

10）Kurmann A, Visth E, Candinas D, et al. Long-term follow-up of open and laparoscopic repair of large incisional hernias. World J Surg 2011; 35: 297-301.

11）Suwa K, Okamoto T, Yanaga K. Is fascial defect closure with intraperitoneal onlay mesh superior to standard intraperitoneal onlay mesh for laparoscopic repair of large incisional hernia? Asian J Endosc Surg 2018; 11: 378-84.

12）Carbajo MA, Martin del Olmo JC, Blanco JI, et al. Laparoscopic approach to incisional hernia. Surg Endosc 2003; 17: 118-22.

13）Ballem N, Parikh R, Berber E, et al. Laparoscopic versus open ventral hernia repairs: 5 year recurrence rates. Surg Endosc 2008; 22: 1935-40.

14）Itani KM, Hur K, Kim LT, et al. Comparison of laparoscopic and open repair with mesh for the treatment of ventral incisional hernia: a randomized trial. Arch Surg 2010; 145: 322-8.

15）Tandon A, Pathak S, Lyons NJ, et al. Meta-analysis of closure of the fascial defect during laparoscopic incisional and ventral hernia repair. Br J Surg 2016; 103: 1598-607.

16）LeBlanc KA, Elieson MJ, Corder JM 3rd. Enterotomy and mortality rates of laparoscopic incisional and ventral hernia repair: a review of the literature. JSLS 2007; 11: 408-14.

複雑な腹壁瘢痕ヘルニアに対する手術（PCS-TAR）

- 近年，横径 15cm を超えるような複雑例に対する手術として，腹横筋を切開授動する PCS-TAR（posterior component separation with transversus abdominis muscle release technique）が報告された[1]．
- この術式は今もなお，腹壁瘢痕ヘルニア修復術の gold standard とされる Rives-Stoppa 法（retromuscular 法）と，component separation technique が融合した非常に優れた術式である．

≫ 手技の適応・目的

- 複雑な腹壁瘢痕ヘルニア（横径＞ 15cm，複数開腹歴，メッシュ修復後再発，剣状突起下ヘルニアなど）．
- 筋層のコンポーネントを分離し閉鎖を目的とした腹直筋鞘授動後，広いメッシュを留置する．

≫ 手術時の注意点

- 上腹部と下腹部では腹横筋腱膜の走行が異なるため，解剖を熟知しておくこと．

≫ 術前準備・チェック

- 腹腔鏡下メッシュ修復術の項参照（p.61）．

≫ 手術体位

- 体位は仰臥位の状態で行う．

手術手順

手術手技

1 開腹，癒着剥離

- 腹部正中切開で開腹 図10 し，可及的に腹壁と腹腔内臓器の癒着剥離を行う．

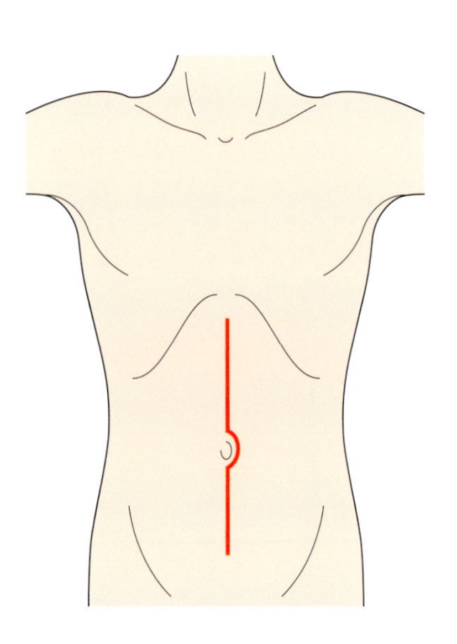

図10 腹部正中切開

2´ 腹直筋後鞘切開，腹直筋後面剥離

- 腹直筋後鞘（posterior rectus sheath；PRS）を確認し，その内側縁から約5mm外側で切開を置く 図11．

Check
健常な腹直筋後鞘内側縁から5mmの部位を切開する．

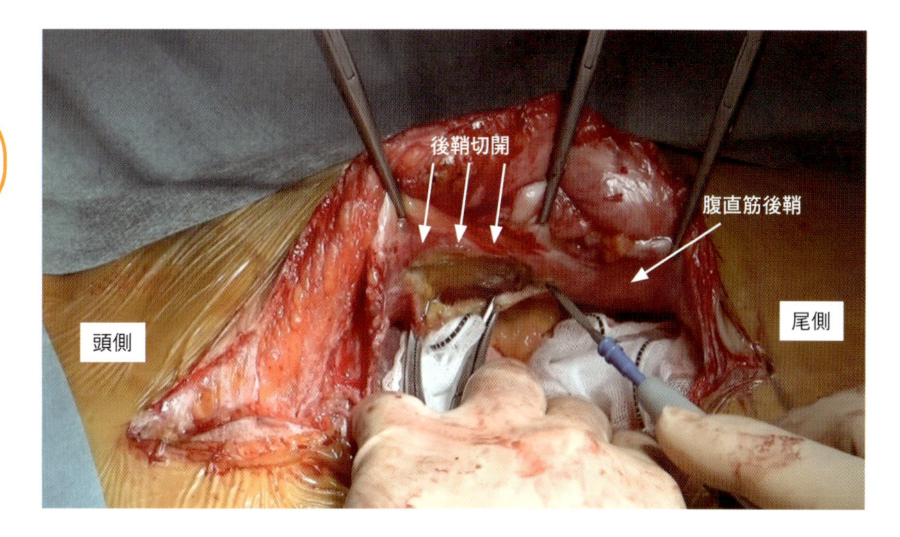

図11 腹直筋後鞘切開（右側）

- 腹直筋筋体を確認し，その背面を外側へ向かって剥離する．剥離の際，腹直筋後外側を走行する上下腹壁動静脈，および外側から腹直筋内に向かう数本の肋間神経に注意を払い温存する 図12．
- 剥離範囲はヘルニアの部位や大きさに依存するが，大きいものでは頭側剥離は肋骨弓，剣状突起の約5cm背面まで，尾側ではクーパー靱帯，恥骨背側まで広く剥離する．男性はspermatic sheathを十分にparietalizationし，女性では子宮円靱帯を切離する．

Check
神経を損傷しないよう，腹直筋背面を外側に剥離する．

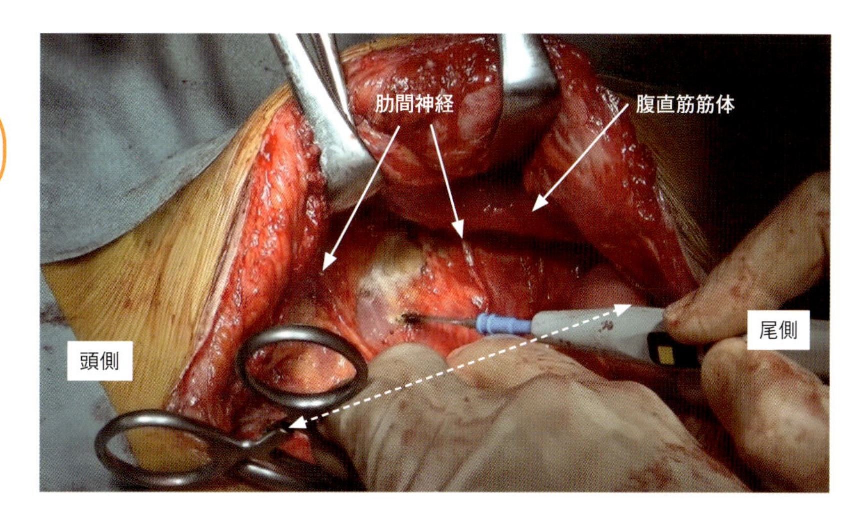

図12 腹直筋背面剥離
神経内側で内腹斜筋腱膜後葉を切開する（点線矢印）．

3 内腹斜筋腱膜後葉切開，腹横筋確認

- 肋間神経は，内腹斜筋腱膜後葉を貫いて腹直筋に向かい，剥離が腹直筋外縁に至るとこれが確認される．神経の内側で内腹斜筋腱膜後葉（posterior lamina of internal oblique aponeurosis；PLIOA）を切開し，腹横筋（transversus abdominis muscle；TAM）を露出する 図13．

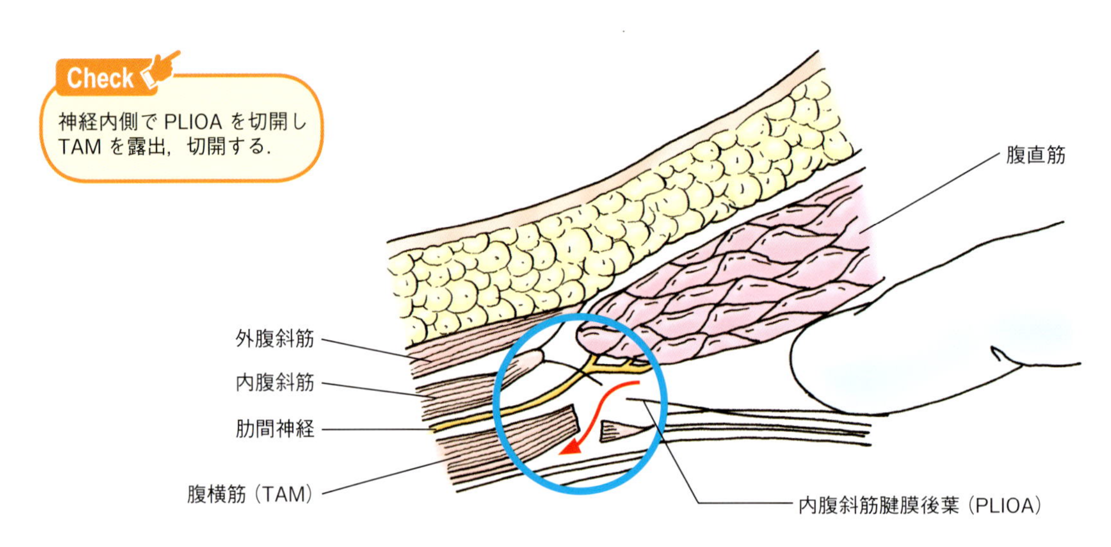

図13 内腹斜筋腱膜後葉と腹横筋切開①
右側断面図を頭側から観察．

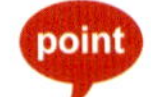

4 腹横筋切開

- 腹横筋（TAM）内側は背側の横筋筋膜（transversalis fascia；TF）に強く固定されているため，ライトアングル鉗子で筋束をすくい，電気メスで切開する 図14．
- 腹横筋切開は，上腹部であれば臍からできるだけ頭側から開始する．これは腹横筋内側部が尾側に進むほど腱膜に移行するため，上腹部の方が内腹斜筋腱膜後葉背側で腹横筋筋束を容易に確認しやすいからである．
- また，筋束切開の前に腹腔内と腹壁の間に厚めのタオルガーゼを留置する．これは，筋束切開時の腹腔内臓器への熱波及を予防するためである．

Check
TAM は TF に強く固定されているので，ライトアングル鉗子ですくって切開する．

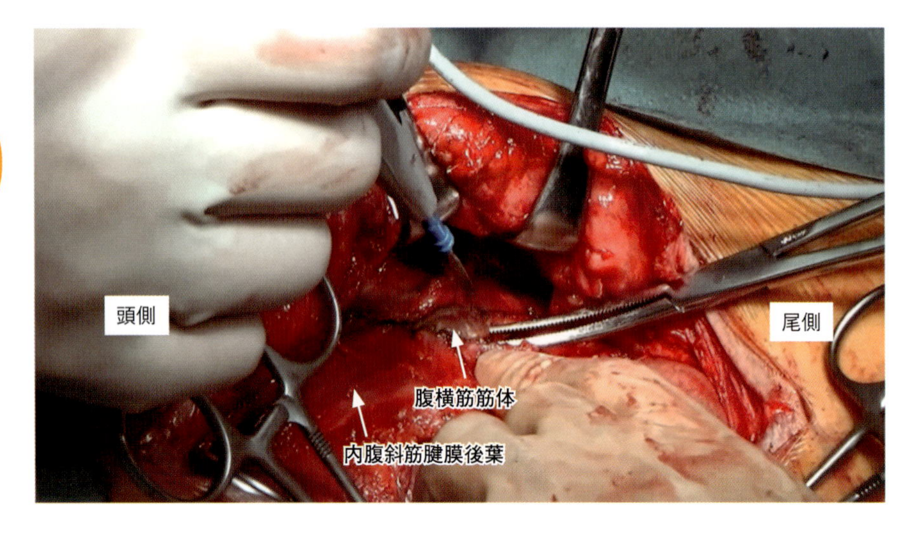

図14 内腹斜筋腱膜後葉と腹横筋切開②

手技のポイント

下腹部操作と上腹部操作は全く異なる．これは下腹部では腹横筋腱膜が腹直筋前鞘（anterior rectus sheath；ARS）のみを形成し，腹直筋背面は横筋筋膜と腹膜前筋膜によって覆われるためである 図15．鼠径部では筋膜の癒合が強いため腹膜前筋膜浅葉を切開する．

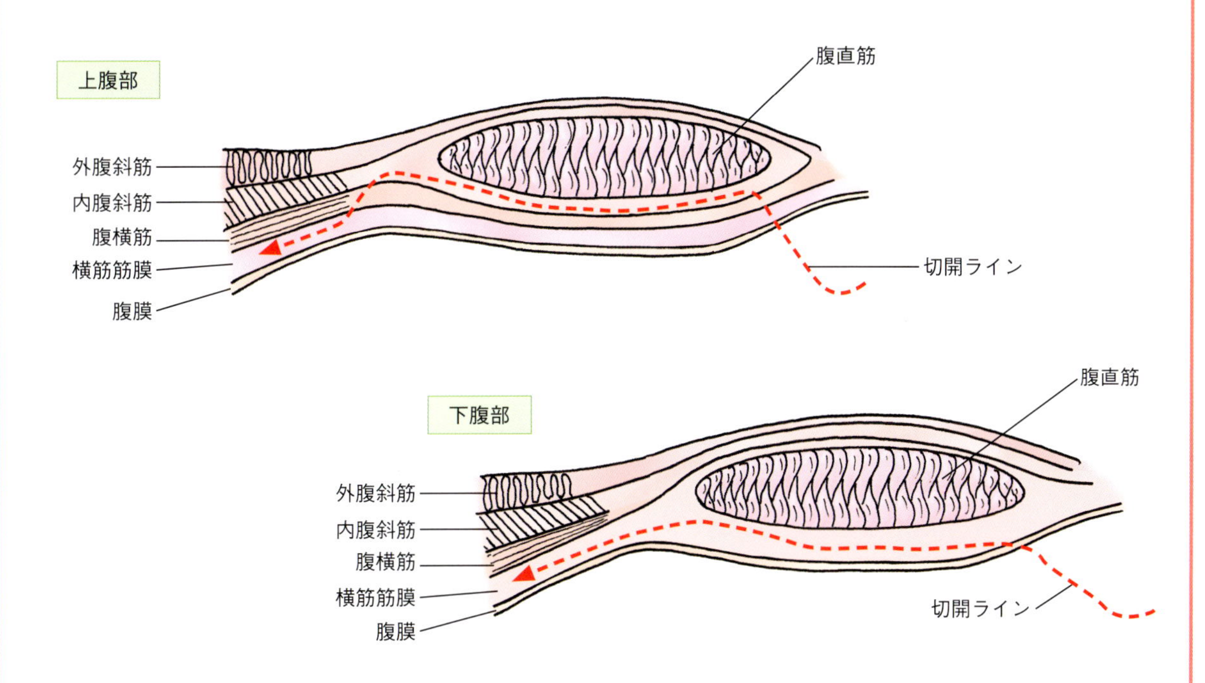

図15 **内腹斜筋腱膜後葉と腹横筋切開③（上下腹部の違い）**

剥離範囲が弓状線をまたいで上腹部に及ぶ場合は，途中で腹横筋の切開が必要となる 図16．

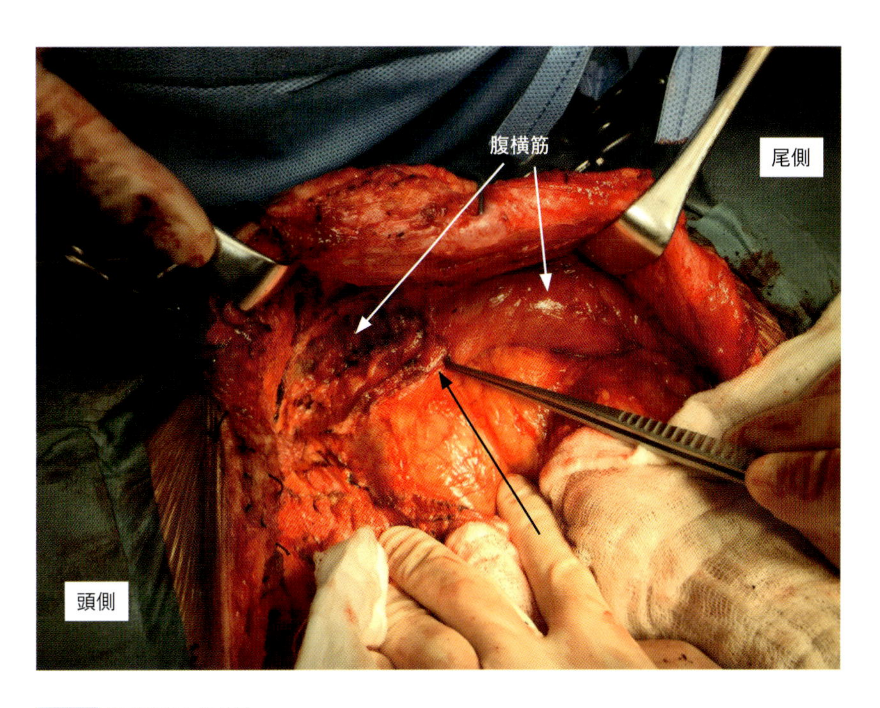

図16 **腹横筋の切開**

上腹部と下腹部（弓状線レベル）では腹横筋の走行が異なるため，剥離の際，隔たりが生じる（黒矢印）．

5´ 広範なメッシュ留置空間作成

- 腹横筋筋束を頭尾側に切開し（臍周囲尾側では腱膜），背側の横筋筋膜を確認後，その空間で中腋窩線（必要に応じ腸腰筋）まで剥離を行う 図17．
- 腹膜前脂肪層が厚い部では横筋筋膜を切開し，腹膜のみを背側に残し広く剥離を行う．

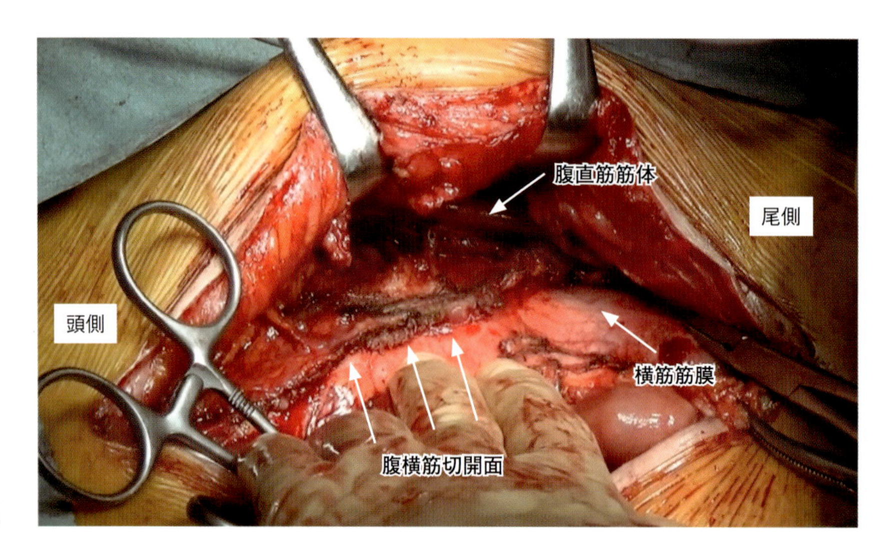

図17 腹横筋リリース

6´ 腹直筋後鞘閉鎖

- 0 PDS®を用いて，腹直筋後鞘を連続縫合閉鎖する．

7´ メッシュ留置・固定

- メッシュは heavyweight polypropylene mesh を用いる．
- ヘルニア門を 5cm 以上 overlap できるようにサイズ調整を行い，剣状突起下では胸骨背面まで，恥骨上ではクーパー靭帯から恥骨背面までを広く覆う．側腹部ではメッシュの片縁に 5cm 間隔で，肋骨弓尾側には 3cm 間隔程度に 2-0 プロリーン®による吊り上げ糸を縫合し腹横筋-腹膜間にメッシュを留置し，皮膚の小切開から EndoClose™ などを用いて吊り上げ糸を皮下に埋没する 図18．
- 胸骨背面は，固定性がよいので敷き詰めるだけでよいが，尾側ではクーパー靭帯，恥骨に直接縫合する．腹直筋後鞘が閉鎖できないような状況では，フィルムコーティングされた腹腔内留置用メッシュを留置する．

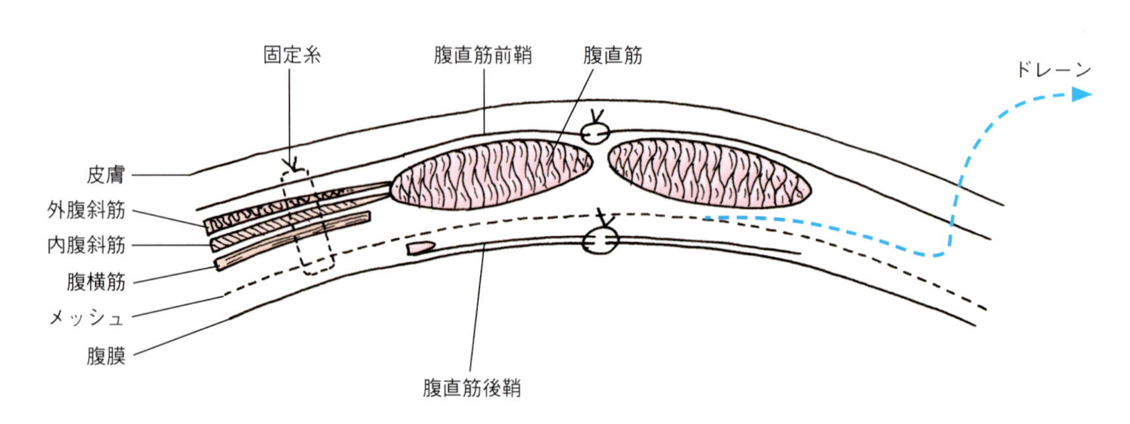

図18 メッシュ留置

8′ 腹直筋前鞘閉鎖

- メッシュ前面に閉鎖式ドレーンを留置し，腹直筋前鞘を 0 PDS®で連続縫合閉鎖する．

9′ 閉創

- 皮下組織を 3-0 VICRYL®で縫合し，皮膚は 5-0 PDS®による埋没縫合で閉鎖する．

術後チェックポイント

 腹部所見（腹膜刺激症状など）を確認する．

 ドレーン排液の性状，量を確認する．漿液性あるいは淡血性であれば，30 mL/ 日で抜去する．

» 手術成績

- Novisky ら[2]は，2006 ～ 2014 年の間に 428 例（清潔：準汚染：汚染手術 = 66：26：8%）に PCS-TAR を行い，SSI（手術部位感染：surgical site infection）は 9.1%，平均観察期間 31.5 ヵ月で再発率 3.7%であったと報告している．
- ヘルニア門の平均横径は 15.2（9 ～ 36）cm，面積は 606（180 ～ 1,280）cm^2 であり，使用したメッシュの面積は 1,220（600 ～ 4,500）cm^2 であった．

文献

1）Novitsky YW, Elliott HL, Orenstein SB, et al. Transversus abdominis muscle release: a novel approach to posterior component separation during complex abdominal wall reconstruction. Am J Surg 2012; 204: 709-16.

2）Novitsky YW, Fayezizadeh M, Majumder A, et al. Outcomes of posterior component separation with transversus abdominis muscle release and synthetic mesh sublay reinforcement. Ann Surg 2016; 264: 226-32.

人工肛門関連手術

人工肛門造設術

(Colostomy, Ileostomy)

田尻健亮[*1]，藤田文彦[*2]，赤木由人[*2]
([*1] JCHO 久留米総合病院消化器外科，[*2] 久留米大学医学部外科学講座消化器外科)

手技のゴール

- 人工肛門を造設する適切な部位を決定できる．➡ 3
- 腹直筋を貫通する腹壁トンネルの作成ができる．➡ 4
- 管理するのに適切な大きさ，高さの人工肛門を造設できる．➡ 8
- 腸管，皮膚接合部の埋没縫合ができる．➡ 8

》手技の適応

- 腸管減圧：腸閉塞や癌性腹膜炎による通過障害が保存的に解除できない状態が適応．
- 便路変更：腸管穿孔や虚血性腸炎などによる腸管壊死や腹膜炎，肛門非温存手術が適応．

》手技の目的

- 腸管減圧：腸閉塞，あるいは何らかの理由で腸管が拡張している場合に行う．
- 便路変更：穿孔や術後縫合不全時に，腸内容物が流れ込まない対策として行う．

》手術時の注意点

- 人工肛門とする腸管の状態が適切かどうか．
- 人工肛門より口側腸管での病変の有無．
- 短腸症候群を起こす危険性の有無．
- 誘導する腸管の余裕の有無．
- 皮膚，腹直筋の切開の大きさが適当かどうか．

》術前準備・チェック

〈入院前にチェックする項目〉

①血液検査や心電図，呼吸機能検査で全身麻酔手術の耐術能をチェックする．
②栄養状態や内服薬（ステロイド，抗凝固薬），併存疾患（糖尿病，肝硬変など），手術歴をチェックする．
③腹部CTや内視鏡，注腸造影検査で，口側腸管，胃・食道に狭窄をきたす病変がないかチェックする．
④ストーマケアできる患者か，もしくは協力が得られる環境かチェックする．

〈入院後にチェックする項目〉

①術前ストーマーマーキング．
②患者の全身状態，腹部X線などで腸管拡張の有無などをチェックする．

- 定例手術でも，低栄養や癌進行による衰弱をきたしている場合や，緊急手術時には腸管浮腫や腸管拡張で術後管理が困難になる場合があるので，全身状態には特に注意を要する．

» 手術体位

- 体位は仰臥位，または砕石位で行う 図1．
- 術者は人工肛門造設側，助手はその対側に立つ．

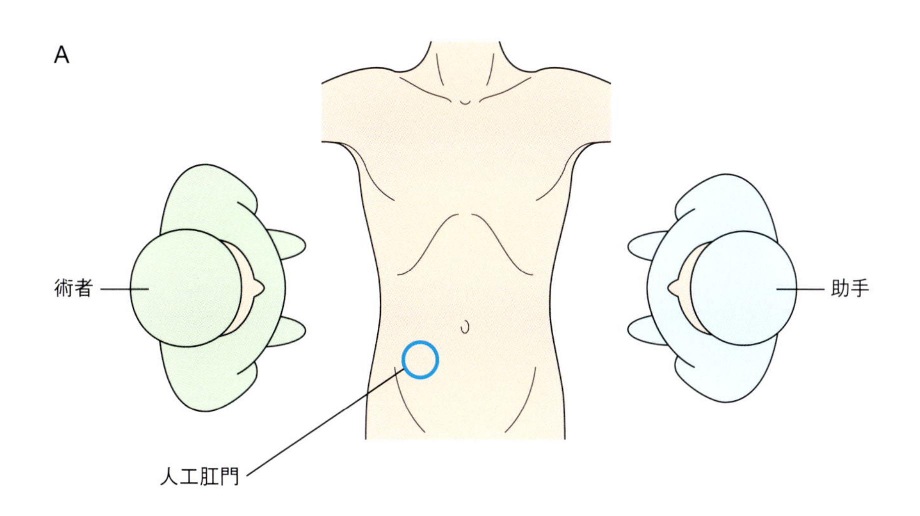

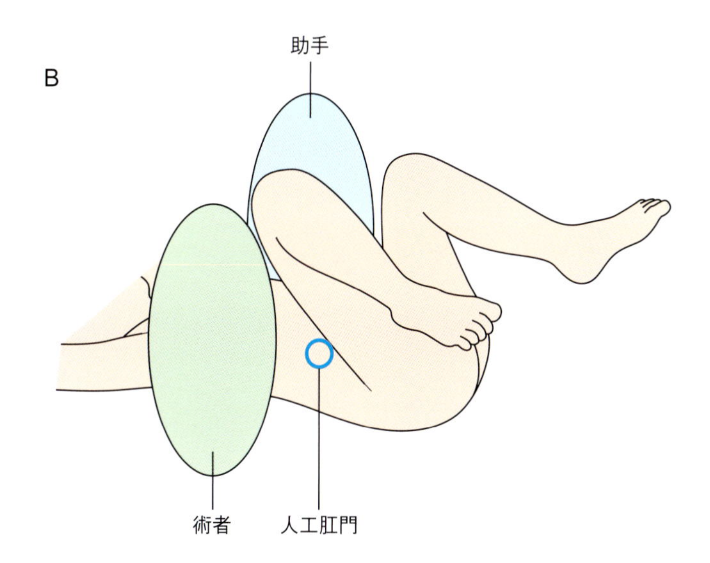

図1 手術体位（右側に人工肛門を造設する場合）
A：仰臥位．B：砕石位．

手術手順

手術手技

1 開腹

- ストーママーキング部位と面板の大きさを考慮し，上腹部正中または下腹部正中で開腹する 図2．
- 大腸癌手術の場合は，病巣切除を施行した後に人工肛門を造設する．
- 人工肛門造設のみを目的とした手術の場合は，正中切開で必要最小限の切開で開腹，腹腔内の腸管の状態，播種，腫瘍進展具合を検索する．

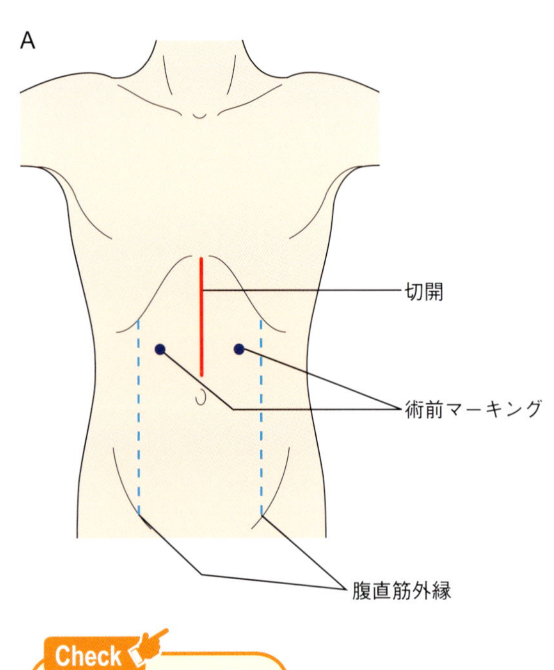

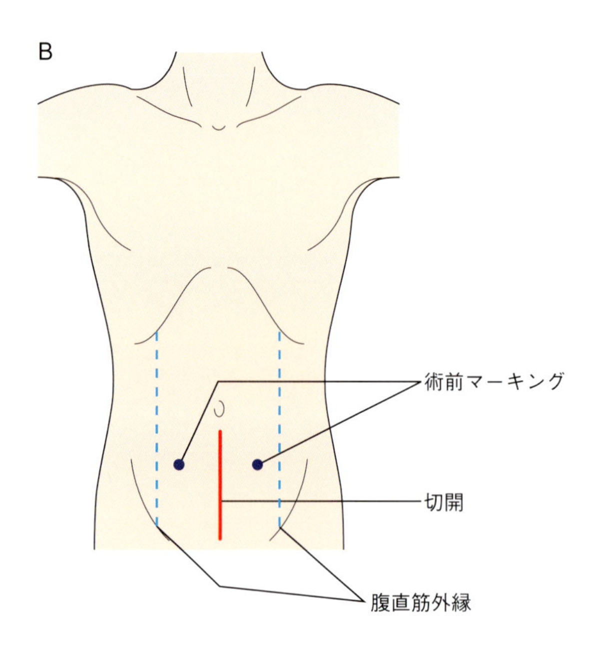

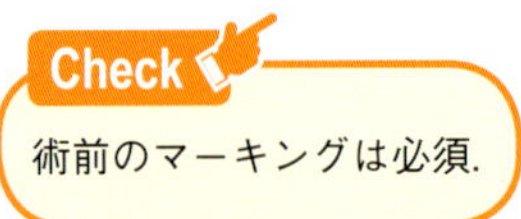

術前のマーキングは必須．

図2 腹部正中開腹
A：上腹部正中開腹の場合．B：下腹部正中開腹の場合．

2 挙上腸管の検索，遊離

- 結腸人工肛門は，S状結腸か横行結腸を用いる．体外へ十分に挙上できる長さの腸管遊離を行う．
- 小腸の場合は，回腸末端より30～40cm口側[1]を挙上する．
- トライツ靭帯より100cm（1m）以内では，短腸症候群になりやすいため，注意する．
- 腸管を栄養する血管の損傷に気を付ける．

Check
腸管の挙上は，皮膚から4cmの高さが必要（造設後の高さは，結腸では約2cm，小腸では3cm）．

3 術前マーキング部位の皮膚切開

- 一時的回腸人工肛門の場合は3cm程度を縦切開，永久もしくは結腸人工肛門の場合は，直径4cm程度の円で皮膚を切除する（腸管径や腸間膜の厚さを考慮する）．一時的結腸人工肛門の場合は，4cmの縦切開でも良い．

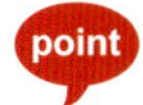

4 皮下・腹直筋鞘切開，腹直筋分割，腹膜切開

- 皮下脂肪組織，前鞘を皮切径と同等に切開し，腹直筋を筋束に沿って鈍的に分ける．後鞘，腹膜を皮切と同等に切開する 図3．

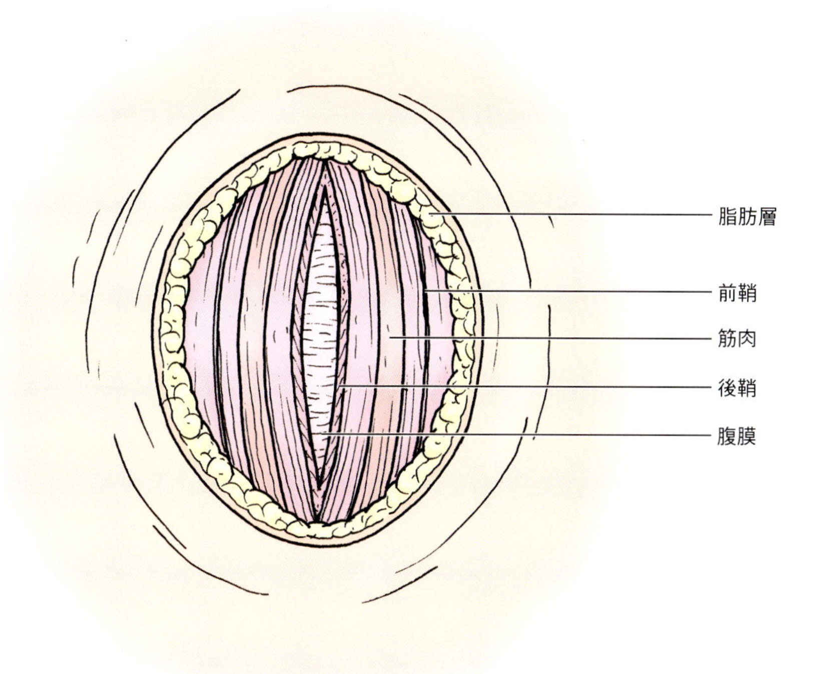

図3 ストーマ孔の作成

手技のポイント

前鞘切開後に見える腹直筋層は出血しやすく，視野が狭いので止血しにくい．筋層からの出血を避けるため，ペアン鉗子や筋鉤で筋線維の走行に沿って鈍的，愛護的にかき分け，出血はこまめに凝固止血する．

腹壁のトンネルは，腸管の直径と同等まで広げる．

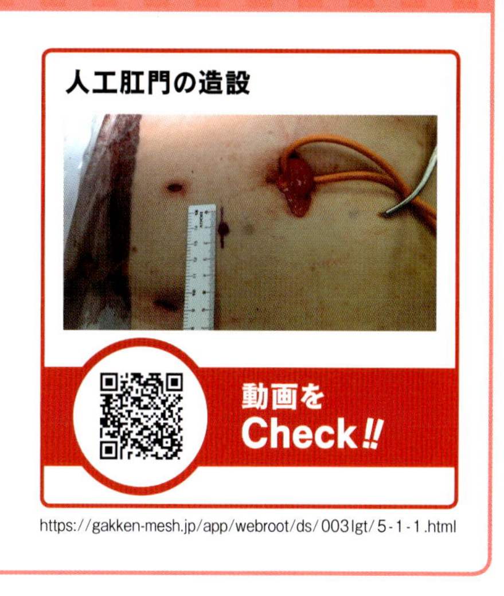

https://gakken-mesh.jp/app/webroot/ds/003lgt/5-1-1.html

5 腸管の腹壁外誘導

- 腸管，腸間膜の損傷に気をつけ，愛護的に行う．
- 腸管がねじれないように注意する．

6 閉腹

- 正中で開腹した場合は，人工肛門の腸管を体外へ誘導した後に閉腹する．

7 腸管の切開

- 双孔式ストーマの場合，挙上腸管の切開は長軸または短軸方向でも良いが，短軸方向[2]の場合は肛門側 1/3～1/4 周性程度で切開しておく 図4．

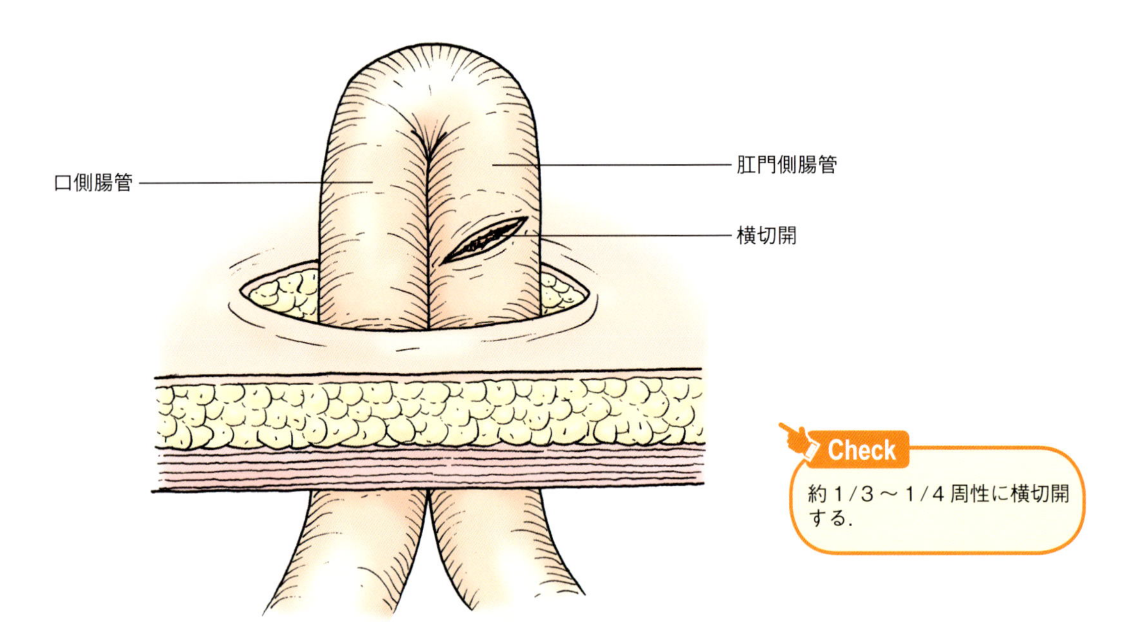

図4 腸管の挙上・切開

Check
約 1/3～1/4 周性に横切開する．

point
8 腸管と皮膚の固定

- 腹壁との固定は，皮下真皮→腸管の漿膜筋層→腸管切開部の全層の順に運針する．
- 固定はまず 12，3，6，9 時方向に置き，それぞれの間を 2 針ずつ程度追加する 図5．

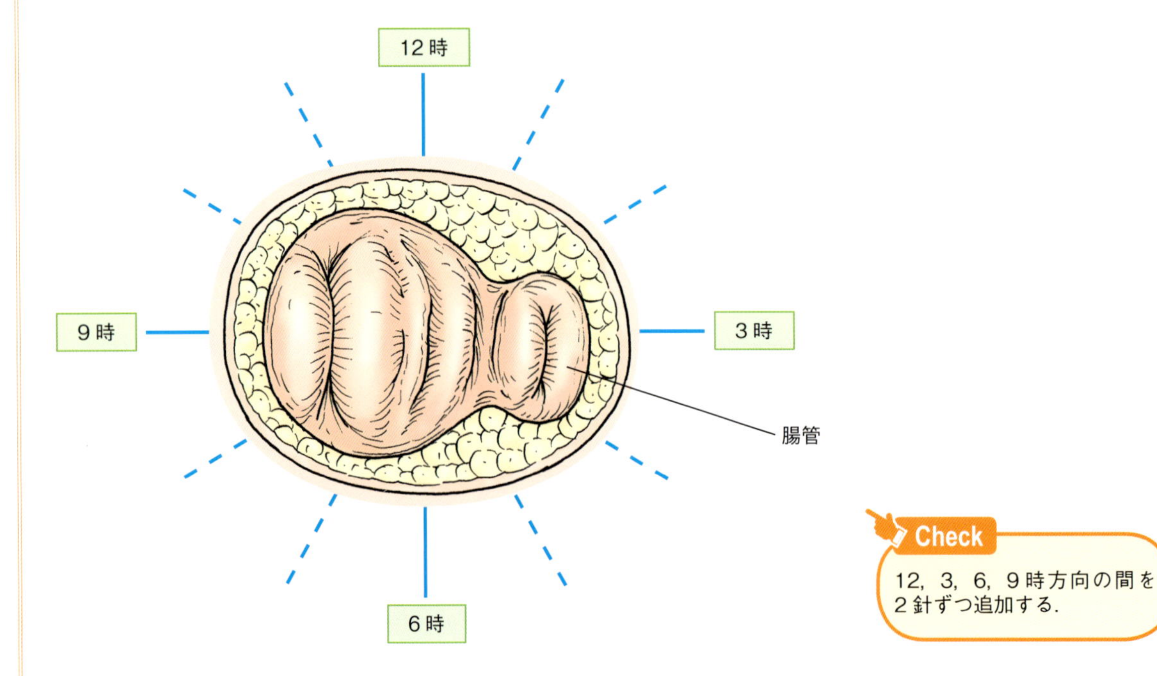

図5 腸管と皮膚の固定

Check
12，3，6，9 時方向の間を 2 針ずつ追加する．

手技のポイント

双孔式の場合は，肛門側よりに腸管切開を加え，便が排出される口側腸管を高くする 図6．縫合糸の間が1cm以上空いている場合は，適宜追加で縫合する．皮膚→漿膜筋層の固定は，数針省略しても良い．

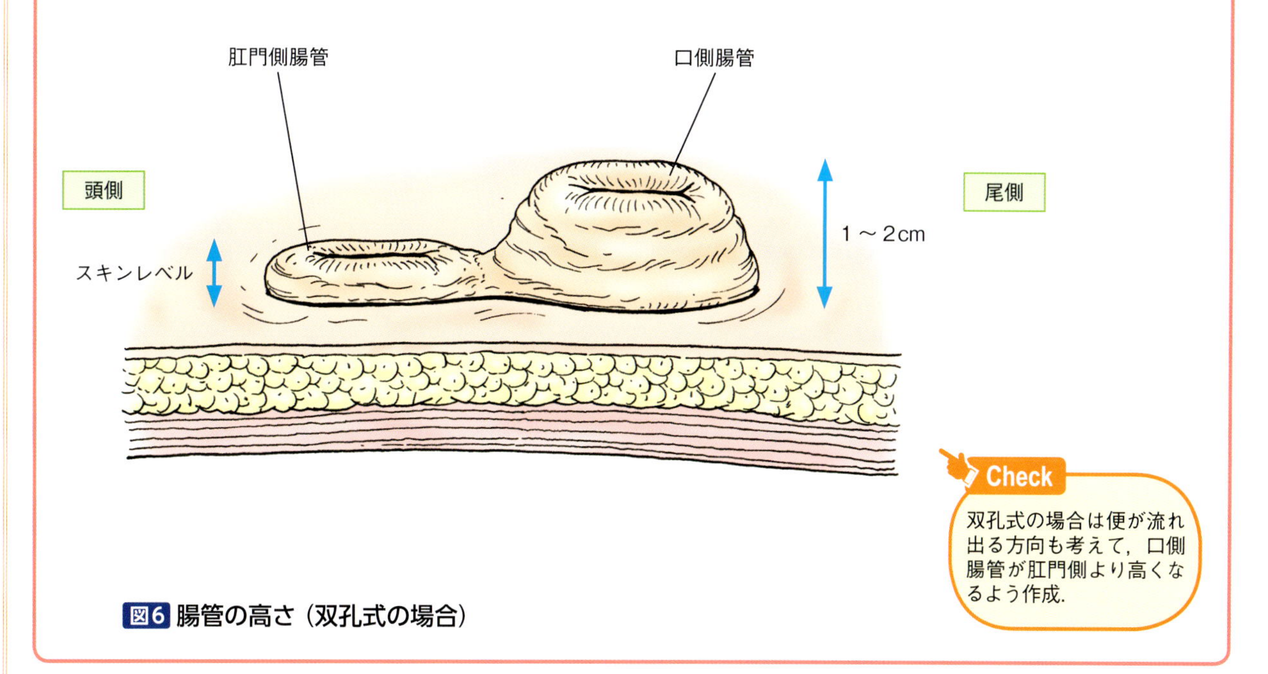
双孔式の場合は便が流れ出る方向も考えて，口側腸管が肛門側より高くなるよう作成．

図6 腸管の高さ（双孔式の場合）

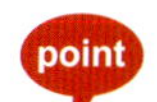

9 固定糸の結紮

- 結紮は，固定の糸を全てかけた後に外反させ，粘膜を外反させ皮膚を持ち上げながら1本ずつ順番に結紮する．

手技のポイント

結紮糸を乱暴に，または強く締めると腸管や漿膜が裂けるので慎重に，適度な力で結ぶ．術者はクーパー，鑷子を利用して粘膜を外反させておく．

人工肛門の高さは，皮膚から1～2cmが理想的である．双孔式の肛門開口部は，スキンレベルにする 図7．

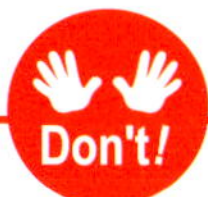

Don't!

人工肛門は低い位置に作ってはいけない．

術後にパウチ漏れや皮膚障害の原因になる．また管理困難になることが多い．

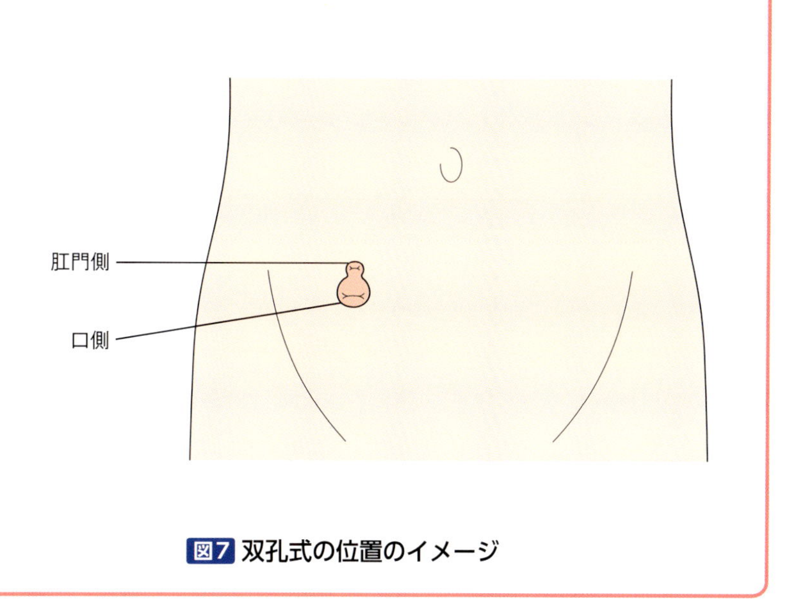

図7 双孔式の位置のイメージ

術後チェックポイント

- ✓ 人工肛門の血流が保たれているか色調をチェックする（虚血の有無）.
- ✓ 人工肛門からのガスや便排出は良好か確認する（腹壁切開が適当か）.
- ✓ 人工肛門周囲皮膚の色調や感染の有無を確認する.
- ✓ 術後早期からストーマケアの指導をする.

起こりやすい合併症

合併症が重篤な場合やADL（日常生活動作；active of daily living）低下に繋がる場合は，早期に再手術を検討する.

早期合併症

1 SSI（手術部位感染；surgical site infection）

開腹創やストーマ周囲の皮下膿瘍など．感染があれば早期にドレナージ，洗浄を行う.

2 人工肛門の粘膜壊死

血流不全による粘膜壊死が起こることがある．ほとんどの場合は保存的治療が可能である．ストーマの洗浄処理を行い，壊死部の除去で改善する.

3 腸管皮膚離開

皮下膿瘍の原因になる.

4 屈曲による通過障害 図8

排便，排ガスの減少，腹部膨満を引き起こす.

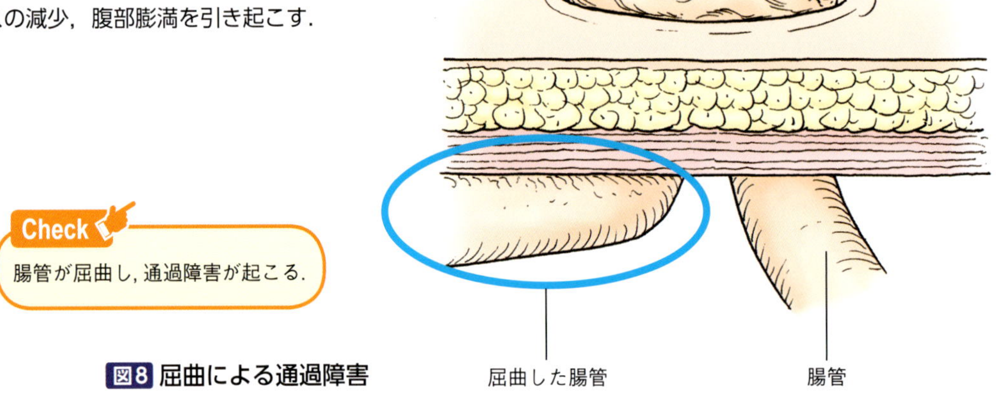
Check
腸管が屈曲し，通過障害が起こる.
屈曲した腸管
腸管

図8 屈曲による通過障害

晩期合併症

1 傍ストーマヘルニア

挙上腸管に対して腹膜を切開しすぎるとヘルニアの原因となる.

2 人工肛門脱出

腹圧がかかった際などに腸管が外反して起こる．原因は，ストーマ造設時の筋膜切開が大きすぎることなどである.
脱出のみで他症状を伴わない場合は，還納・保存的治療で経過観察を行う.
血流障害を認める場合は，手術が必要となる（再造設，壊死腸管切除）.

文 献

1）日本ストーマ・排泄リハビリテーション学会，日本大腸肛門病学会．消化管ストーマ造設の手引き．東京：文光堂；2014.
2）森田隆幸．消化管ストーマ造設手技に関するアンケート調査．ストーマ造設手技とストーマケアに関するアンケート報告．第26回日本ストーマ・排泄リハビリテーション学会総会，2009.

人工肛門関連手術

人工肛門閉鎖術

(Stoma Closure)

田尻健亮[*1], 藤田文彦[*2], 赤木由人[*2]

([*1] JCHO 久留米総合病院消化器外科, [*2] 久留米大学医学部外科学講座消化器外科)

手技のゴール

- 腸管と腹壁の癒着を安全に剥離できる. ➡ 2
- 腸管吻合ができる. ➡ 5
- 感染をきたさない閉創ができる. ➡ 6
- 腹壁ヘルニアをきたさない閉創ができる. ➡ 6

手技の適応・目的

- 一時的人工肛門造設症例でその必要性がなくなった場合, 生理的状態に戻すことを目的とする.

〈手技を行う理由〉

- 人工肛門の必要がない場合に行う.
- 回腸人工肛門では, 水様便のため脱水が起こりやすく腎機能障害, 電解質異常などをきたす. また, 皮膚トラブルなどで管理困難な場合に行う.

手術時の注意点

- 人工肛門閉鎖術は, 人工肛門を造設してから術後2ヵ月の期間をおいて行う[1].
- 癒着剥離時の腸管, 腸間膜損傷.
- 特に, 腸間膜内のマージナル血管の不要な結紮は避ける.

術前準備・チェック

- 直腸吻合後の diverting stoma の場合, 造影や内視鏡で, 吻合部の縫合不全や狭窄がないか確認する.
- 血液検査, 呼吸機能検査.
- ストーマ周囲皮膚の清拭.

手術体位

- 体位は基本的に仰臥位で行う 図1.
- 術者は人工肛門側, 助手は対側に立つ.

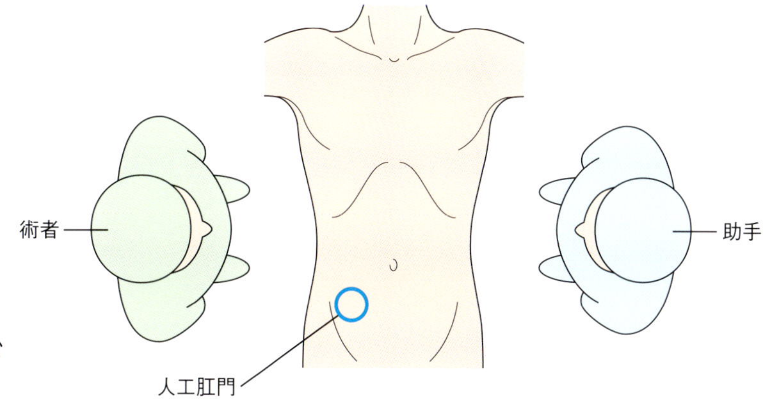

図1 手術体位(右側に人工肛門が造設されている場合)

手術手順

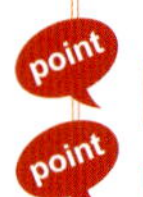

手術手技

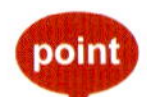

1 人工肛門の仮閉鎖

- ストーマ辺縁に沿って皮膚を切開し 図2，皮下脂肪が見えるところまで遊離する．腸管を押し込み，皮膚を縫合し，便が漏れないようにする 図3．
- 閉鎖後は，再度術野を消毒する．

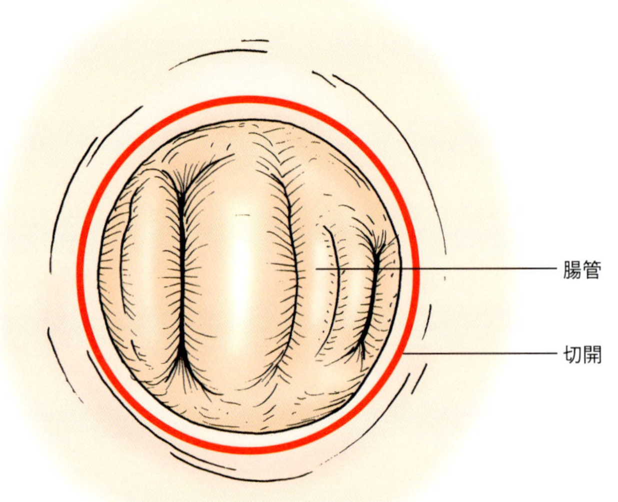

図2 ストーマ周囲の皮膚切開

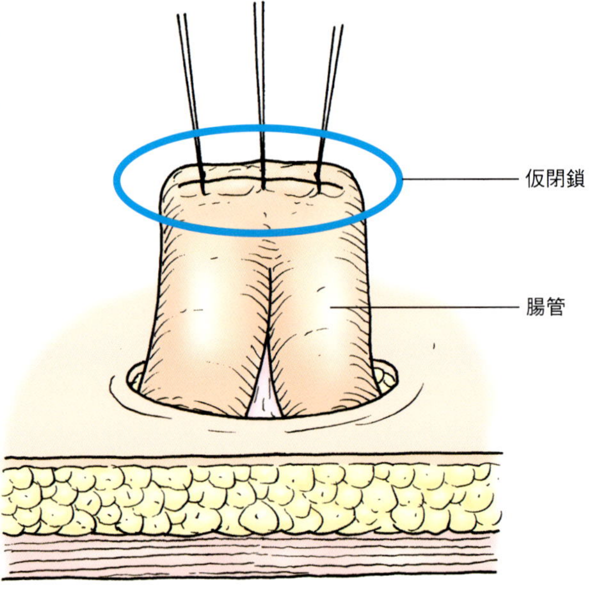

図3 ストーマ周囲の仮閉鎖

手技のポイント

皮膚切開時に残す側の皮膚が熱傷にならないようにする．

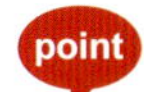

2 腸管と腹壁の剥離

- 腸管壁を露出し，腹壁に沿って皮下組織，腹直筋，腹膜から全周性に鈍的，鋭的に剥離する．
- 腸管の損傷に気を付ける．最初はなるべく同じ層で剥離を進め，腹腔内へ到達する 図4．

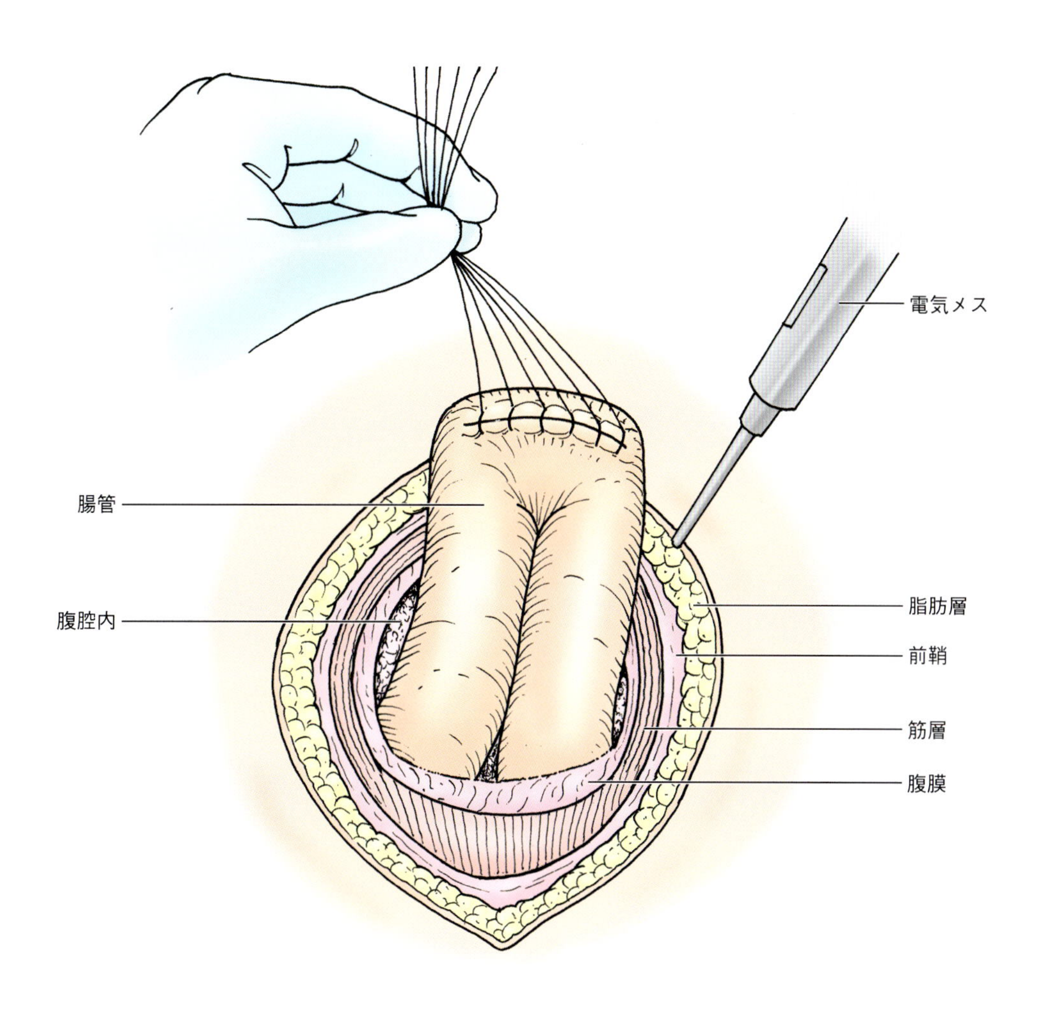

図4 ストーマ周囲の剥離

手技のポイント

腸管壁，腹直筋鞘をメルクマールに，まず腸管，腹直筋境界を露出するように到達する．

皮下脂肪と腸間膜脂肪を区別して切離する（腸間膜を損傷しない）．

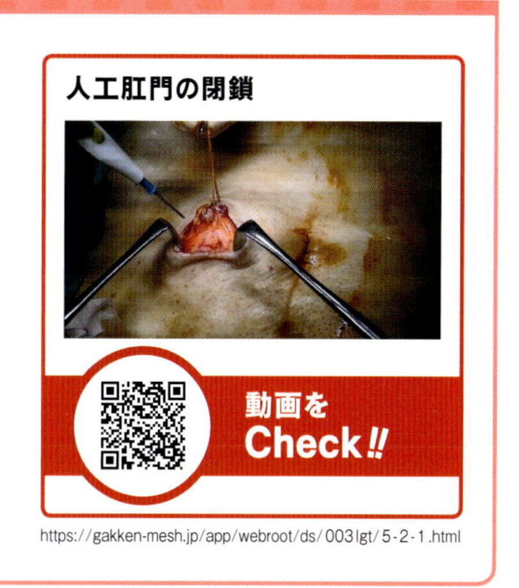

https://gakken-mesh.jp/app/webroot/ds/003lgt/5-2-1.html

3 腸管の十分な挙上

- 腸管が全周に剥離できたら，少なくとも 10cm は体外に腸管を挙上する．
- 腹腔内で腸管が癒着している場合もあるので，無理に引っ張らない．挙上できない時は正中で開腹することも考える．

4 腸管・腸間膜の切離，吻合

- 挙上した腸管は，人工肛門部から数 cm 離した正常腸管部で切断する．腸間膜は無血管野を切離する 図5．腸管への血流が遮断されないように辺縁動脈の損傷に気を付ける．
- 腸管切離は自動縫合器，またはメスで行う．

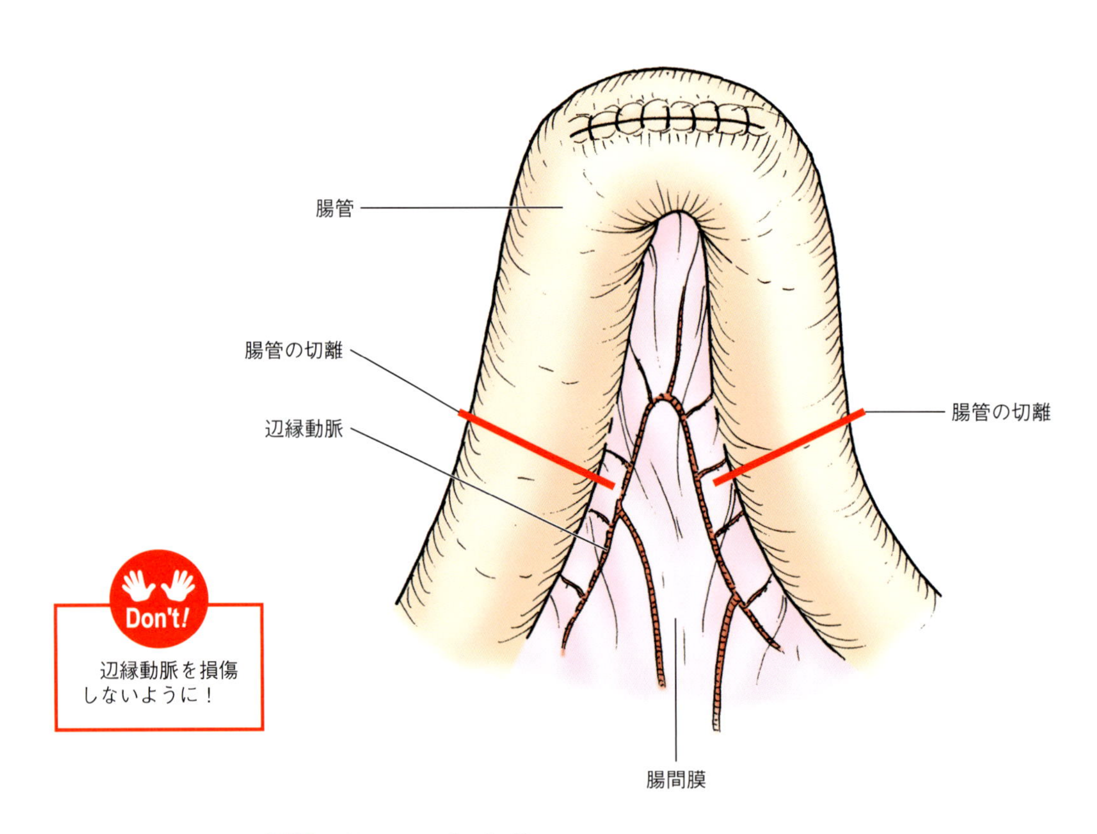

図5 腸管・腸間膜の切離

- 単純閉鎖を行う場合は仮閉鎖部位をトリミングし，手縫い縫合の際には運針を 5 ～ 10mm 程度の間隔で確実に腸管漿膜，粘膜を確認しながら行う．

5 腸管吻合，腸間膜の閉鎖

- 切離した腸管は，端端または側側吻合で吻合する．腸管吻合は，層層縫合，Albert-Lembert 縫合，自動縫合器での機能的端端吻合（functional end-to-end anastomosis；FEEA）などがある．
- 腸間膜は縫合して閉じる．
- 人工肛門閉鎖時の FEEA では，自動縫合器は 3 個まで，保険で認められる．
- 腸間膜切離の際には血管の損傷に気を付ける．特に横行結腸左側で造設された人工肛門は，肛門側の血管が少ないことを念頭に置く．

手技のポイント

中枢側の腸間膜を損傷すると，広範囲の腸管虚血となる場合があるので，剥離時には十分に注意する．腸管損傷や出血の危険性がある場合には，腹腔内にドレーンを留置する．

手技のポイント

口側と肛門側腸管の口径差がある場合，手縫いで縫合する時は大きさに合わせて運針の間隔を調整する 図6．FEEA の場合，断端は埋没縫合で補強する．

腸間膜閉鎖時には，血管も一緒に結紮しないよう注意する．

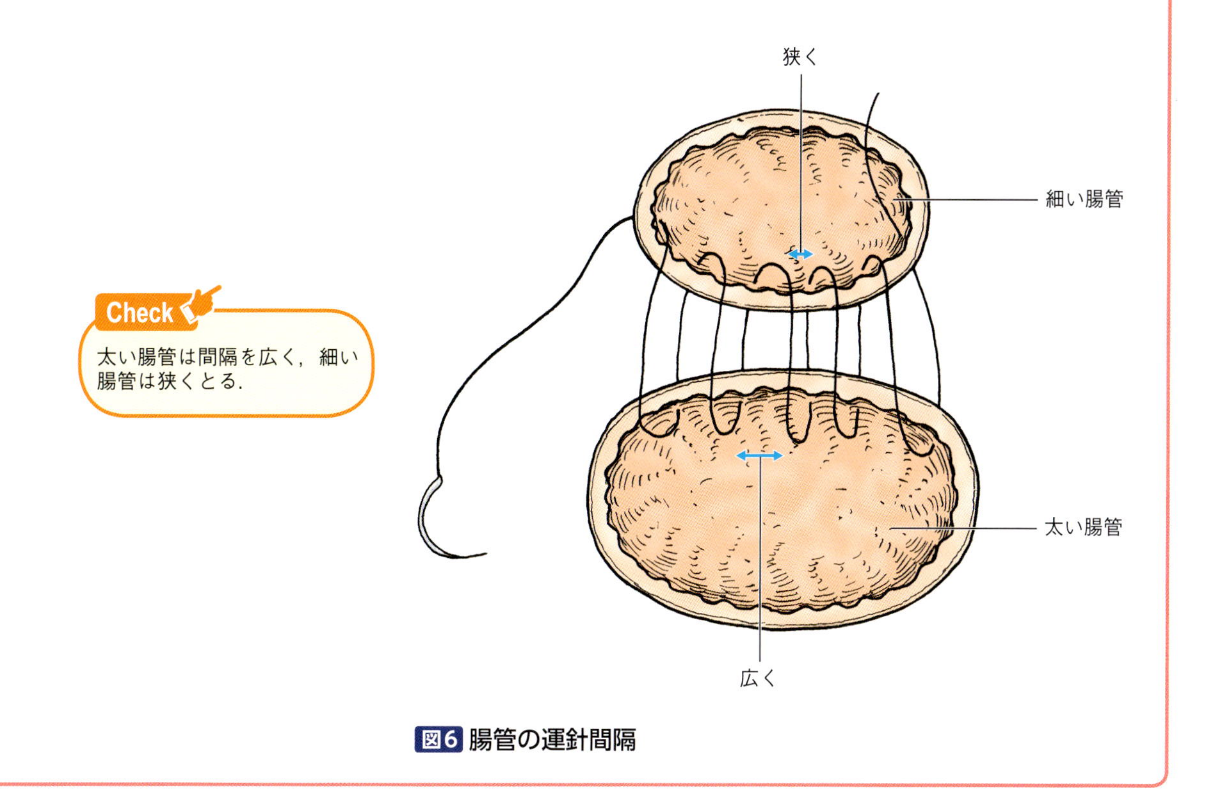

図6 腸管の運針間隔

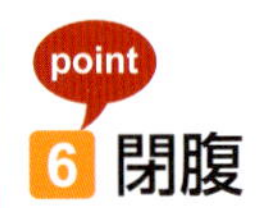

6 閉腹

- 腹膜～腹直筋前鞘は，1層で1号PDS®を用いて単結紮縫合する．
- 皮下～皮膚は環状縫合とし，完全に閉創せずドレナージ孔とする．

手技のポイント

環状縫合は，真皮を1号PDS®で3～4針程度で粗く連続縫合し，完成後に皮膚が1cm程度は開いた状態になるように結紮する 図7．

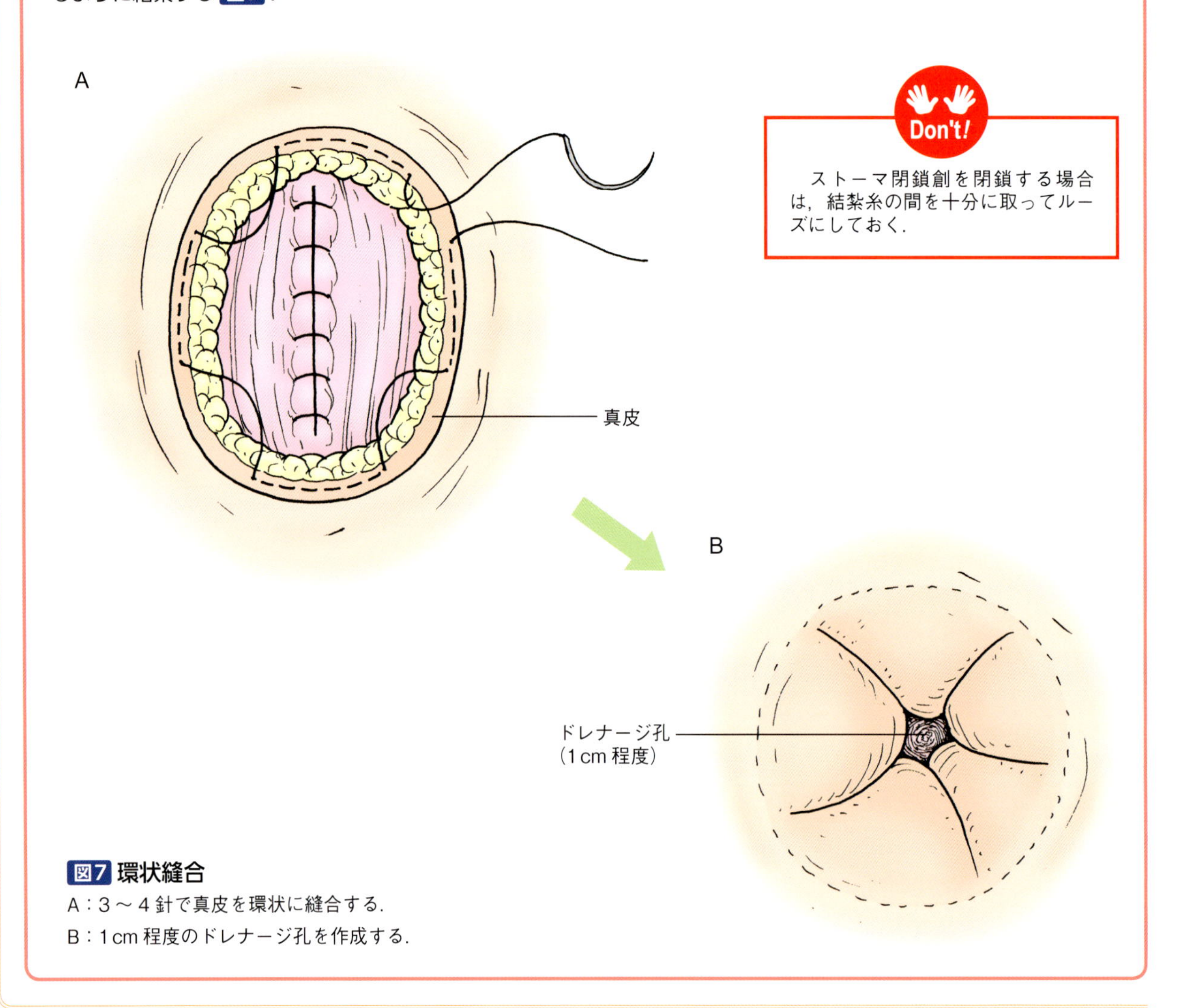

A
真皮
B
ドレナージ孔
（1cm程度）
Don't!
ストーマ閉鎖創を閉鎖する場合は，結紮糸の間を十分に取ってルーズにしておく．

図7 環状縫合
A：3～4針で真皮を環状に縫合する．
B：1cm程度のドレナージ孔を作成する．

術後チェックポイント

- 食事開始まで，排ガス，排便の有無，腸管蠕動をチェックする．
- 人工肛門閉鎖後の排便は，下痢や便秘を繰り返すことがあるので，適宜整腸剤や止痢薬，緩下剤で調整する．
- 創部感染をチェックする．
- 腸管が長期間使用されていない場合，腸管細菌叢が変化しているため，まれにbacterial translocationをきたすことがあるので確認する．

起こりやすい合併症

早期合併症

1 手術部位感染（surgical site infection；SSI）

環状縫合によるドレナージにより，頻度が減る[2)].

2 縫合不全

縫合不全が疑われる場合は，早急に採血，CT，エコーなどの検査を行う．さらに，経皮ドレナージや再手術を検討する．

3 吻合部狭窄，浮腫による通過障害

浮腫が原因であれば，絶食管理で改善する．吻合部狭窄は再吻合を検討する．

4 癒着性イレウス

創部直下に癒着防止剤を使用する．癒着防止剤は縫合不全のリスクとなるため，腸管吻合部にかからないよう注意する[3)].

文献

1）Memon S, Heriot AG, Atkin CE, et al. Facilitate early ileostomy closure after rectal cancer surgery: a case-matched study. Tech Coloproctol 2012; 16: 285-90.

2）Banerjee A. Purstring skin closure after stoma reversal. Dis Colon Rectum 1997; 40: 993-4.

3）Beck DE, Cohen Z, Fleshman JW, et al. A prospective, randomized, multicenter, controlled study of the safety of Seprafilm adhesion barrier in abdominopelvic surgery of the intestine. Dis Colon Rectum 2003; 46 (10) : 1310-9.

消化管バイパス術

（Bowel Bypass Surgery）

久森重夫，肥田侯矢，坂井義治（京都大学医学部消化管外科）

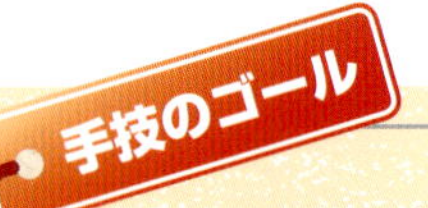

- 消化管バイパス手術が，その患者にとって有効，かつ最善の手術であることを確認できる．
- 吻合するそれぞれの腸管の適切な部位を確認できる．➡ 3
- 自動縫合器を用いて腸管の側側吻合ができる．➡ 4
- 共通孔を適切に縫合閉鎖できる．➡ 4

手技の適応・目的

- 消化管バイパス術は，腸管の一部に切除不能な腫瘍や，剥離が極めて困難な癒着による通過障害があるものの，その口側と肛門側の腸管には通過障害がない患者に対して行う緩和的手術である．
- 消化管の通過障害により経口摂取が難しい状況の患者に対し，根本的な原因の除去（腫瘍切除や癒着剥離）が難しい場合，ストーマ作成，内視鏡的ステント留置，中心静脈（CV）カテーテル挿入による輸液管理などと比較し，バイパス手術がその患者に最善の手術である場合に適応となる．
- 経口摂取が可能となること，通過障害のない正常な腸管からの栄養補給が可能となることを目的とする．

〈手技を行う理由〉

- 消化器科，婦人科，泌尿器科などの癌診療において，切除不能病変による消化管閉塞によって経口摂取不能となる症例は少なくない．一時的とはいえ，経口摂取可能となることは，癌末期患者の予後延長，QOL（quality of life）向上のみならず，栄養状態改善による化学療法適応の拡大を検討することができる．
- 原則として緩和手術であるが，今後化学放射線療法などの進歩に伴い，集学的治療の一部としての重要性も高くなると考えられる．

手術時の注意点

- バイパスの適応となる病変部以外の腸管に通過障害がないことを，術前画像診断だけでなく，術中にも確認する．
- 必要に応じて癒着剥離を行い，吻合部に緊張がかからないよう注意する．
- 自動縫合器（リニアステープラー）で吻合した部位に出血がないことを視認する．
- 共通孔の閉鎖の際は，吻合口が確保できるように縫縮する．

術前準備・チェック

- CT（可能であれば造影）検査による狭窄部位，およびその前後腸管の状態の評価に加え，イレウス管による口側腸管の減圧処置や，イレウス管造影による狭窄部位の評価が有効である．
- 当該患者は，切除不能の悪性腫瘍や放射線性腸炎などにより術前栄養状態が不良であることが多いため，消化管吻合に耐えうる栄養状態が保持されているか，血液検査にて，血清アルブミン（Alb）値，TLC（総リンパ球数）などをチェックしておくとよい．

手術体位

- 体位は仰臥位，両手開きの状態で行う 図1．
- 開腹時，術者は患者の右側，助手は患者の左側に立つことが多いが，開腹後は癒着剥離操作など，必要に応じて立ち位置を適宜変更する．

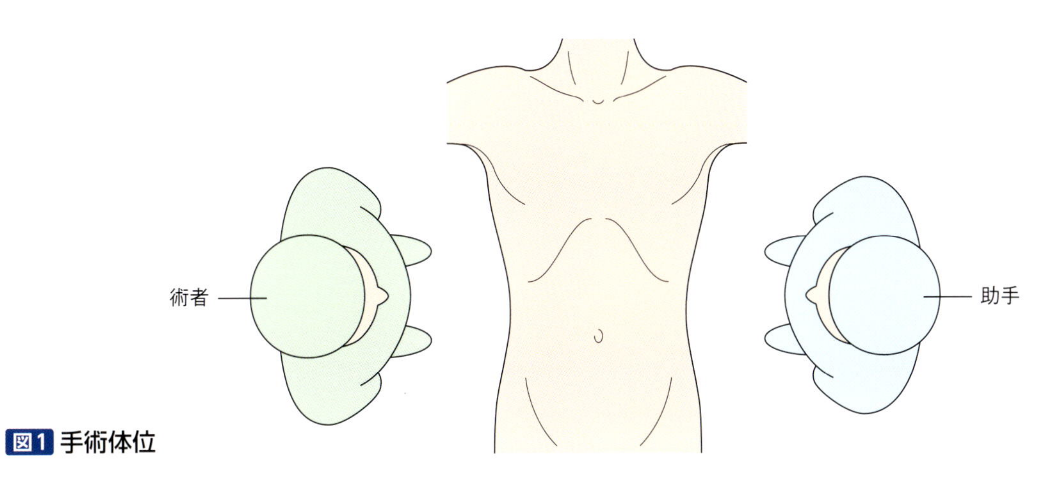

図1 手術体位

手術手順

手術手技

1 開腹

- 開腹は，上下に容易に手術創を延長できる腹部正中切開を原則とする 図2．
- 臍自体を正中に切っても，左右どちらかに避けて切っても問題はない．臍上下に切った方が創部はより伸展するが，あくまでも術前画像検査にて，バイパスに用いる腸管に最もアプローチしやすい位置を中心に切開する．

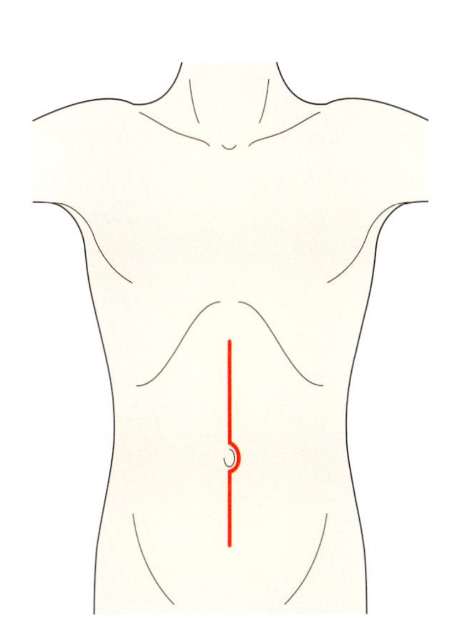

図2 腹部正中切開

2 腹腔内所見の確認

- 開腹手術自体が有効な検査となりうるため，病状により腫瘍の進展具合や播種の状態を確認し，洗浄腹腔細胞診検査を施行する．
- 腹腔内に予想以上の播種を認め，結果的にバイパス手術の適応がないと判断されることもある．そのため，高度癒着が予期される症例でなければ，開腹前に腹腔鏡検査により腹腔内を観察することも有効である．

point

3 吻合腸管の同定

- 消化管の通過障害部の根治的切除性がないことを改めて確認し，さらにその口側・肛門側腸管に通過障害となる病変が存在しないことを十分に確認する．
- 吻合予定腸管の腸間膜対側を，緊張がない状態で側側に吻合するよう配置する．腸切除を行わないバイパス手術では，腸間膜のねじれが発生しないように，原則として逆蠕動方向での吻合となる．
- 切除不能上行結腸癌の場合，回腸－横行結腸バイパス術を行う．

手技のポイント

切除不能上行結腸癌の場合は回腸 - 横行結腸バイパス 図3，切除不能左半結腸癌の場合は横行結腸ストーマや回腸ストーマ，内視鏡的ステント留置術なども選択肢となるため，術前に複数科でのカンファレンスを必ず行うべきである．

婦人科や泌尿器科領域の切除不能悪性腫瘍により小腸のみが狭窄となっている場合は，狭窄部位の口側・肛門側小腸でバイパス術を行う．

腸間膜が後腹膜に固定されている上行結腸や下行結腸を，わざわざ剥離授動してバイパス術を行うケースは極めて少ない．

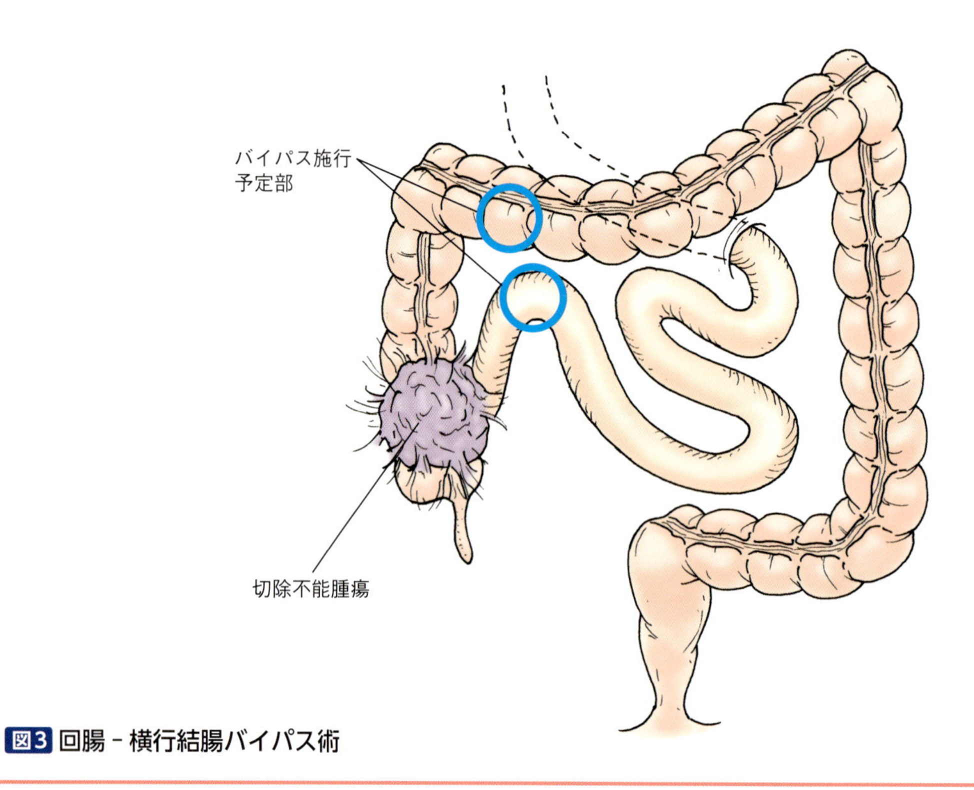

図3 回腸－横行結腸バイパス術

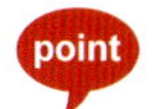

4 腸管の吻合

- 吻合する腸管の腸間膜対側で，それぞれ自動縫合器（リニアステープラー）を挿入するための小孔をあける．

手技のポイント

まずモスキートペアン鉗子などで腸管漿膜を把持し，電気メスでその漿膜を小さくくり抜く 図4A．さらに，その深部の筋層をモスキートペアン鉗子で把持し直して，引っ張りながら電気メスで小孔をあけると，対側腸管粘膜を損傷せずに小孔をあけやすい 図4B．

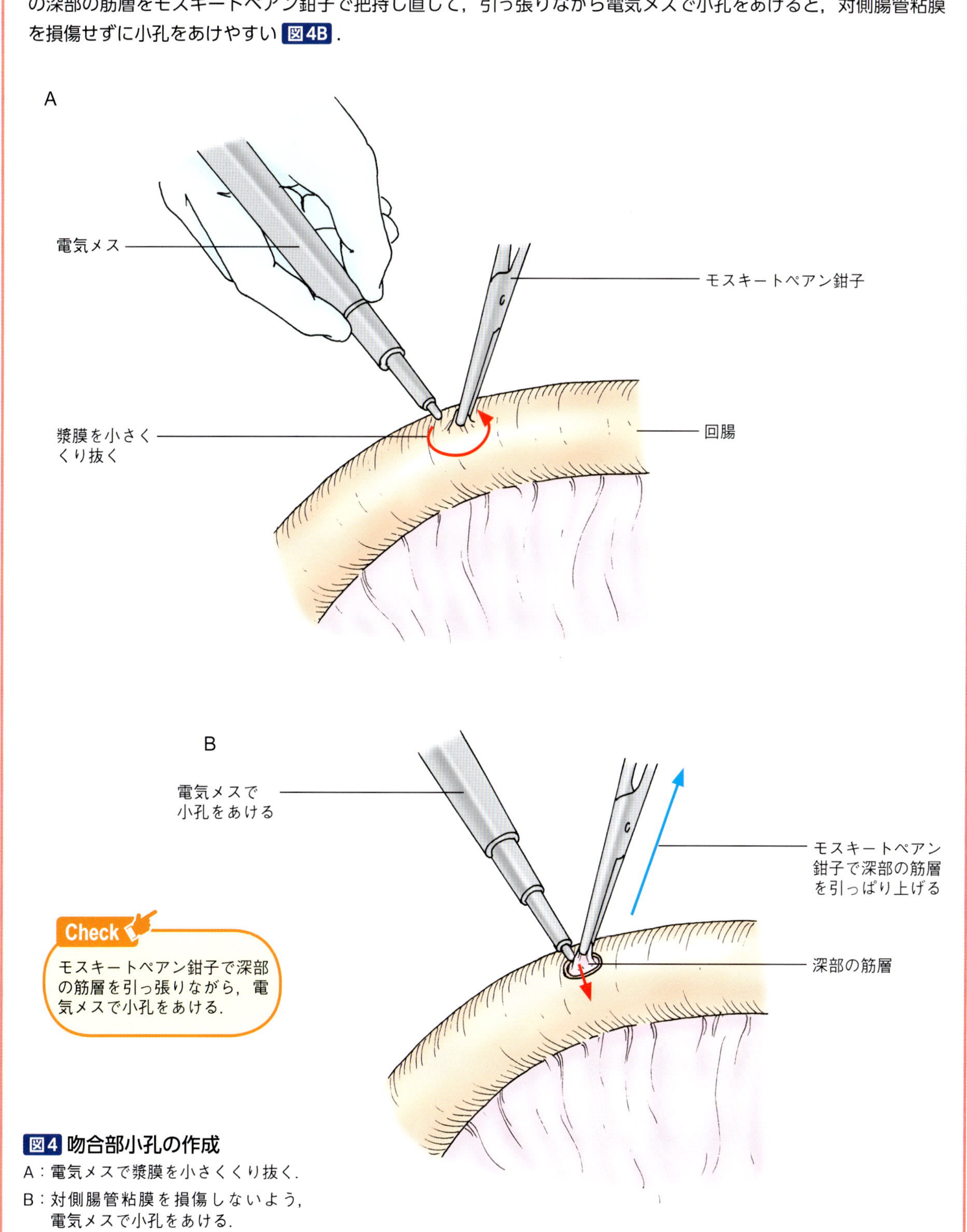

図4 吻合部小孔の作成
A：電気メスで漿膜を小さくくり抜く．
B：対側腸管粘膜を損傷しないよう，電気メスで小孔をあける．

- 次に，リニアステープラーを用いて，腸間膜対側で側側吻合する．リニアステープラーは，45mm または 60mm のものを用いることが多い．

手技のポイント

リニアステープラーで腸間膜対側の側側吻合 図5 を行う際には，図4 で開けた小孔に対して，リニアステープラー挿入方向の対側をアリス鉗子で把持しておき，左手を引きながら，リニアステープラーをコントロールする．

助手は，両手で吻合する腸管をそれぞれ展開し，吻合口が腸間膜対側になるよう微調整する．

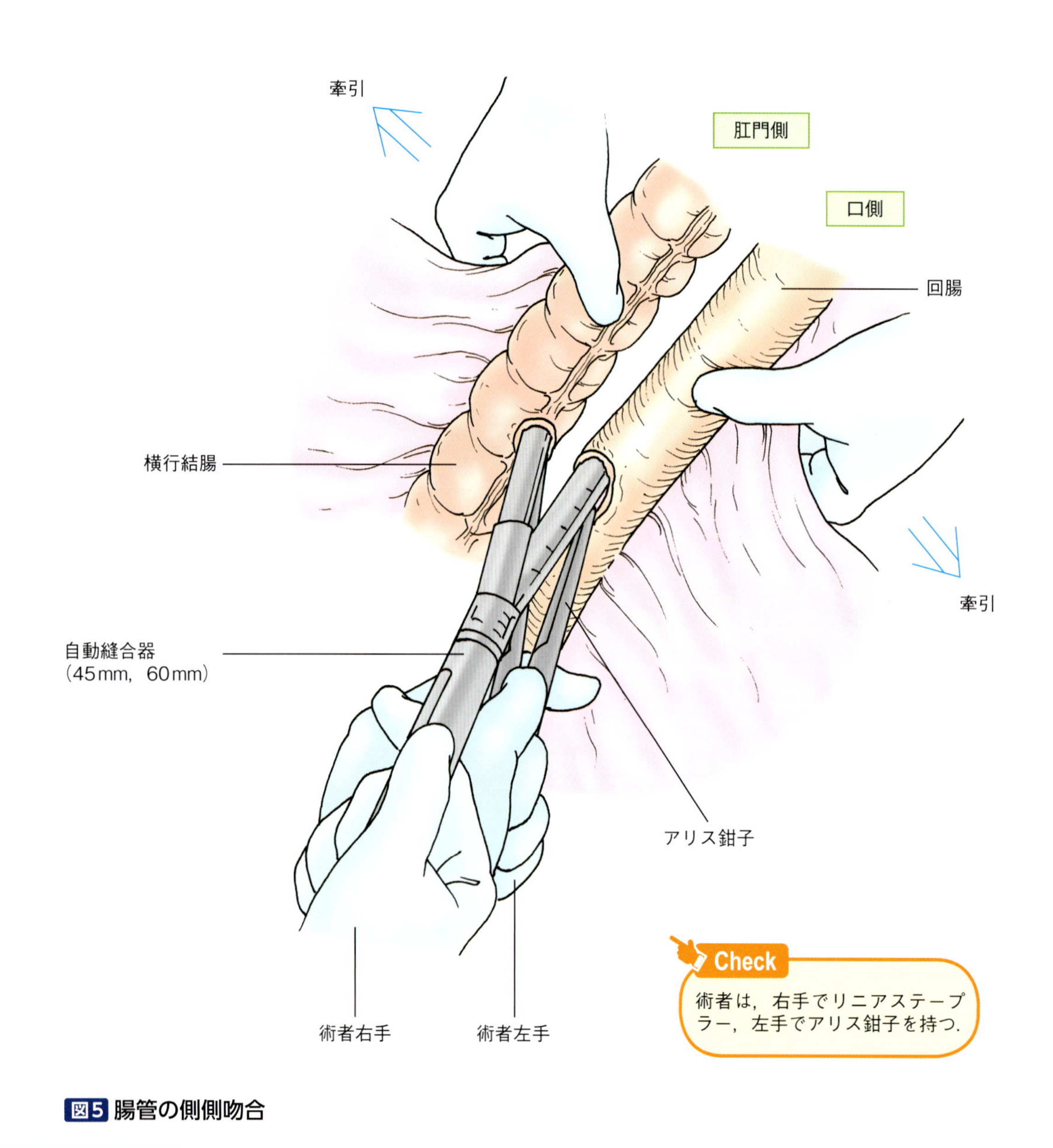

Check
術者は，右手でリニアステープラー，左手でアリス鉗子を持つ．

図5 腸管の側側吻合

● 図6 のように共通孔を展開し，4-0 PDS®などの吸収糸を用いて，マットレス結節縫合で閉鎖する．

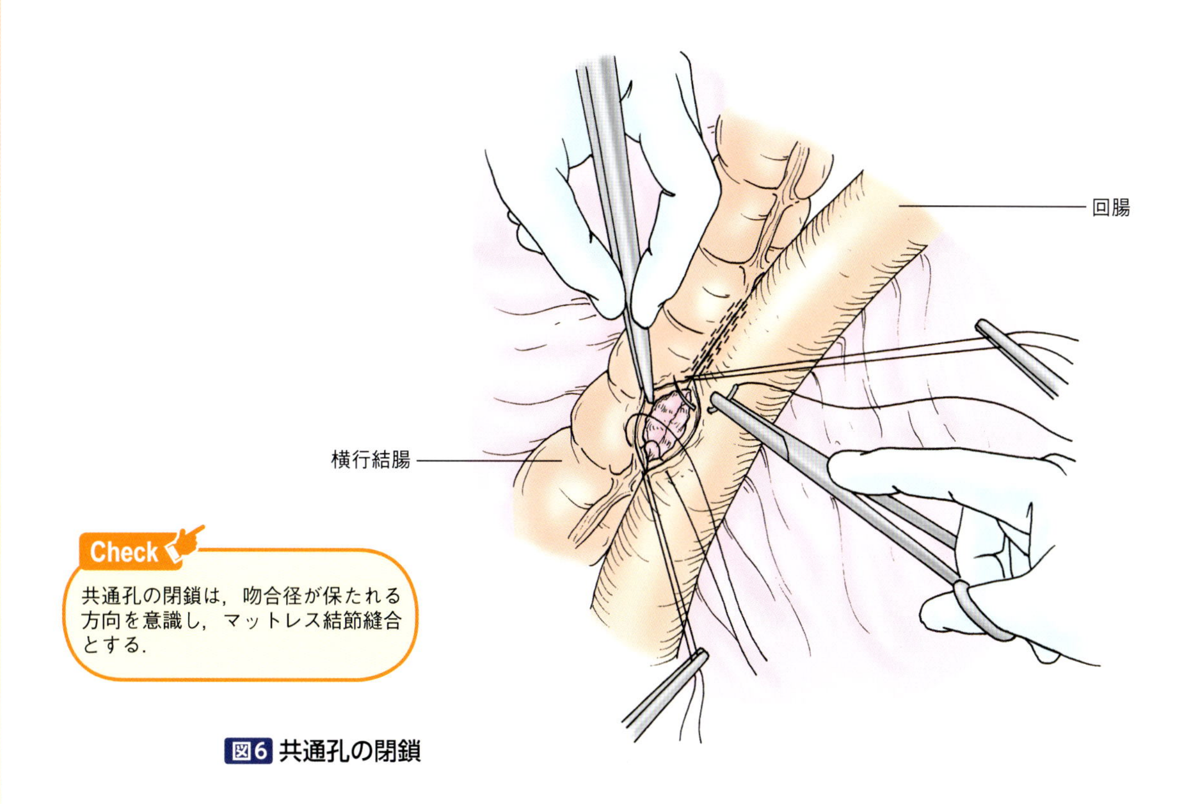

回腸
横行結腸
Check
共通孔の閉鎖は，吻合径が保たれる方向を意識し，マットレス結節縫合とする．

図6 共通孔の閉鎖

● 吻合部の又の部分に緊張がかからないように，必要に応じて，漿膜筋層縫合を2針程度追加する 図7．

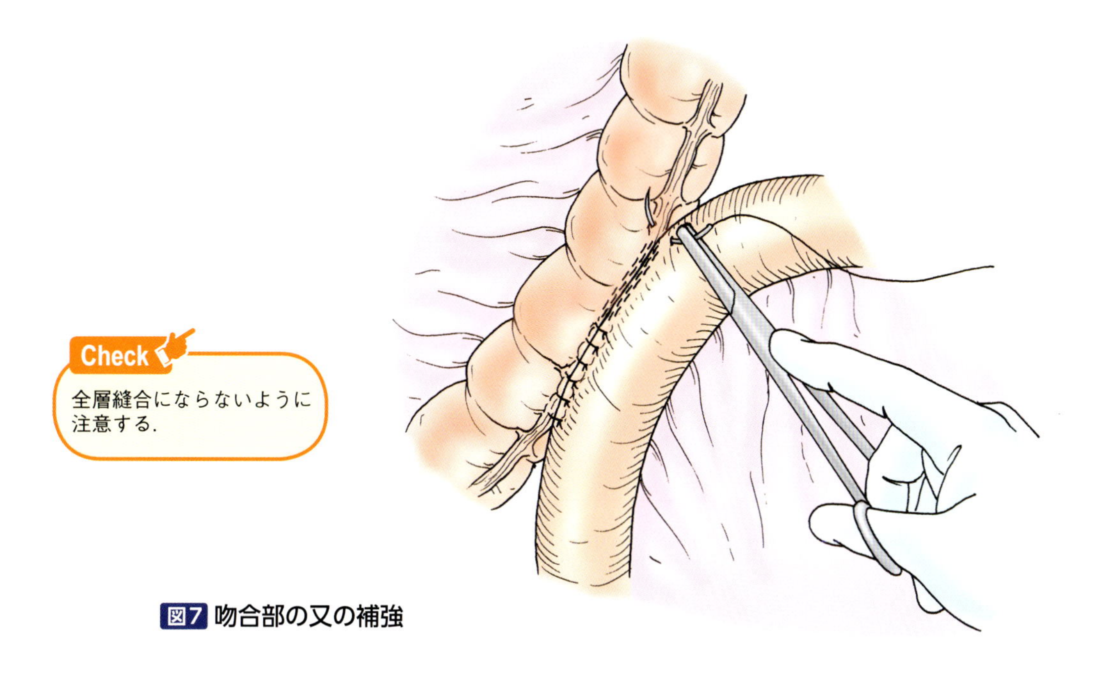

Check
全層縫合にならないように注意する．

図7 吻合部の又の補強

5 閉腹

● 再手術である症例が多く，3層縫合が難しい場合は，可能な限りの腹膜と筋層を一緒に0 PDS®などを用いて結節で縫合する．
● 皮膚は4-0PDS®などで埋没縫合するか，3-0ナイロン糸で結節マットレス縫合する．

術後チェックポイント

- ☑ 吻合部口側腸管の拡張や浮腫改善のため，術後イレウス管を留置しておくと有効的である．
- ☑ ルーチンに行う採血やX線検査などに加え，術後消化管運動の改善を待って，造影剤が肛門側まで流れることを確認するため，透視検査を行う．

起こりやすい合併症

1 手術部位感染（surgical site infection；SSI）

腸管吻合を行う際は，創部周囲の癒着を剥離し，ウーンドリトラクターを用いて創部の汚染を防ぐことに努める．吻合後は必ず手袋を交換し，閉創の際，筋膜を閉じた後に創部を温生食で洗浄する．

術後創部の発赤や浸出液の漏出が見られた場合は，早めに開放ドレナージを行う．

2 縫合不全

手縫い操作に比べて，器械吻合の方が縫合不全発生率は低いとされているが，バイパス手術が必要になる患者では術前栄養状態も悪く，定時手術よりも縫合不全発生率は高いと考えておくべきである．

術後の腹痛や炎症反応の持続高値などを認める際は，積極的にCT検査を行う．

3 吻合部出血

リニアステープラーで吻合した際，内腔を視認して出血がないことを確認する．術後吻合部出血が疑われる場合は，内視鏡的止血術を考慮する．

4 bacterial overgrowth syndrome[1)]

バイパス手術施行後，幸いにも現病のコントロールが良好で長期生存が得られた症例では，食事が通過しない腸管の蠕動遅延に伴う細菌の異常増殖により，bacterial overgrowth syndromeが起こることがある．臨床症状は多彩であり，腹痛や下痢，発熱，脂肪便，貧血，腹部膨満などがみられることが多い．予後と照らし合わせて，可能であればblind loop症候群（盲管症候群）となった腸管切除も選択肢となる．

》考察 ～本手術に関連する報告をふまえて～

- 切除不能進行癌に対する消化管バイパス手術の有効率（実際に経口摂取が可能となった症例の割合）は75％とする報告がある[2)]．また，腫瘍の原発部位により，食事摂取改善率にかなりの差がみられるという報告もある[3)]．
- バイパス術後に化学療法を行えた群では，経口摂取可能期間，生存期間ともに有意な延長を認めており，消化管バイパス手術はQOL向上のための緩和手術としてだけでなく，集学的治療においても有用である可能性が示唆される一方，術後に経口摂取改善の得られない症例もあるため，個々の状況や患者の症状に応じてバイパス手術を選択すべきであると筆者らは考える．

文 献

1）Bures J, Cyrany J, Kohoutova D, et al. Small intestinal bacterial overgrowth syndrome. World J Gastroenterol 2010; 16 (24) : 2978-90.

2）佐藤力弥，川村　武，佐々木邦明，ほか．切除不能進行癌に対する消化管バイパス手術の検討．日臨外会誌 2012; 73 (7) : 1616-21.

3）根東順子，山田達治，平田明裕，ほか．消化管閉塞症例における消化管バイパス手術の意義 ―食事摂取改善率からの検討―．Palliative Care Research 2009; 4 (2) : 235-9.

メッケル憩室切除術

(Excision of Meckel's Diverticulum)

▶▶ 浮山越史，渡邉佳子（杏林大学医学部小児外科）

手技のゴール

- メッケル憩室をみつけられる． ➡ 1
- メッケル憩室の異所性胃粘膜と隣接している小腸の病変部を，楔状に合併切除できる． ➡ 3
- 狭窄にならないように，横方向（短軸方向）に縫合できる． ➡ 4
- 縫合不全にならないように，腸管の色調に留意できる． ➡ 4

》手技の適応

- メッケル憩室は異所性胃粘膜を合併し，胃液により隣接する小腸に潰瘍を形成するため，消化管出血の原因となる．また，腸重積症の先進部となることや，魚骨の迷入などによる消化管穿孔や憩室炎，腸閉塞の原因にもなるので，存在が明らかとなった場合には切除が必要である．
- 造影CT，小腸造影などの画像診断でメッケル憩室が明らかとなった症例．
- 下血，腹痛の精査で，メッケルシンチグラフィにて異常集積が認められた症例．
- 他の手術中に，腹腔内の精査にて，メッケル憩室の合併を認めた症例．

》手術時の注意点

- 腸管全体を観察して，他に病変がないことを確認する．特に，出血で見つかった症例では，他に下血の原因がないか精査する．
- 腸管重複症の異所性胃粘膜によるメッケルシンチグラフィ陽性の場合もある．

》術前準備・チェック

- 末梢血，生化学の血液検査を行う．貧血があれば，術前に輸血が必要である．肝機能や腎機能，凝固系の異常の有無をチェックする．
  ①胸部X線単純写真で，肺や心臓の状態を確認する．
  ②心電図で，異常の有無を確認する．

》手術体位

- 体位は仰臥位で開始する 図1.
- 術者は患者の右側，助手は左側に位置する.

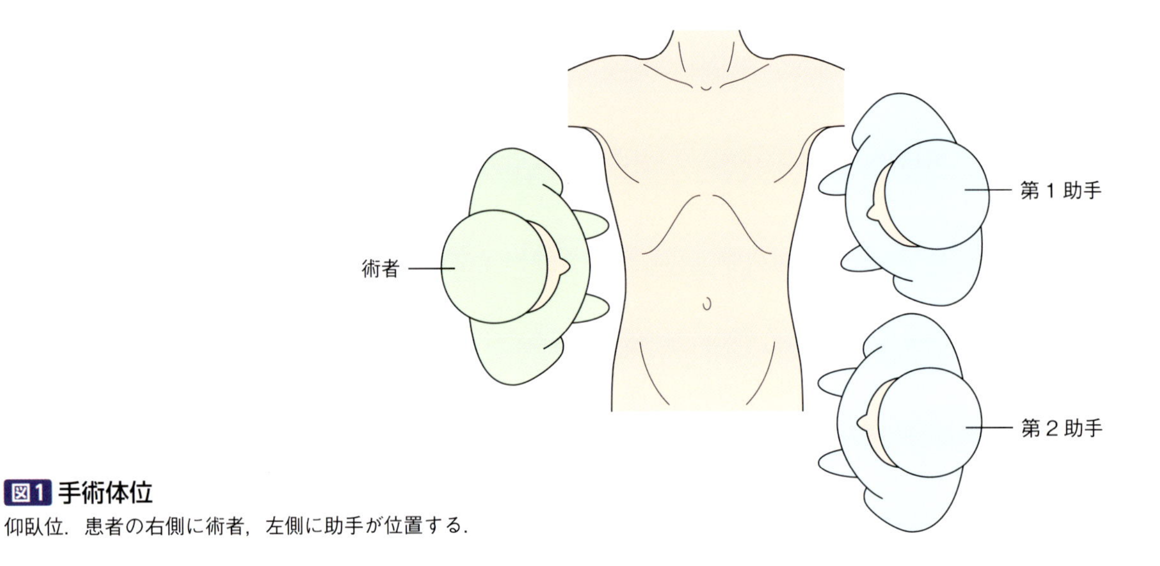

図1 手術体位
仰臥位．患者の右側に術者，左側に助手が位置する.

手術手順

手術手技

1 開腹

- 皮膚切開は，臍下半周切開を行う．筋膜，腹膜を尾側に縦方向に切開する 図2.
- 小児の皮膚は伸びるので，できるだけ創を延長しない．延長する場合には，尾側に縦に切開し，閉創時に皮膚をトリミングする.
- 開腹後に小腸を頭側，尾側に精査して，メッケル憩室を創外に出す.
- メッケル憩室は，回腸末端から 40 ～ 100cm 口側の腸間膜対側に存在する.

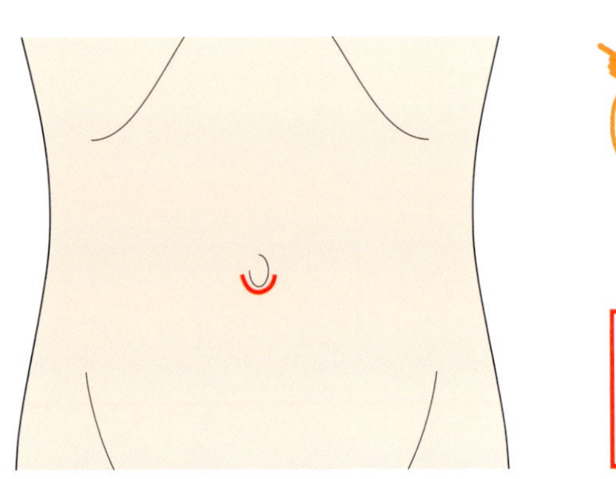

図2 皮膚切開
臍下半周切開する.

Check
臍輪の下半分に沿って切開する.

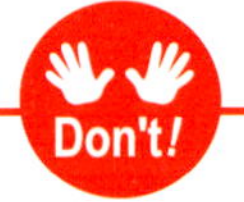

横方向に創を延長すると目立つ創になるので注意.

2 腸管の観察

- 回腸末端から口側に向かって探すと見つけやすい.
- メッケル憩室は腸間膜と反対側にある.

point

3 メッケル憩室の楔状切除

- メッケル憩室の癒着があれば剥離する.
- 切除範囲を確定する.
- 切除範囲の外側，横方向（短軸方向）の両端にトラクション用の糸をかける 図3.
- 口側，肛門側に小児用腸鉗子をかける.
- メッケル憩室に，縦溝鉗子を楔型にかける.

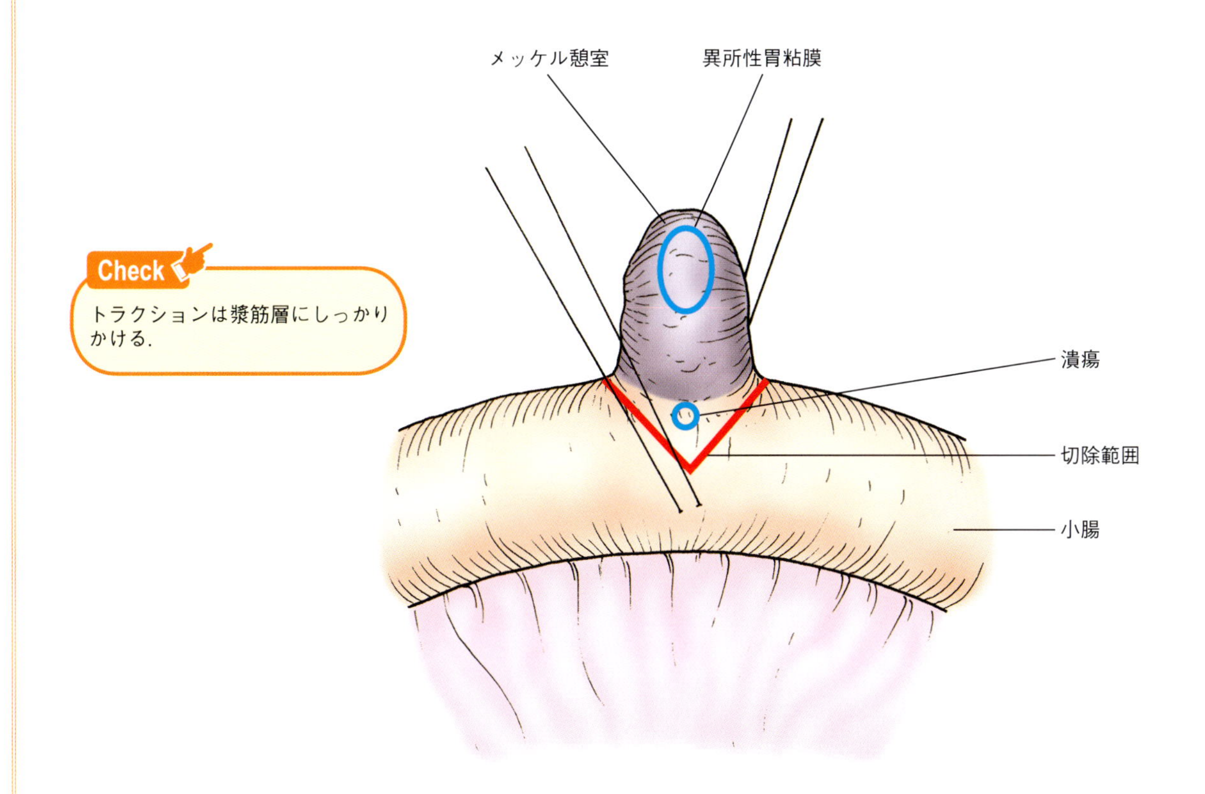

図3 切除範囲の確定とトラクション

憩室の異所性胃粘膜と近傍の小腸の潰瘍も含めて“楔形”に切除範囲を確定する.
切除範囲の外側，横方向（短軸方向）の両端にトラクション用の糸をかける.

- メスでメッケル憩室を楔型に切除する 図4.
- 切除時に腸内溶液で腹腔内が汚染されないように，周囲にガーゼを置き，確実に吸引する.

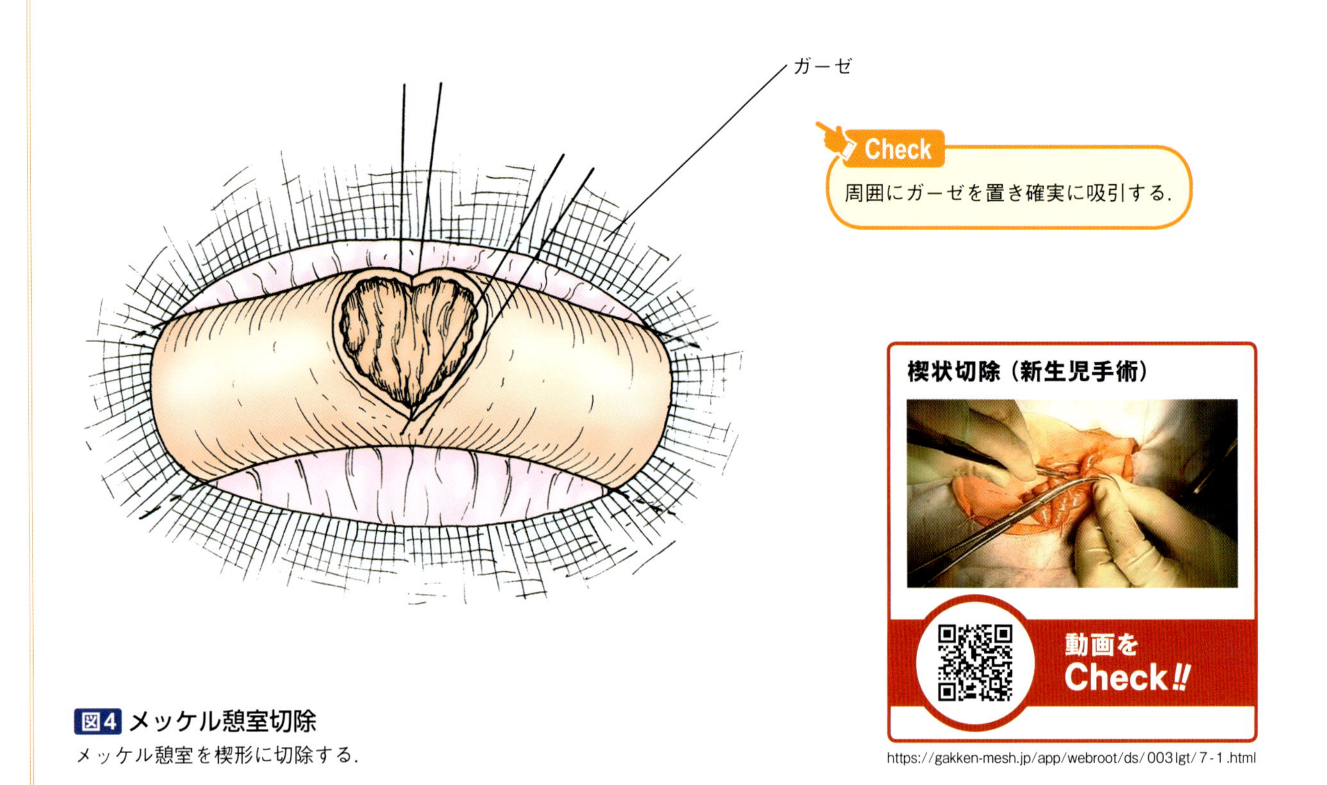

図4 メッケル憩室切除

メッケル憩室を楔形に切除する.

手技のポイント

腸管内容を吸引しながら内腔を観察し，出血や潰瘍などがないことを確認する 図5.

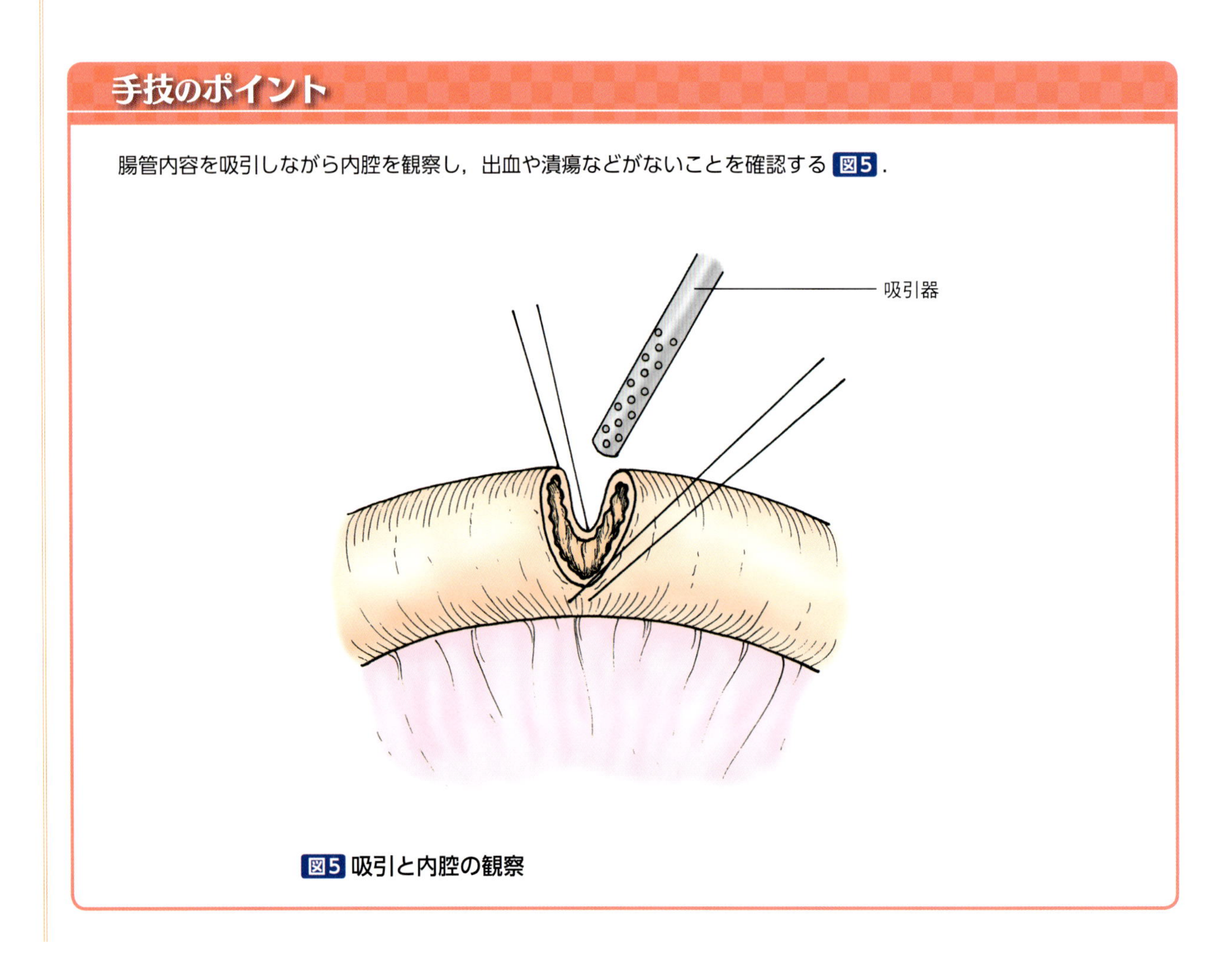

図5 吸引と内腔の観察

point

4 小腸縫合（Albert-Lembert 縫合）

- 全層縫合（Albert 縫合）を吸収糸（4-0）で行う．
- 最初に，両端を外（漿膜）－内（粘膜）－内－外で縫合し，縫合の幅と同じ間隔で縫合する 図6．
- または両側から内－外－外－内で縫合し，中央の数針のみ外－内－内－外とする 図7．
- 漿膜筋層縫合（Lembert 縫合）を非吸収糸（4-0）で行う 図8．

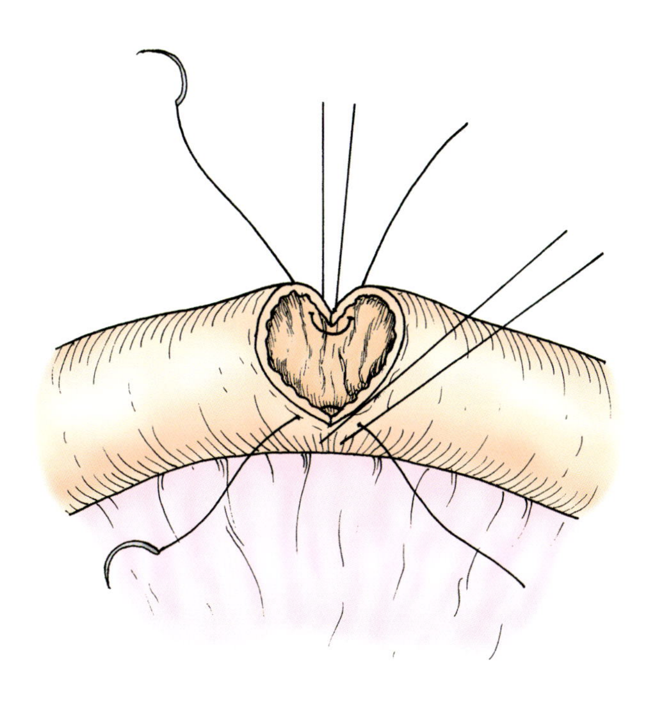

Check
両端に近い部分はやや密に縫合する．

図6 全層縫合（外－内－内－外）
両端を外（漿膜）－内（粘膜）－内－外で縫合し，縫合の幅と同じ間隔で縫合する．

Check
結紮時に結紮が前の部位と同じに，または非常に近くにならないように留意する．

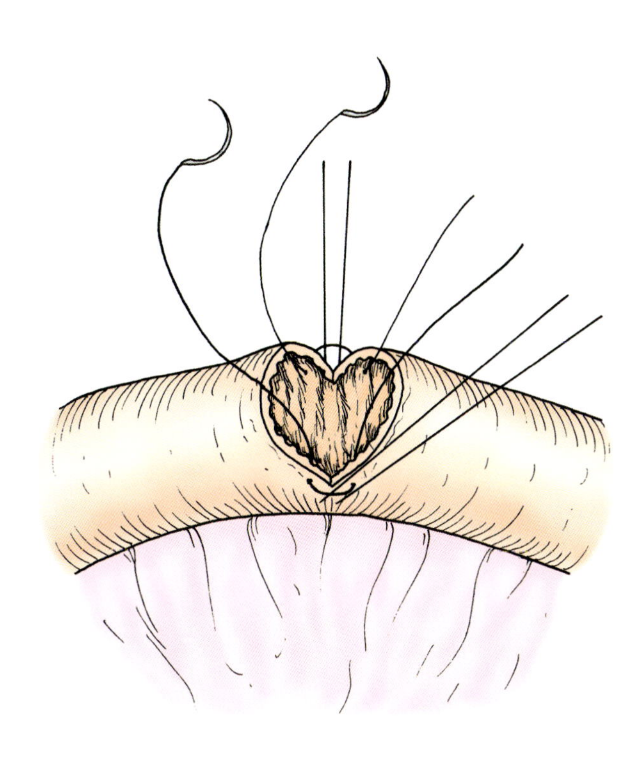

図7 全層縫合（内－外－外－内）
両側から内－外－外－内で縫合し，中央の数針のみ外－内－内－外とする．

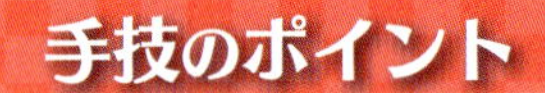

手技のポイント

全層縫合の両端に近い部分は数針で，やや密に縫合する 図8．

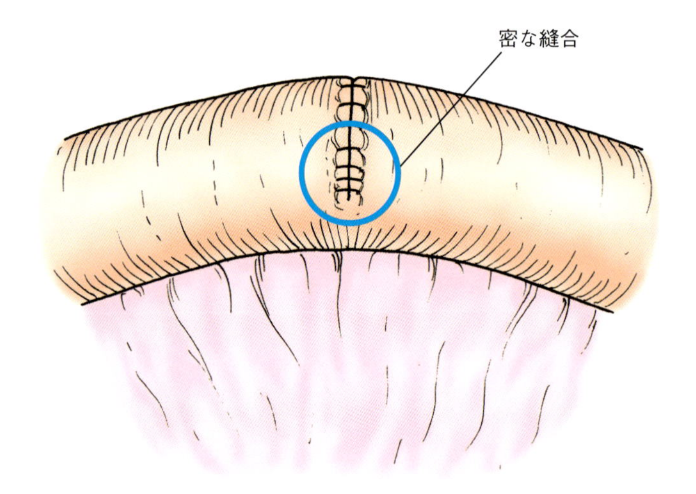

図8 漿膜筋層縫合
漿膜筋層縫合をする．

Check
小児の腸管は弱いので，筋層まで確実にかけ，裂けないようにゆっくり寄せるように結紮する．

5 腹腔内洗浄

- 腹腔内が汚染された場合には，腹腔内を生理食塩水 2,000 ～ 3,000mL で洗浄する．

6 閉腹

- ドレーンは，原則的に挿入しない．
- 閉腹は吸収糸で行う．

術後チェックポイント

- 術中の輸液量，尿量をチェックする．
- バイタルサインをチェックする．
- 創部の出血，感染をチェックする．
- 便性をチェックする．初期はタール便がみられる．
- 腹部膨満の有無をチェックする．

起こりやすい合併症

1 創感染

ウーンドリトラクターで創を覆い，術中の感染を防ぐ 図9．

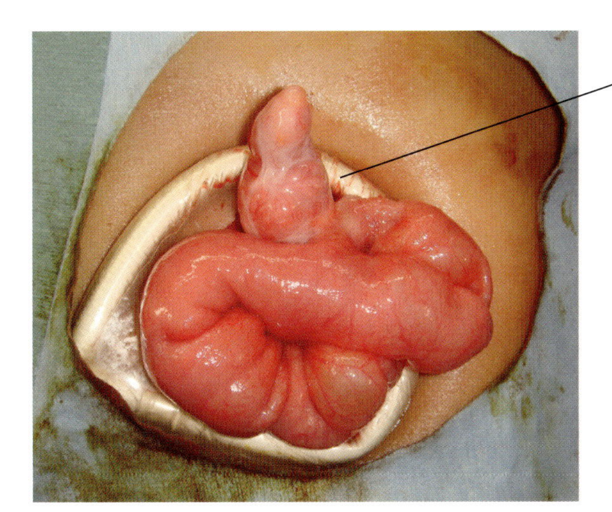

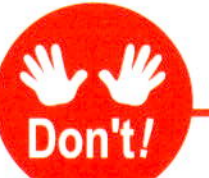

ウーンドリトラクターの挿入時には，腸管を挟まないように注意する．

図9 ウーンドリトラクターによる感染防止
創感染の予防のために使用する．

2 縫合不全

術中に耐圧テストを行う．

3 吻合部狭窄

縫合のバイトを大きくとりすぎないようにする．腸管の横方向（短軸方向）に縫合する．

4 出血

潰瘍部分を確実に切除する 図10．

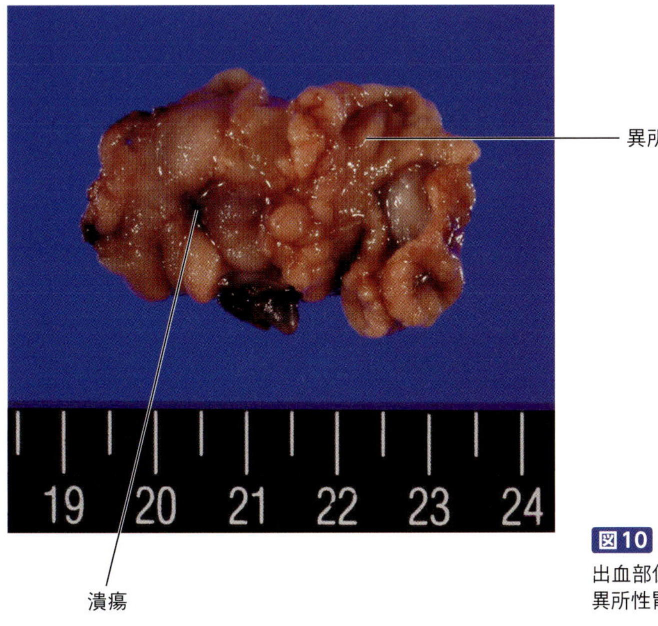

図10 メッケル憩室の固定標本
出血部位である潰瘍は，メッケル憩室内にある異所性胃粘膜に隣接する正常小腸に存在する．

文献

1）Beasley SW. Vitellointestinal (omphalomesenteric) duct anomalies. Operative Pediatric Surgery 6th ed. (Spitz L and Coran AG eds), London: Hodder Arnold; 2008. 419-31.

2）Snyder CL. Meckel's Diverticulum. Pediatric Surgery 6th ed. (Grosfeld JL eds), Philadelphia: Mosby Elsevier; 2006. 1304-12.

大腸切除＋吻合術

結腸・直腸手術の基本手技

(Basic Technique for Colorectal Surgery)

佐々木剛志，伊藤雅昭（国立がん研究センター東病院大腸外科）

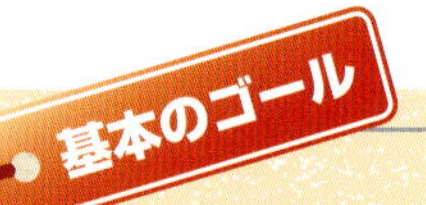

- 術前検査，手術前腸管処置を含めた手術の準備ができる．
- 開腹手術，腹腔鏡下手術の特性を知り，アプローチ法を選択できる．
- 病巣の位置から適切な術式を決定できる．
- 合併症を予防するための心得を身に着け，実践できる．

- 下部消化管とは，上部消化管（食道，胃，十二指腸）に対応する呼称であり，一般的に空腸から大腸を経て，肛門までの長い範囲を指す言葉である．そのため，行われる手術も疾患の種類や生じる場所により多岐にわたる．
- 代表的な疾患だけでも，癌，炎症性腸疾患（潰瘍性大腸炎，クローン病，虫垂炎，憩室炎，虚血性腸炎など），カルチノイド，ポリープ，消化管間質腫瘍，腸閉塞，痔疾など，良悪性を問わずに多彩である．症状も炎症，出血，閉塞（狭窄），穿孔など，疾患によりさまざまで，それに対応する手術も良性，悪性はもとより，待機的手術から緊急手術まで，個々の症例によってケースバイケースの対応が求められる．
- 空腸や回腸には，上記の病気が生じることはまれであり，手術を要する疾患に遭遇する頻度は，圧倒的に「大腸＞小腸」である．

》手技の適応・目的

- 大腸癌に対する腸管切除は，①癌の根治のため，②腫瘍増大時の狭窄，出血，穿孔などの有害症状を抑えるため，もしくはその両方を目的として行われる．Stage 0を除くすべての進行度（Stage Ⅰ，Ⅳの一部も適応外になるものがある）に対して広く選択される術式である．

》手術時の注意点

- 細菌が常在する大腸管腔からの術野汚染を最小限にする．
- 汚染された手指や器械による2次汚染に注意する．
- 腫瘍を残さない，露出させない（散布させない）手術が根治につながることを念頭に，「癌に対する手術」を行う．
- 大腸は，血管の走行や腸管の走行など，解剖学的なバリエーションの多い領域であることを意識しながら術前画像診断に向き合うことが，円滑な手術進行に必要である．

- 郭清を伴う手術は，支配動脈を切除するために，残存腸管の血流に留意した間膜処理を行う 図1．

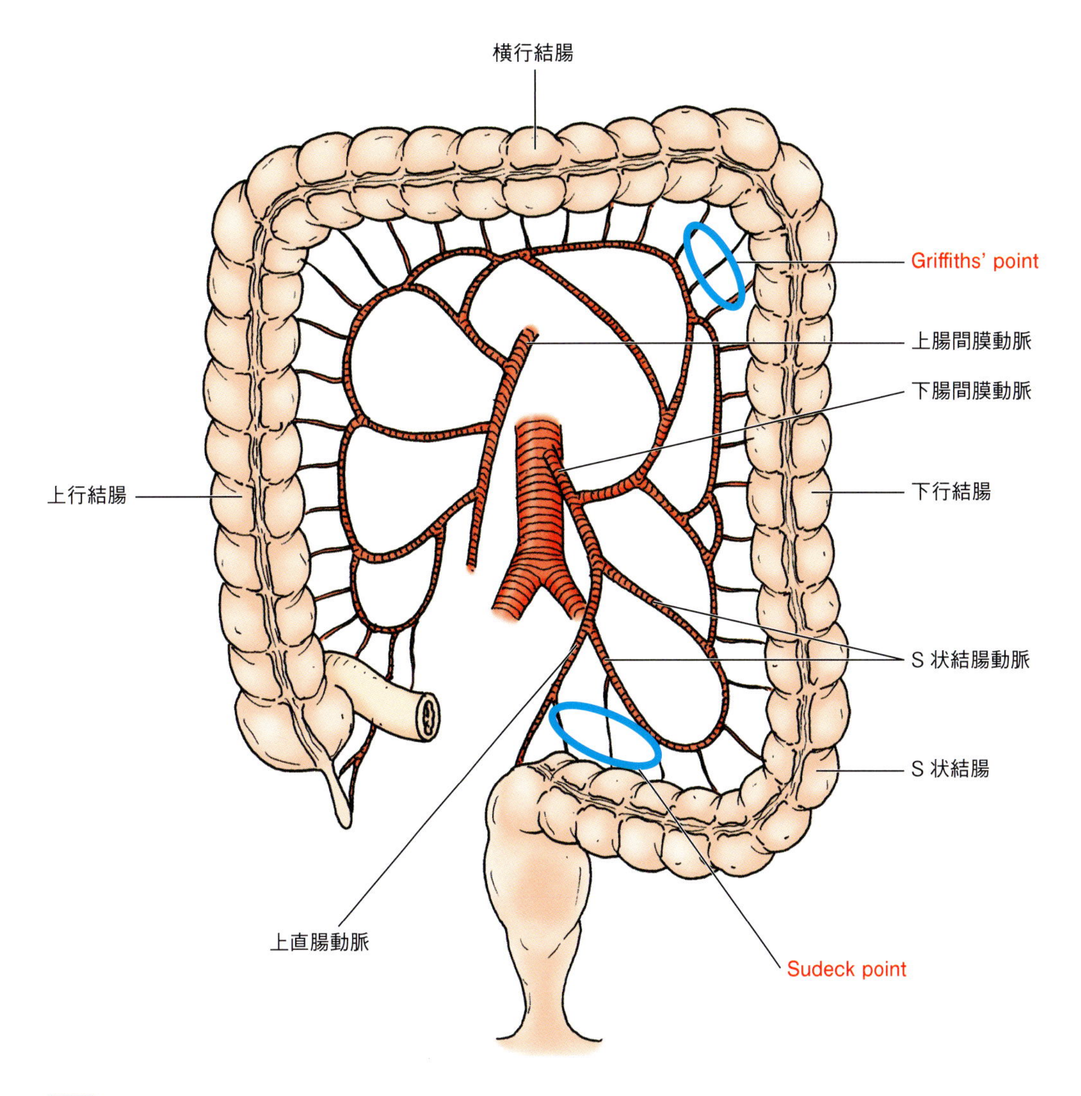

図1 Griffiths' point と Sudeck point
生理的に辺縁動脈の交通が脆弱な部位（Griffiths' point，Sudeck point）があることに注意する．

» 術前検査・チェック

〈下部消化管内視鏡〉

- 悪性疾患の場合，診断確定のために必須である．良性疾患であっても悪性疾患の重複を否定するために行われる．病理診断のための生検だけではなく，小型病変の場合には，手術中に病変の場所を同定するための点墨やクリッピングも重要である．狭窄が強い場合には，前処置（下剤）による腸閉塞を惹起することがあるので注意する．

〈消化管造影〉

- 診断能はCT colonographyより優れている点が多いが，患者の負担を考慮し，近年では省略されることも多くなった．

〈CT 検査〉

- 転移のスクリーニング目的に日常的に施行される．血管の走行や周囲臓器と大腸の走行を見て，手術をシミュレーションすることができる．近年では消化管造影の代わりに CT colonography や Virtual colonoscopy が利用可能である 図2，図3．

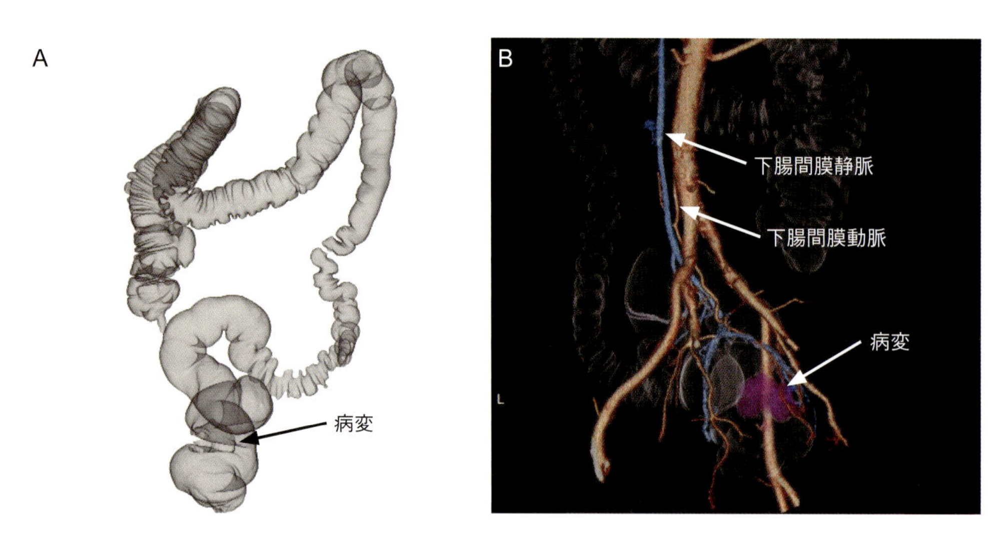

図2 CT colonography
A：腸管のみをほぼ正面から見た画像，B：左後ろから見た血管合成画像．

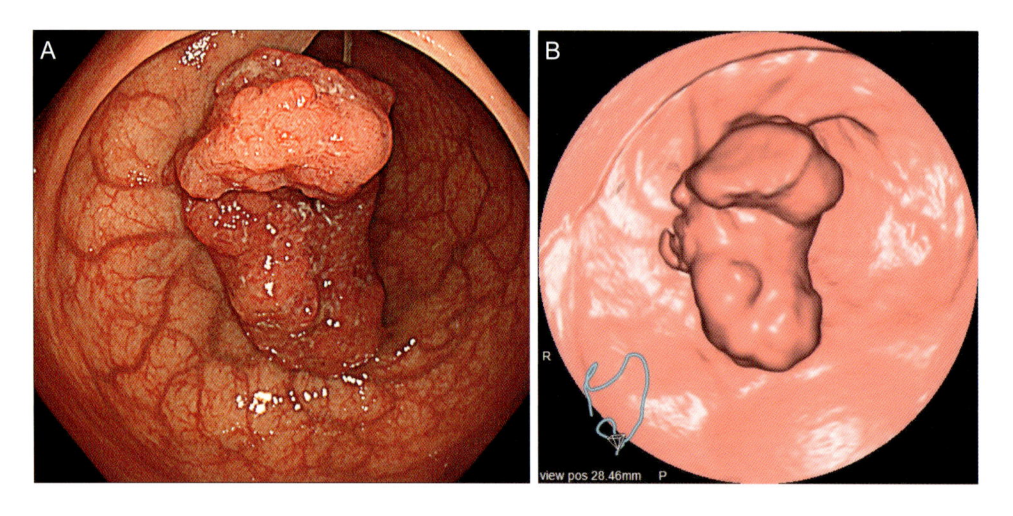

図3 内視鏡画像（A）と Virtual colonoscopy（B）（同一症例）

〈MRI〉

- 特に，直腸領域において隣接臓器への浸潤の診断や，リンパ節の局在診断に優れている．造影 MRI は，肝転移の診断にも有用である．

〈PET-CT〉

- 大腸癌に対して条件付きで保険適用されている．適用に制限があるため，日常的には行われない．しかし，大腸癌には ^{18}F-FDG（フルオロデオキシグルコース）が集積することが多く，有用な検査である．

〈血液検査，心電図，呼吸機能検査〉

- 耐術可能かどうかのスクリーニングに用いられる．腫瘍マーカーの測定も重要である．

≫ 術前準備

- 手術2日前までに入院し，低残渣食とする．
- 術前には，下剤を用いて腸管を空虚にするが，縫合不全のリスクの低い術式の際には，早期回復プログラムの一環として，機械的腸管洗浄や術前の絶食を行わない施設も増えてきている．しかし，低位直腸癌については縫合不全の頻度が依然高く，合併症やその後の重症化予防のため，機械的腸管洗浄による残便の排除が推奨される．

≫ 術中管理（血栓・感染予防）

- 抗凝固療法や下肢の間欠的空気圧迫法などを適正に使用し，肺塞栓につながる深部静脈血栓症を予防する．
- 予防的抗菌薬として，手術開始30分前より3時間ごとに第2世代セフェム系抗菌薬を使用する．術後には速やかに使用を中止する．

≫ アプローチ法

- 開腹手術，腹腔鏡下手術ともに癌の根治性は高い．しかし，腹腔鏡下手術は癌の部位や進行度などの腫瘍側要因，および肥満，開腹歴などの患者要因だけでなく，術者の経験，技量を考慮して選択するべきである．
- 困難性の高い症例や出血などの緊急時には，開腹手術への移行が必要であることから，開腹手術の技能を身に着けることが最重要である．
- 一方，解剖の理解や教育，操作の緻密性を高める点など，腹腔鏡下手術が優れている点も多いことから，バランスのとれた習得が必要である．

≫ 手術体位

- 吻合方法や関心領域の部位で体位を決定する．自動縫合器や手縫い縫合を用いる場合は，仰臥位または開脚位とし，経肛門的に自動吻合器を用いる吻合を行う場合は，砕石位とする **図4**．また，同様の理由で，会陰操作が必要な場合の体位は砕石位である．
- 術者の立ち位置に関しては一定の決まりはなく，直腸の手術などで手術中に立ち位置を変更することも多い．

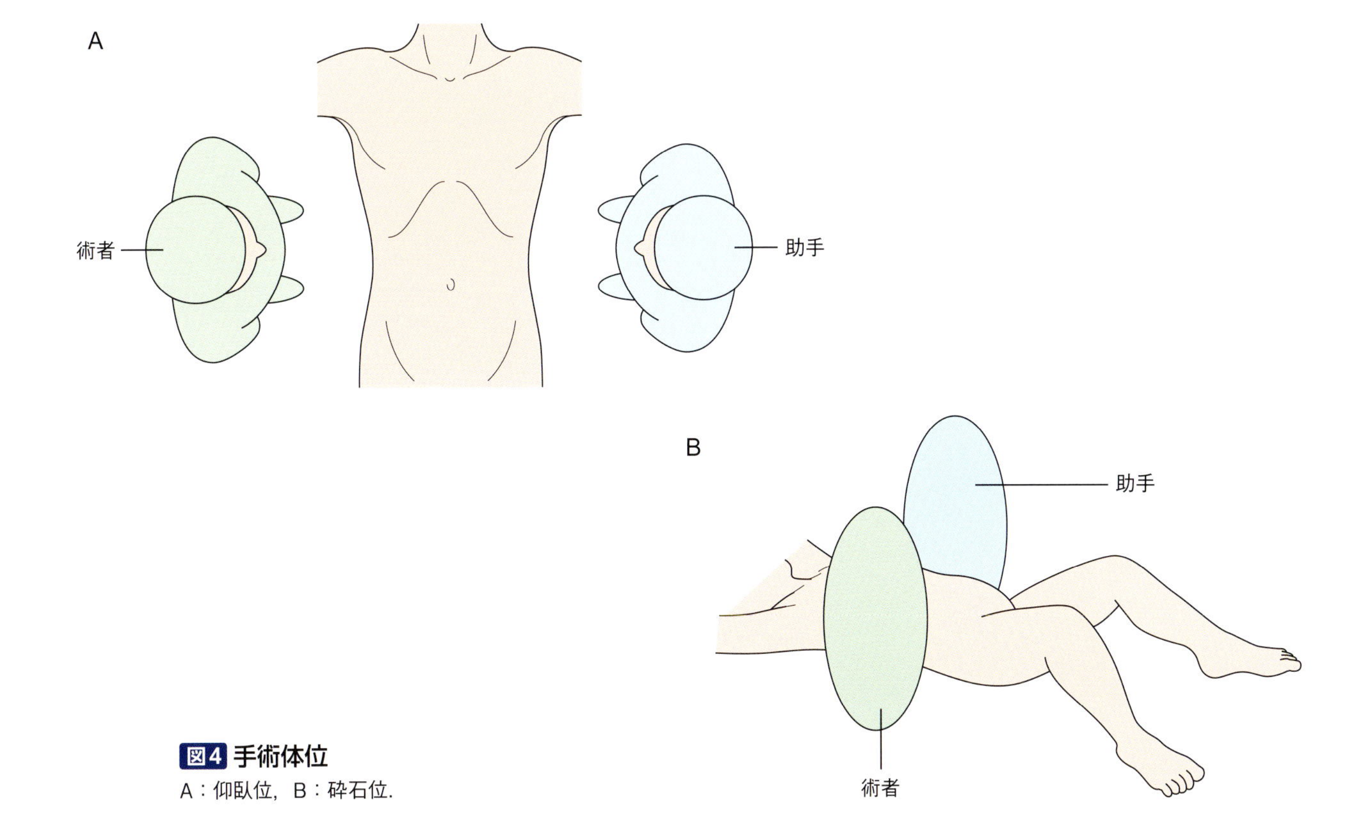

図4 手術体位
A：仰臥位，B：砕石位．

» 大腸癌の術式

- 大腸癌の術式は，癌病巣の存在位置と術前診断から自ずと決定される．
- 手術適応となるすべての大腸癌症例は，リンパ節転移リスクを有しており，リンパ節転移の可能性がある範囲について腸管の切除や血管茎の処理を行う．

手技のポイント

結腸癌では口側・肛門側 10cm までの腸管傍リンパ節と同部に流入する支配血管の主リンパ節までを腸間膜ごとに，扇状に切除する 図5．

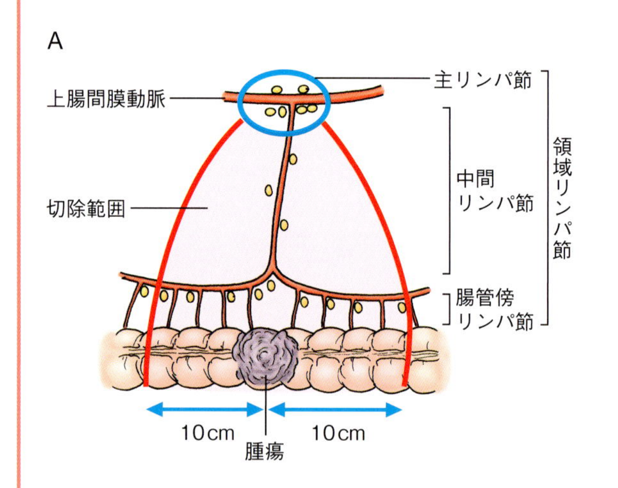

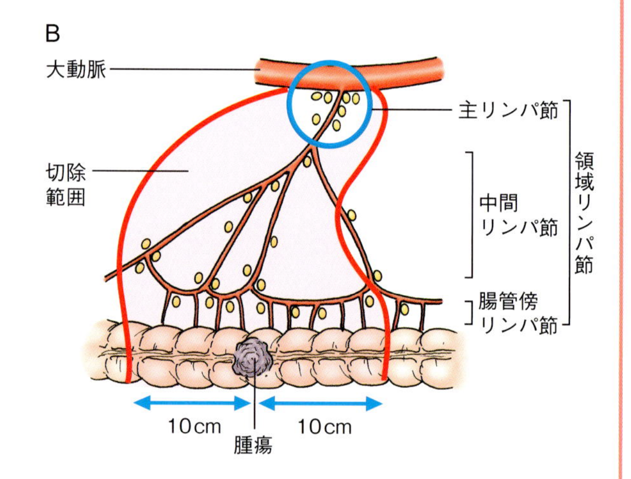

図5 結腸癌の郭清範囲

A：上腸間膜動脈系の結腸癌，B：下腸間膜動脈系の結腸癌．

（大腸癌研究会・編．大腸癌取扱い規約 第９版．東京：金原出版；2018，p13．を改変）

直腸癌では主リンパ節を下腸間膜根部リンパ節とし，上部直腸癌では肛門側 3cm まで，下部直腸癌では肛門側 2cm までの直腸傍リンパ節を郭清範囲とする 図6．

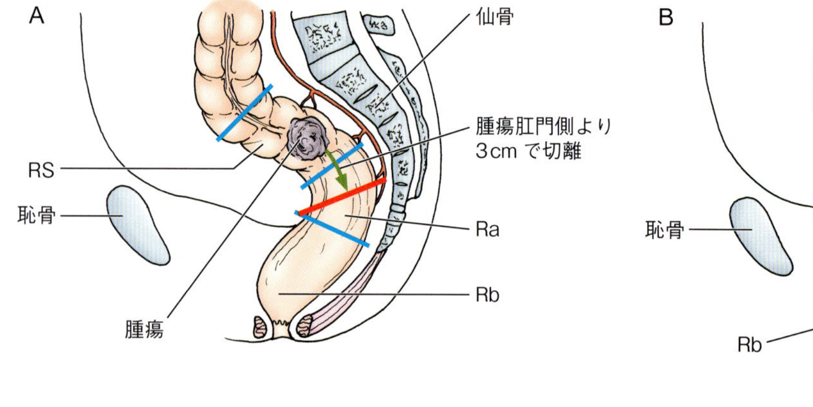

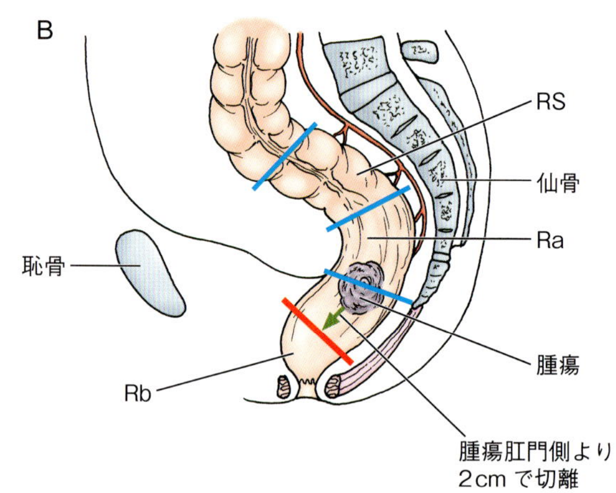

図6 直腸癌の郭清範囲

A：RS（直腸 S 状部）・Ra（上部直腸）癌の場合，B：Rb（下部直腸）まで及ぶ癌の場合．

━（赤線）：切離線

（大腸癌研究会・編．大腸癌取扱い規約 第９版．東京：金原出版；2018，p14．を改変）

手技のポイント

血管周囲の郭清にはさまざまな方法があるが，従来の電気メスやハサミを用いる方法に加え，近年では止血切開用のエネルギーデバイスが用いられる．

①超音波凝固切開装置：超音波振動を利用し，血管を含む組織の凝固と切開を同時に行う．比較的低温で微細な組織の処理が可能であるが，径の太い血管の止血には向かない．振動のないティッシュパッドをケリー鉗子の要領で組織間に滑り込ませ，振動子と挟み込むことでティッシュパッド背側の組織を痛めることなく細血管を凝固しながら周囲組織ごと切開する．

②バイポーラ型ベッセルシーリングシステム：バイポーラの電気凝固装置で，把持した血管壁や周囲組織ごと熱変成させてシールし, その後切離を加える装置である．微細な剥離作業に向かないが止血力が強い．比較的高温になるため，周囲組織への影響に配慮が必要である．

術後チェックポイント

- 術後 24 時間以内の出血（術後出血，吻合部出血）を確認する．
- 血液検査や患者の臨床所見による縫合不全の評価を行う．
- 合併症の少ない領域では早期退院を目指したリハビリプログラムが有効である．

起こりやすい合併症

1 術後出血

手術翌日までの断続する下血は吻合部出血，もしくは再建腸管の虚血である．

2 縫合不全

手術 1 週間までは縫合不全に注意する．縫合不全が疑われた場合，CT 検査を躊躇しない．

文 献

1）Pernkopf E. Atlas of Topographic and Applied Human Anatomy, Third ed. Urban & Schwarzenberg, Baltimore-Munich, 1989.
2）垣添忠生. 新癌の外科 - 手術手技シリーズ 4 大腸癌. 東京 : メジカルビュー社 ; 2002.

大腸切除+吻合術

S 状結腸切除術(腹腔鏡下)/結腸右半切除術(腹腔鏡下)

(Laparoscopic Sigmoidectomy / Laparoscopic Right Hemicolectomy)

▶▶ 奥谷浩一, 沖田憲司, 竹政伊知朗(札幌医科大学消化器・総合, 乳腺・内分泌外科)

手技のゴール

- 助手との協調操作で良好な視野展開ができる. ➡ 2~7, 2´~6´
- 全結腸間膜切除(CME)を完遂するための剥離授動ができる. ➡ 3~5, 3´~5´
- 術式に応じた消化管再建ができる. ➡ 8, 9, 7´

》手技の適応・目的

- 結腸切除術は, 結腸癌や結腸憩室炎, 炎症性腸疾患などに対して適応となる. 結腸癌に対する手術はリンパ節郭清が伴うが, 良性疾患に対しては不要である.
- 切除範囲により, 回盲部切除, 結腸右半切除, 横行結腸切除, 結腸左半切除, S 状結腸切除などがある 図1.

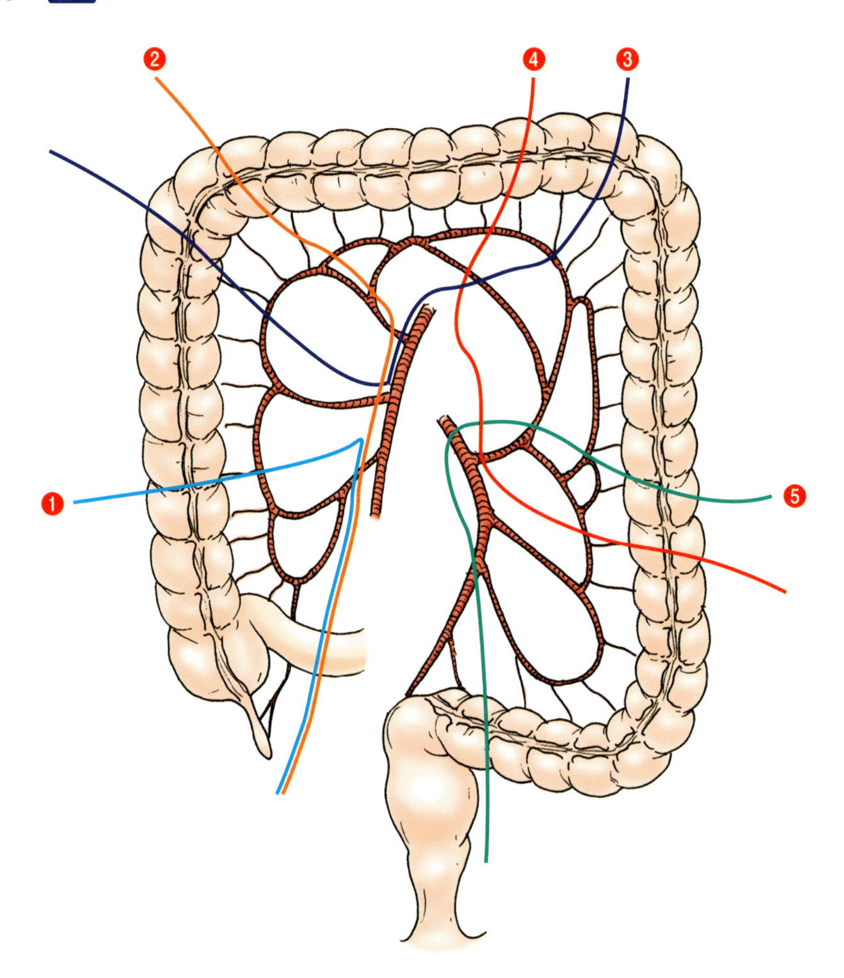

図1 各結腸切除術の切除範囲

❶回盲部切除, ❷結腸右半切除, ❸横行結腸切除, ❹結腸左半切除, ❺S 状結腸切除.

- 到達法には開腹と腹腔鏡があり，『大腸癌治療ガイドライン 医師用 2016 年』[1]では，結腸癌に対する腹腔鏡下手術は習熟度を考慮して適応を決定するとされている．結腸癌における腹腔鏡下手術の安全性や長期成績は開腹手術と同等と海外の報告があるが，わが国の臨床試験では長期成績は良好だが，開腹手術に対する非劣性は証明されなかった[2]．
- 結腸癌に対する腹腔鏡下手術の割合は増加傾向にあり，多くの症例に行われているのが現状である．さらに，S 状結腸癌に対する腹腔鏡下 S 状結腸切除術は，日本内視鏡外科学会の技術認定制度の対象であり，腹腔鏡下大腸切除術の基本術式である．
- 以上を踏まえて，本稿では，手技の定型化が求められる結腸癌に対する腹腔鏡下 S 状結腸切除術と，腹腔鏡下結腸右半切除術について解説する．

» 手術時の注意点

- 結腸癌手術において全結腸間膜切除（complete mesocolic excision；CME）の概念が注目されている．CME は胎生期の発生過程で膜に覆われている結腸間膜を，損傷することなく正しい剥離層に沿って完全に切除する手技で，結腸癌の予後が改善することが報告されている．CME と中枢側高位結紮（central vascular ligation；CVL）を組み合わせることで郭清リンパ節個数を最大とし，局所再発率を低減させ予後の向上につながる[3]．
- リンパ節郭清で重要なのは，残すべき神経や血管，脂肪といった臓器を損傷せず，郭清するリンパ節を挫滅，破壊しないように適正範囲を一括切除し，CME と CVL を完遂することである．
- CME と CVL を完遂するためには良好な視野展開が必要であり，助手の 2 本の鉗子で基礎視野を作り，それに合わせて術者左手で垂直方向にカウンタートラクションをかけてから剥離授動操作をすることが重要である[4]．

» 術前準備・チェック

- 下部消化管内視鏡検査．
- CT 検査（大腸 3D，血管 3D）．
- PET-CT 検査．
- 血液検査．
- 心電図，肺機能検査．

》手術体位

- 体位はレビテーターを用いた開脚位とする 図2．変形マットを使用し，体幹を十分に固定し，両手は体幹に沿うようにする．
- 頭部や肩には固定具を使用せず，固定後にシミュレーションをしっかりと行う．

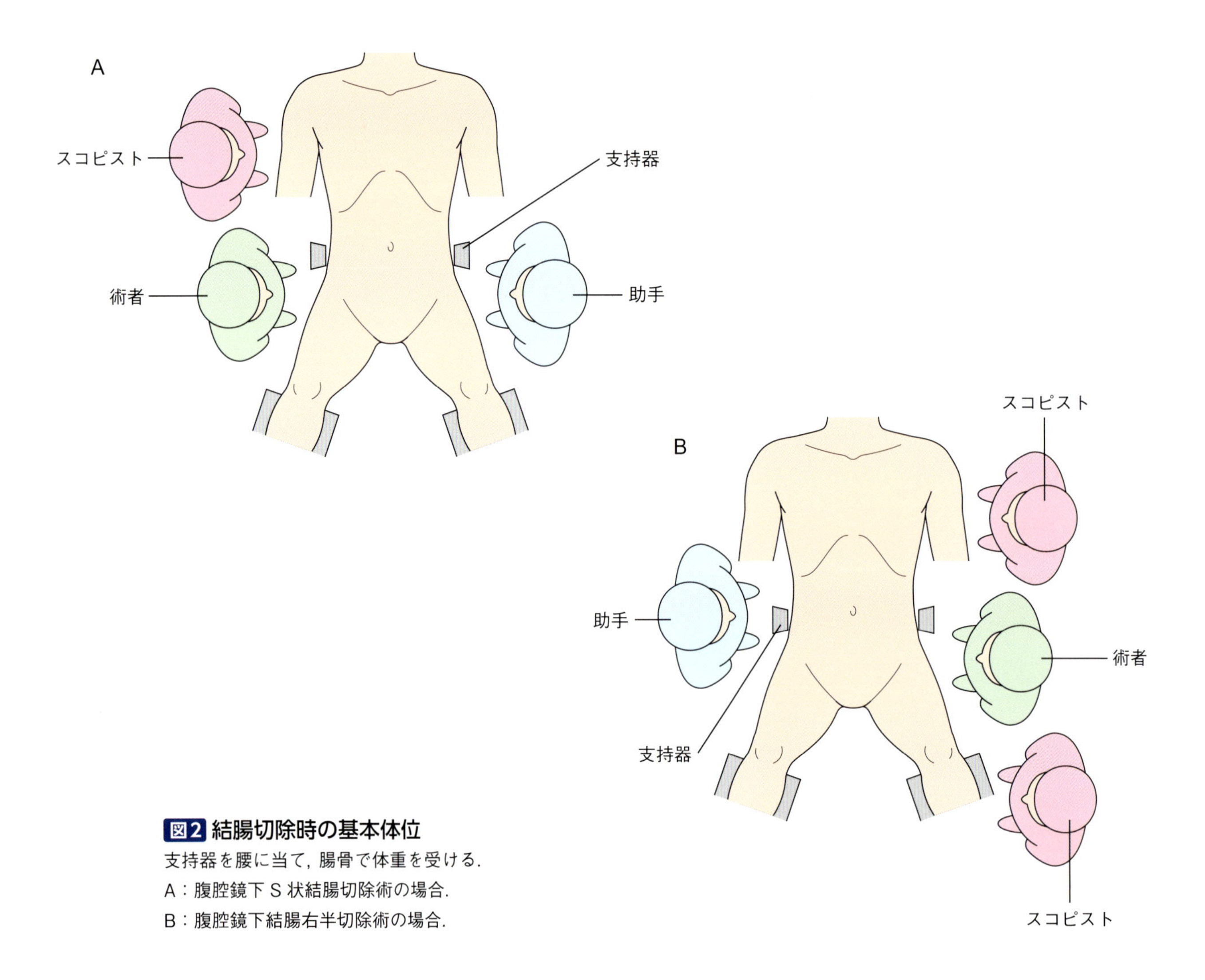

図2 結腸切除時の基本体位

支持器を腰に当て，腸骨で体重を受ける．

A：腹腔鏡下 S 状結腸切除術の場合．

B：腹腔鏡下結腸右半切除術の場合．

腹腔鏡下 S 状結腸切除術

- 本術式は，日本内視鏡外科学会の技術認定制度の対象であり，以前は内側アプローチまたは外側アプローチで行われていたが，現在では内側アプローチによる手技が定型化しており，本稿でも同アプローチによる手技を解説する．

手術手順

手術手技

1 トロッカー挿入

- 臍部正中を小開腹して，12mm トロッカーを挿入したアクセスデバイスを装着し 10mmHg で気腹する 図3．
- 腹腔内を十分に観察し，肝転移や腹膜播種，腹水貯留の有無を確認し，右下腹部に 12mm トロッカーを，その他は 5mm トロッカーを挿入する．

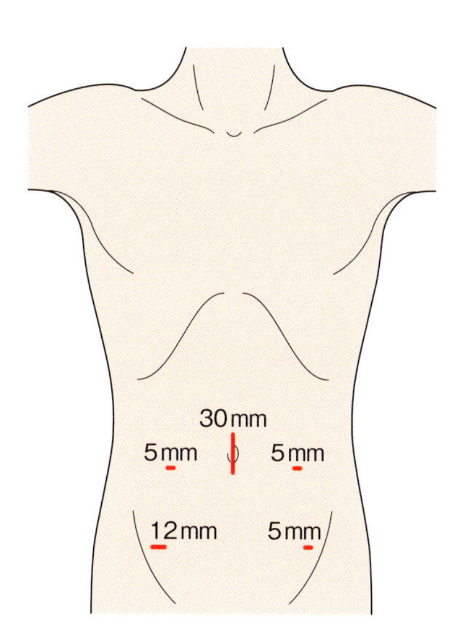

図3 ポート配置
臍部は 30mm の小切開を置き，アクセスデバイスを装着する．右下腹部に 12mm トロッカーを，その他は 5mm トロッカーを挿入する．

2 小腸圧排

- 頭低位・右斜位として，小腸を右頭側へ排除してトライツ靱帯を確認する．
- 大網は横行結腸の頭側に圧排する．
- 大動脈～右総腸骨動脈の走行が確認できる術野を確保する 図4．

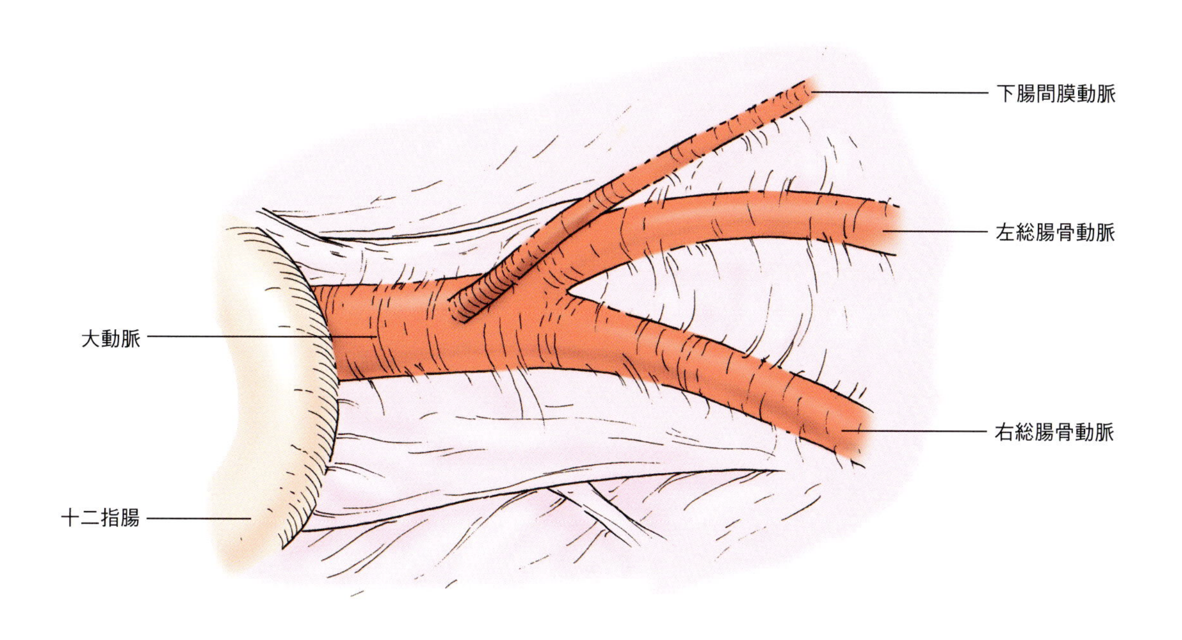

図4 小腸圧排後の術野

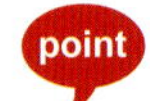

3 S状結腸の授動（内側アプローチ）

- 直腸を頭側に牽引し直線化する．右傍結腸溝〜腹膜翻転部を確認し，岬角の尾側で腹膜切開を開始する 図5．

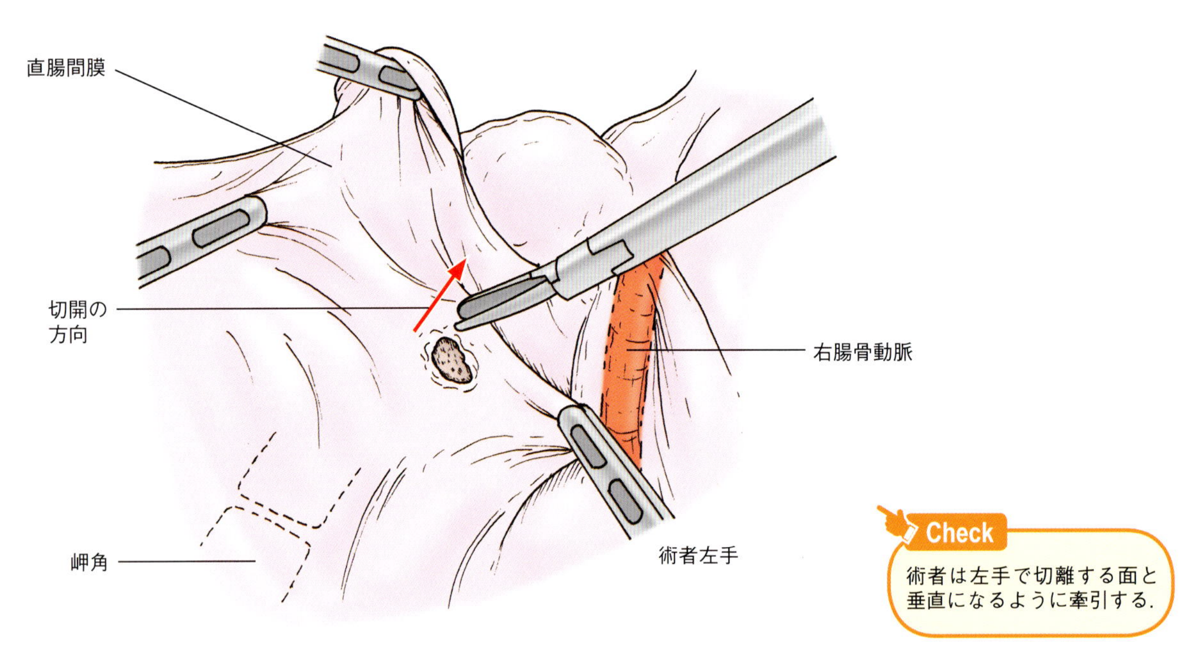

図5 内側アプローチの開始
腹膜切開により，CO_2 が組織内に入り込むことで剥離層がわかりやすくなる．
> 術者は左手で切離する面と垂直になるように牽引する．

腹腔鏡下S状結腸切除術
動画をCheck!!

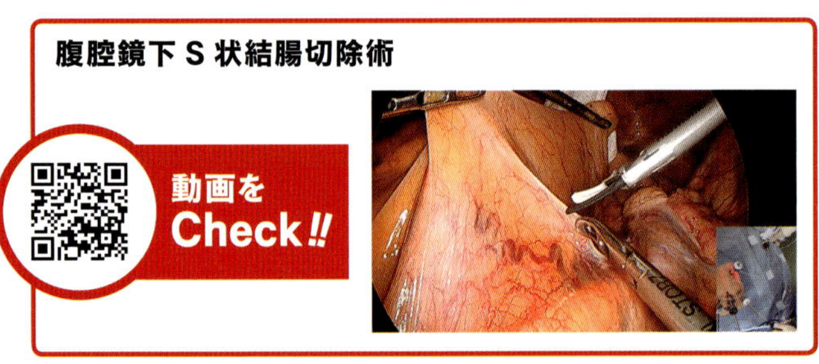

https://gakken-mesh.jp/app/webroot/ds/003lgt/8-2.html

手技のポイント

右下腹神経を確認し，これを温存するように直腸固有筋膜と下腹神経前筋膜との間を剥離する．この剥離層で頭側方向へ，上下腹神経〜腰内臓神経を温存するように剥離を進める．

さらに，外側へ腎前筋膜とS状結腸間膜の間を剥離し，左尿管と左性腺動静脈を背側に温存する 図6．

Check
術者左手で腹側に牽引して，カウンタートラクションをかける．

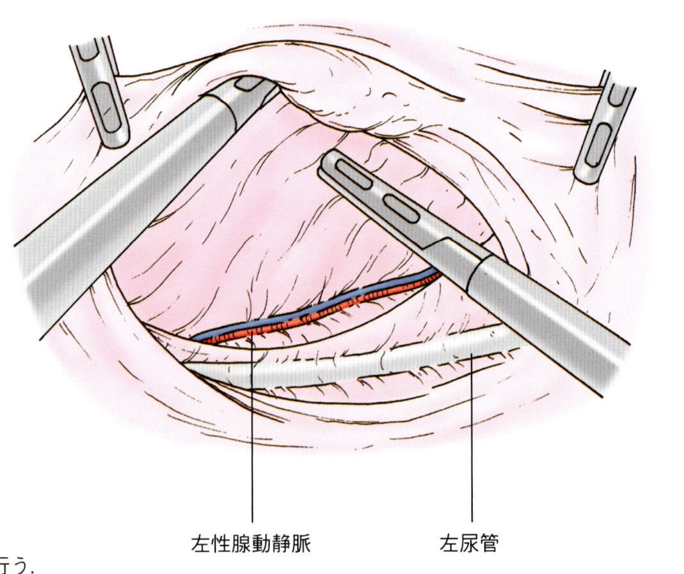

図6 尿管と性腺血管の温存
血管切離は尿管と性腺血管を温存した後に行う．

point

4 脈管処理

- 下腸間膜動脈（IMA）の pedicle を尾側に牽引して，結腸間膜と小腸間膜の境界をトライツ靱帯の尾側まで切離する．
- 下腸間膜動脈と大動脈の角度が 60° 以上となるようにして，左右腰内臓神経を背側に温存しながら下腸間膜動脈の根部を露出する．

手技のポイント

下腸間膜動脈の根部より 5mm 末梢で血管鞘を切開し，外膜を露出して切離すると安全である[5)] 図7．

下腸間膜動脈の根部と同じ高さで腸間膜を切離し，下腸間膜静脈（IMV），および左結腸動脈（LCA）を切離する 図8．

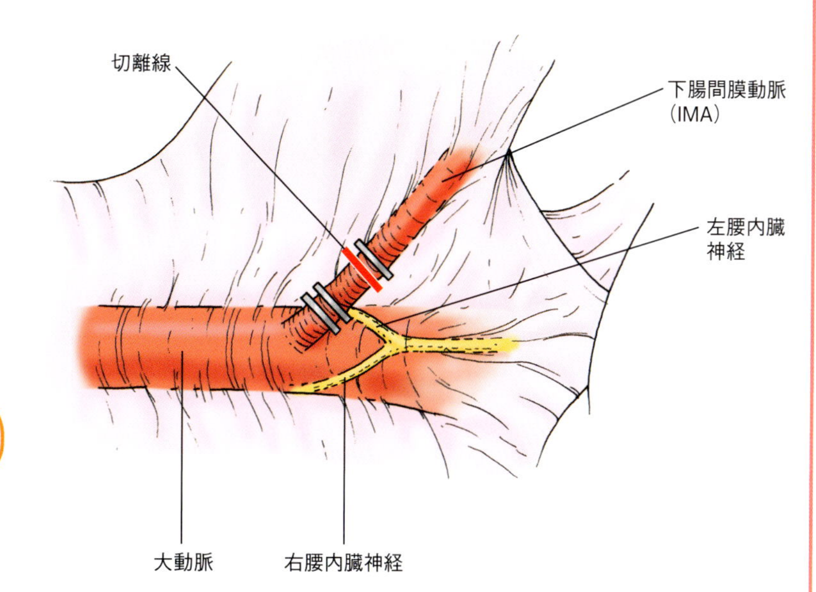

Check
IMA 根部から 5mm 末梢で切離する．

図7 下腸間膜動脈の切離
下腸間膜動脈は根部から 5mm で切離すると安全である．

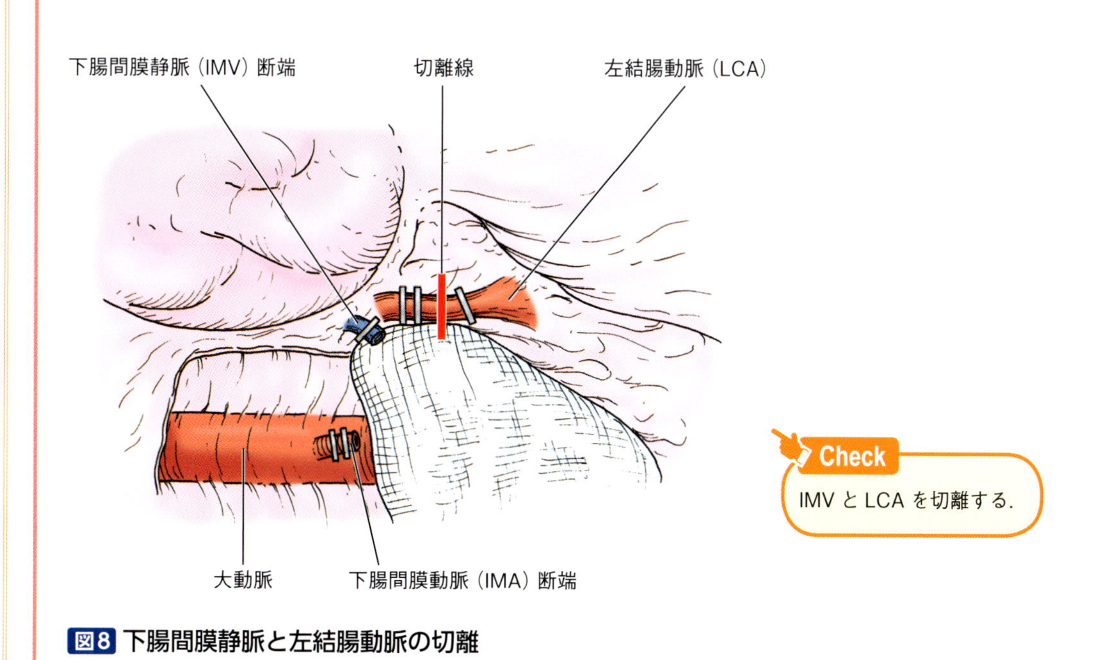

Check
IMV と LCA を切離する．

図8 下腸間膜静脈と左結腸動脈の切離

5 S状結腸外側の剥離

- S状結腸～下行結腸を右側に牽引し，結腸間膜の外側腹膜を切離する．fusion fascia（癒合筋膜）を剥離し，腹膜を切開して内側からの剥離層と連続させる 図9．
- S状結腸が短い症例などでは脾彎曲部を授動する．

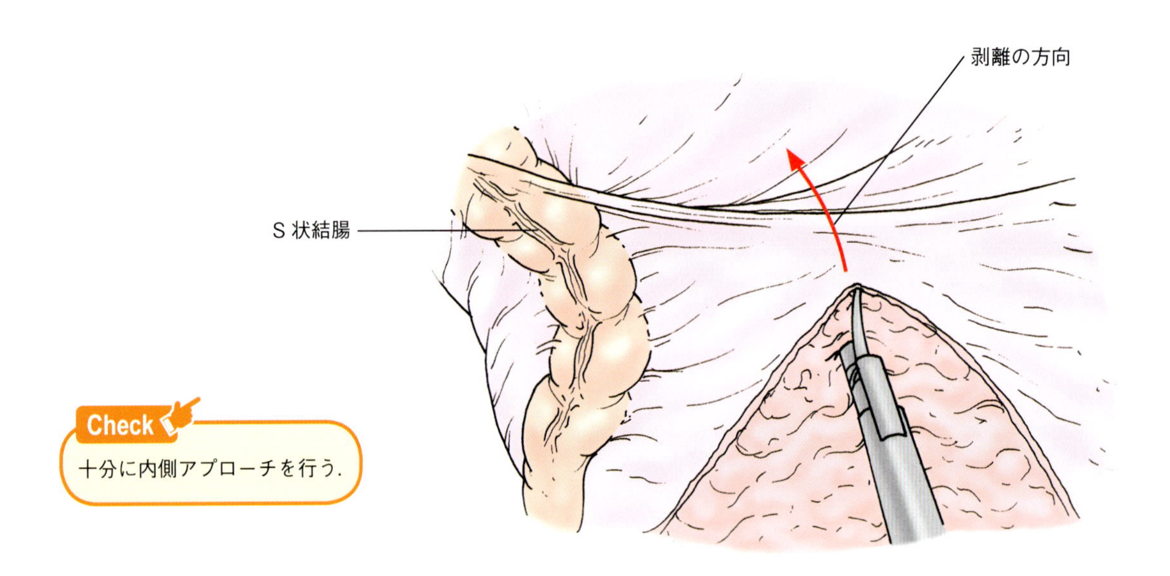

図9 S状結腸外側の剥離
内側アプローチを十分に行うと，外側からの剥離が容易になる．

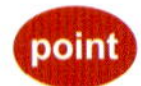

6 直腸の授動

- 直腸を頭右側に牽引し，直腸左右の腹膜を翻転部近傍まで切開してS状結腸授動と同様の層で直腸を授動する 図10．

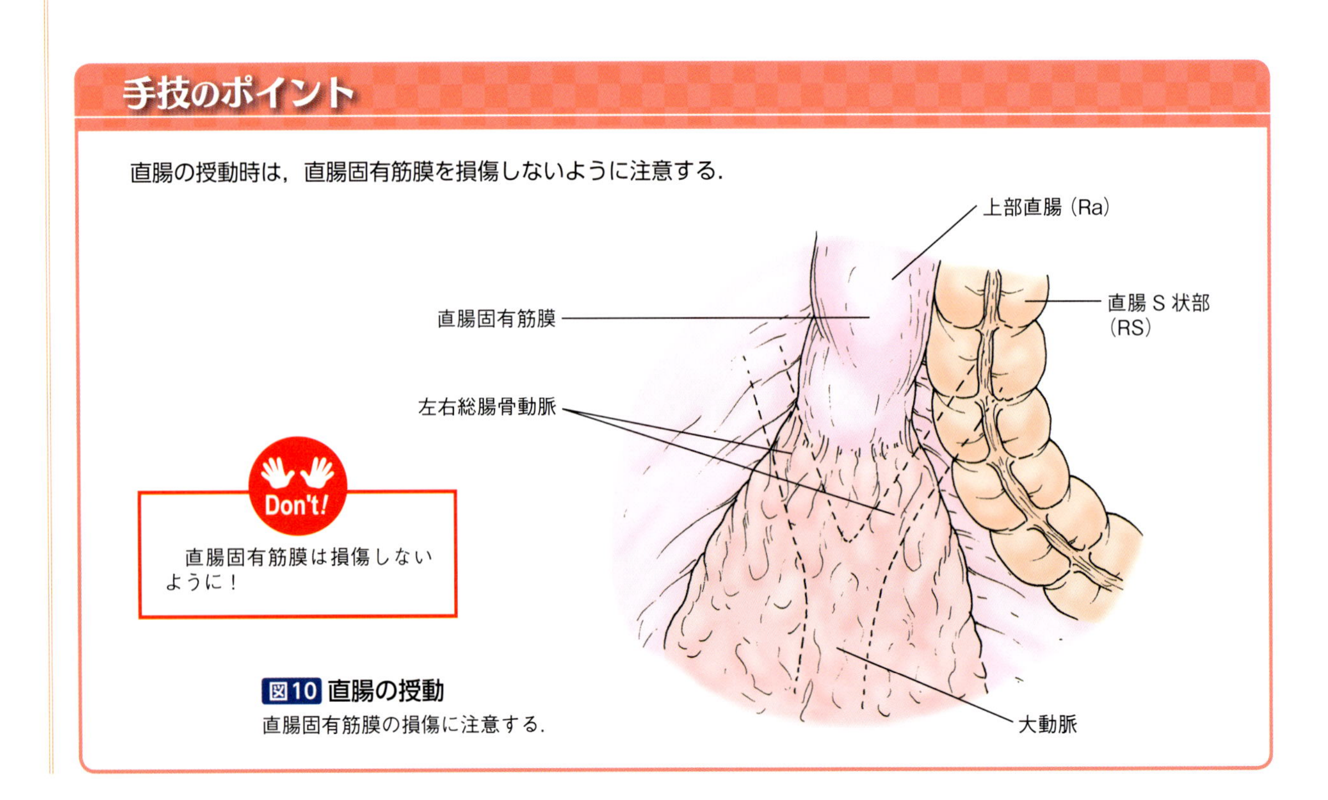

手技のポイント
直腸の授動時は，直腸固有筋膜を損傷しないように注意する．
上部直腸（Ra）
直腸固有筋膜
直腸S状部
（RS）
左右総腸骨動脈
Don't!
直腸固有筋膜は損傷しないように！
大動脈

図10 直腸の授動
直腸固有筋膜の損傷に注意する．

7 肛門側腸管の切離

- 腫瘍から 10cm 肛門側を切離線とする.
- 直腸側壁で腸管壁を露出し，直腸壁を損傷しないように全周性に腸間膜を切離する 図11.
- 着脱式腸把持鉗子で切離線の口側をクランプし, 腸管内を十分に洗浄する.
- 腸管長軸に直交するように自動縫合器で直腸を切離する 図12. 通常, 60mm カートリッジ 1 回で切離可能だが，困難であれば 45mm カートリッジ 2 回で切離する.

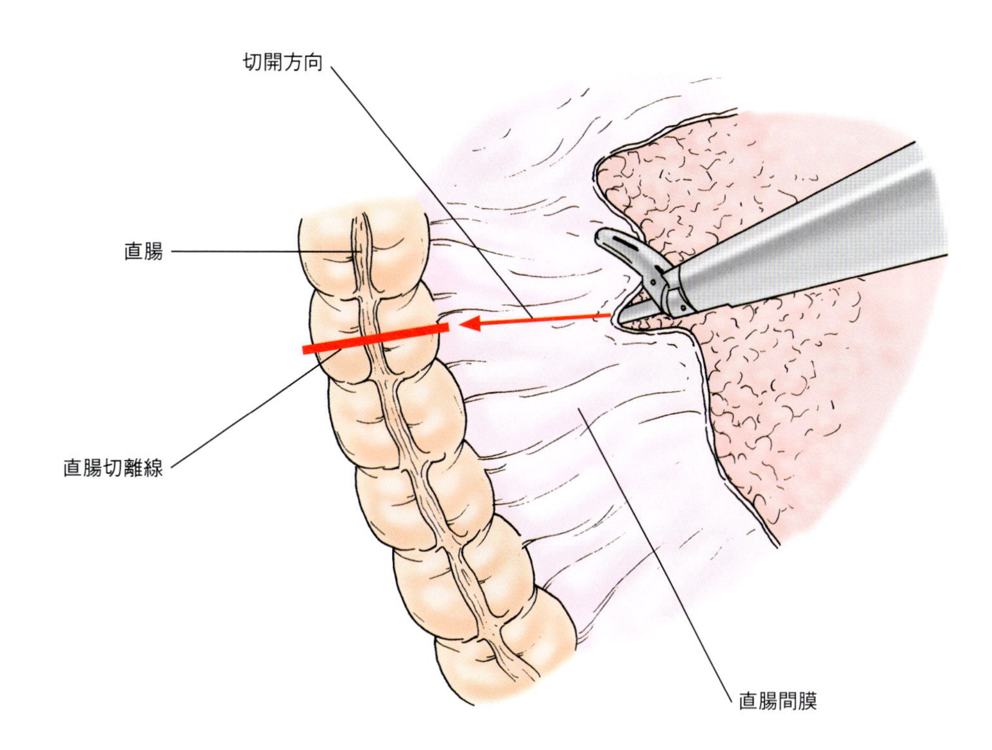

図11 直腸間膜の切離
直腸壁の損傷に注意して直腸間膜を切離する.

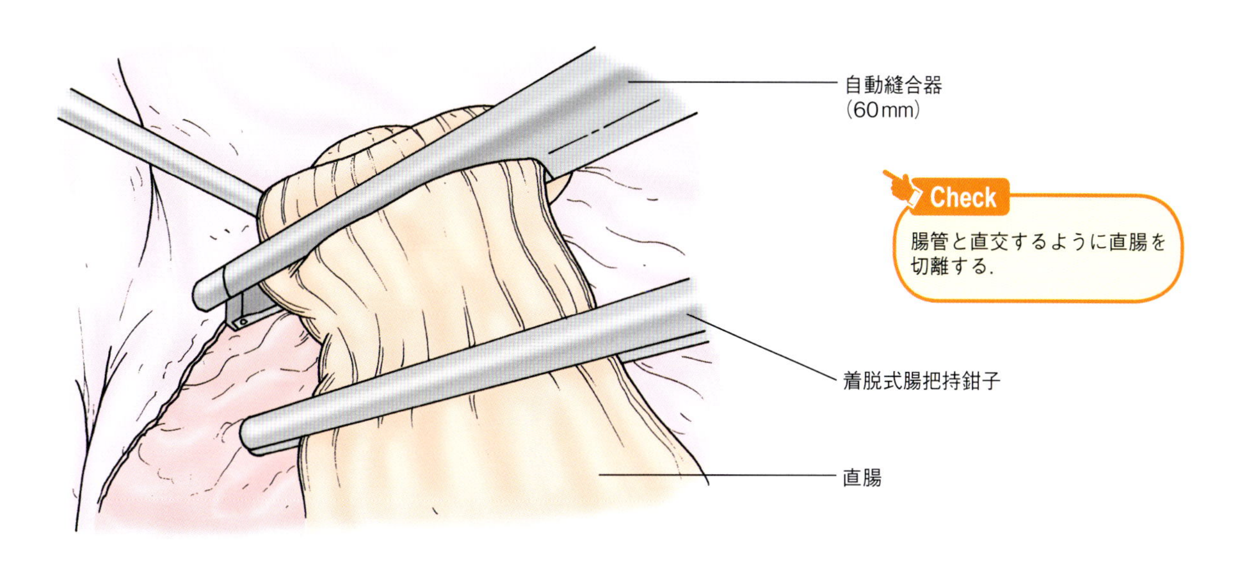

Check
腸管と直交するように直腸を切離する.

図12 直腸の切離
直腸は長軸に直交するように切離する.

8 体外操作

- 臍部正中切開部から口側腸管を体外に引き出す.
- 腫瘍の大きさや腸間膜の厚さに応じて皮膚切開を延長する.
- 腸間膜を中枢方向から腸管切離部に向かって切離し，腫瘍から口側に10cm 離して巾着縫合器をかけ腸管を切離する 図13.
- アンビルを装着して固定し 図14，腹腔内に腸管を還納し，再気腹する.

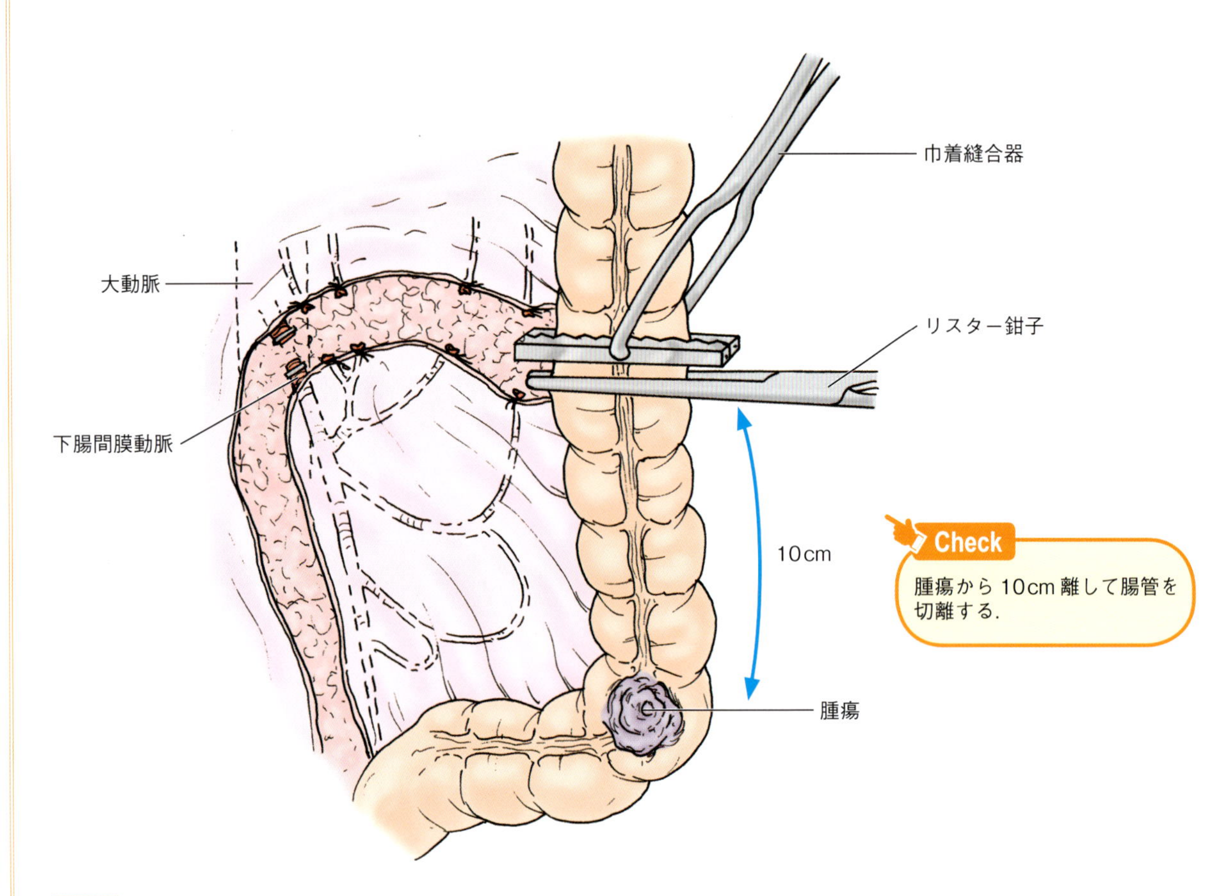

図13 S 状結腸間膜の切離

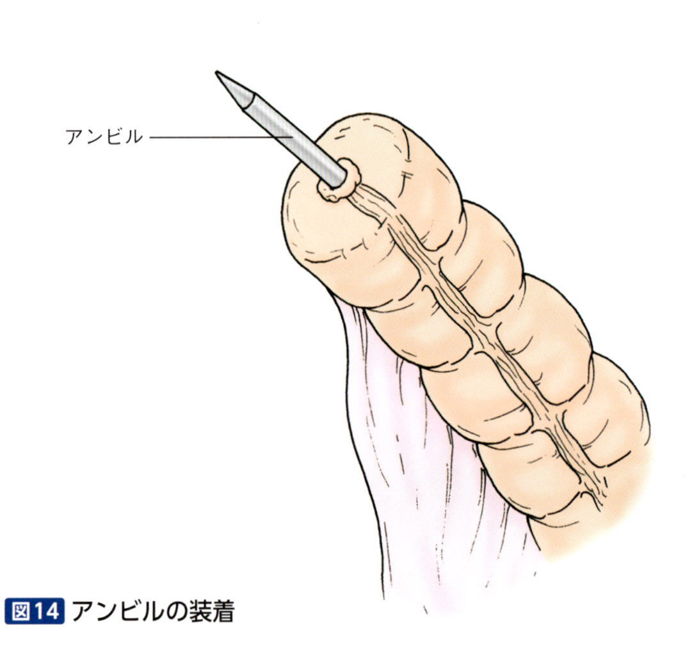

図14 アンビルの装着

9 消化管再建

- 消化管再建前に骨盤内を十分に洗浄する.
- 直腸に自動吻合器を挿入し，直腸断端の中央前壁側よりトロッカーを貫通させ，アンビルを本体に取り付ける.
- 腸管のねじれがないことや余分な組織を巻き込んでいないことを確認しdouble stapling technique（DST）法で端端吻合を行う 図15 .
- 吻合後，ステープルリングの形状を確認し，大腸内視鏡下に出血やエアリークがないことを確認する.

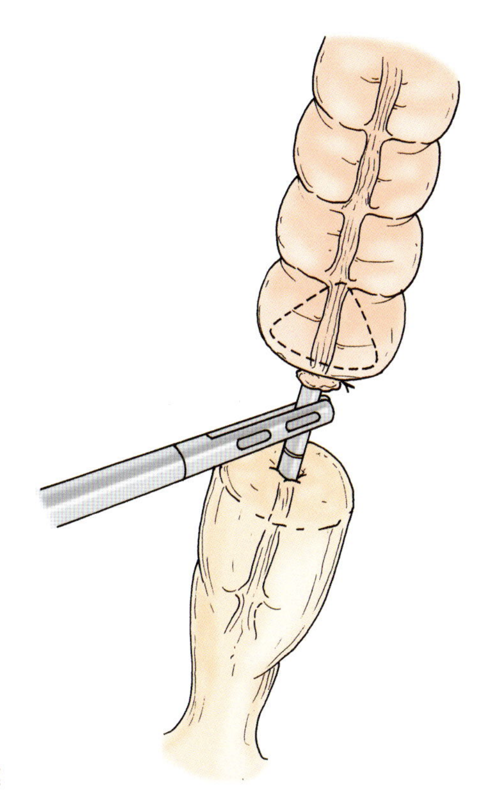

図15 DST 法による消化管再建

10 閉腹

- 腹腔内の止血を確認し，洗浄する.
- 左側腹部より仙骨前面に閉鎖式ドレーンを留置する 図16 .
- 12mm トロッカー創は腹膜筋層を閉鎖する.
- 臍部小切開創は腹膜筋層を閉鎖後，生理的食塩水で皮下洗浄し，手術前と同様の状態にするためや，漿液腫（seroma）予防のために臍底部へアンカー結紮を1～2針おいてから真皮縫合で皮膚を閉鎖する.
- その他のトロッカー創を閉鎖し，手術を終了する.

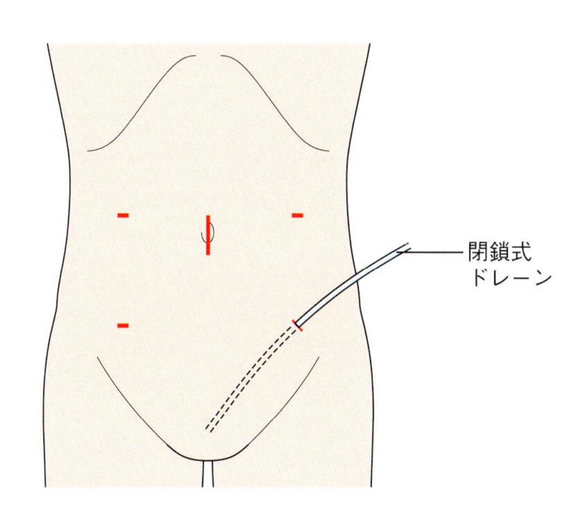

図16 閉鎖式ドレーンの留置
左側腹部から仙骨前面にドレーンを留置する.

腹腔鏡下結腸右半切除術

- 本術式のアプローチ法には，内側アプローチと外側アプローチ，後腹膜アプローチがあり，各施設の習熟度に応じて選択されている．また，上腸間膜動脈（SMA）や上腸間膜静脈（SMV）の血管解剖はバリエーションが多いことから，腹腔鏡下S状結腸切除術とは異なり定型化されていない．
- 本稿では，筆者らが行っている後腹膜アプローチについて説明する．

手術手順

手術手技

1 トロッカー挿入

- 臍部正中を小開腹して，12mm トロッカーを挿入したアクセスデバイスを装着し 10mmHg で気腹する 図17．
- 腹腔内を十分に観察し，肝転移や腹膜播種，腹水貯留の有無を確認し，左下腹部に 12mm トロッカーを，その他は 5mm トロッカーを挿入する．

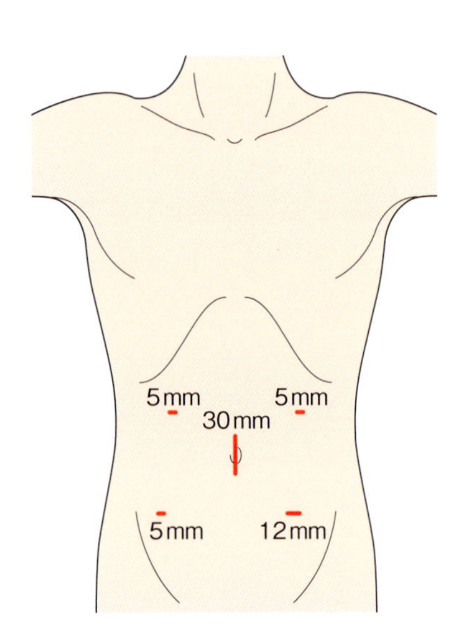

図17 ポート配置
臍部は 30mm の小切開を置き，アクセスデバイスを装着する．左下腹部に 12mm トロッカーを挿入する．

2 小腸圧排

- 頭低位・左斜位として，小腸を頭側へ排除して小腸間膜基部を確認する．

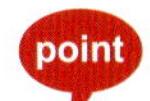

3 右側結腸の授動

- 後腹膜アプローチは，尾側から後腹膜を剥離してから脈管を処理する方法である．

手技のポイント

十二指腸水平脚付近から回盲部付近までの小腸間膜基部の腹膜を切開し 図18 ，腸間膜と腎前筋膜の間を剥離する．この層で剥離すると，尿管や性腺血管は背側に温存される．

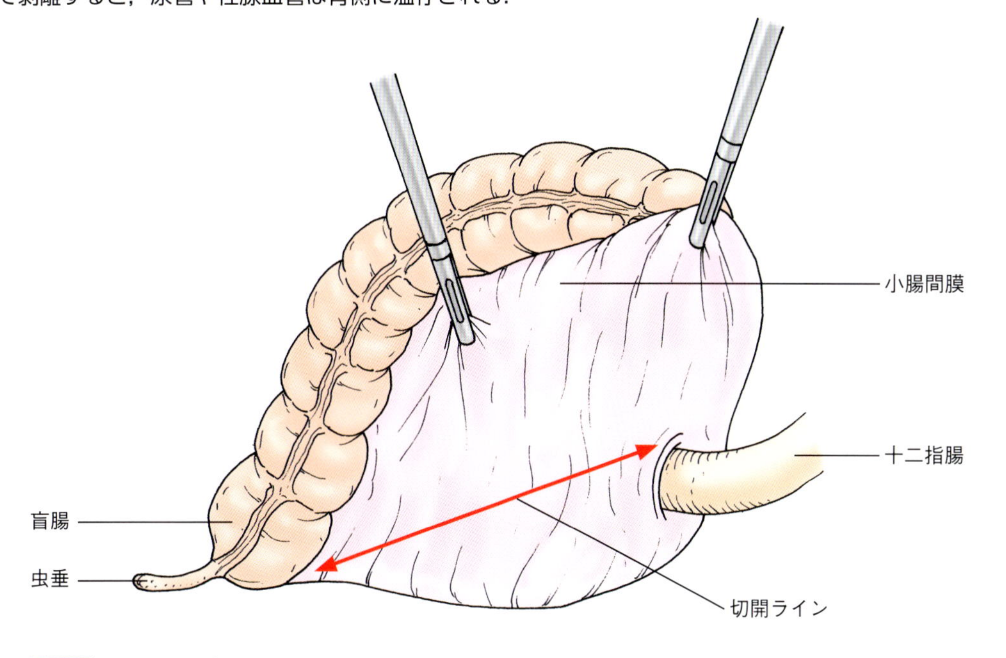

図18 後腹膜アプローチ
小腸間膜基部の腹膜を切開する．

- 結腸間膜と十二指腸前面から膵前面にかけて広く剥離し，頭側の剥離を胆嚢が透見できるまで行う 図19 ．

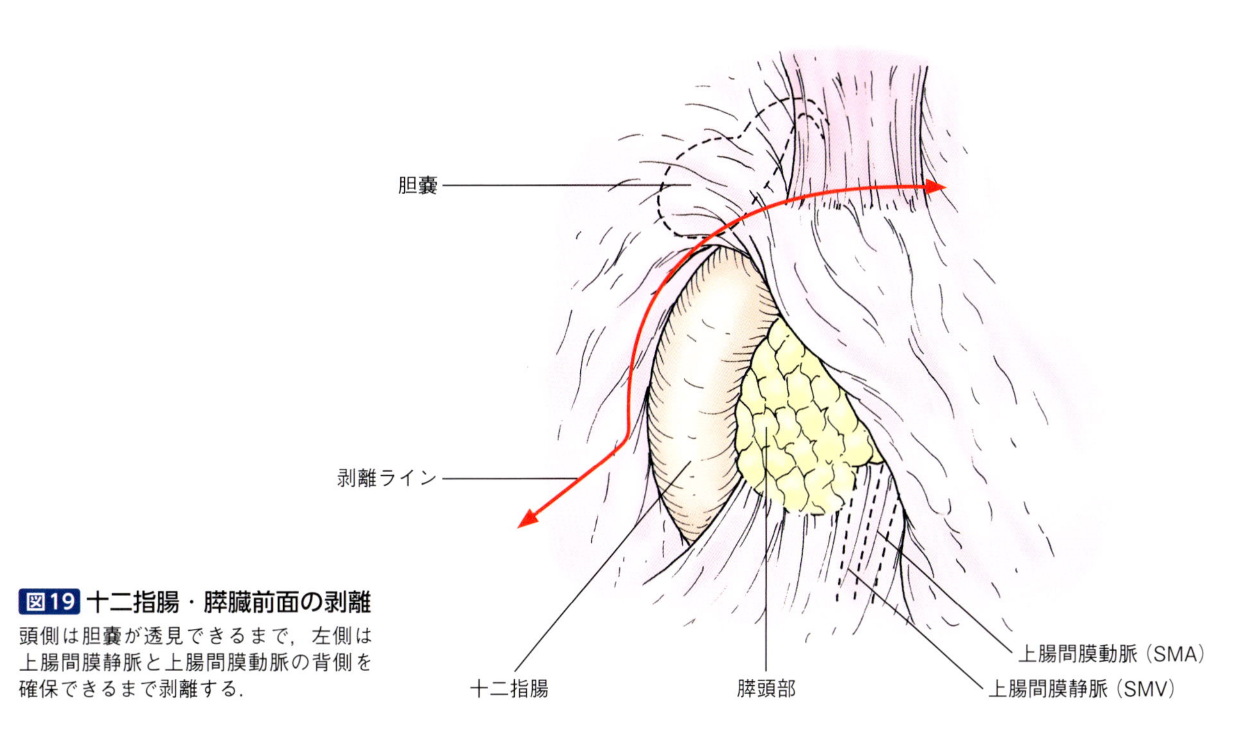

図19 十二指腸・膵臓前面の剥離
頭側は胆嚢が透見できるまで，左側は上腸間膜静脈と上腸間膜動脈の背側を確保できるまで剥離する．

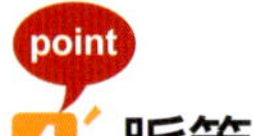

4 脈管処理

- 頭低位を解除して小腸を骨盤腔へ戻し，右側の結腸間膜を展開する．
- 回結腸動静脈を把持して腹側・外側へ牽引すると腸間膜のくぼみ（dimpling）が尾部に出現するので，この部位の回腸間膜を切開する 図20．
- 腸間膜切離を内側の上腸間膜静脈に向かって進める．十分なリンパ節郭清のため，郭清ラインが回結腸動静脈に近くならないよう注意する．

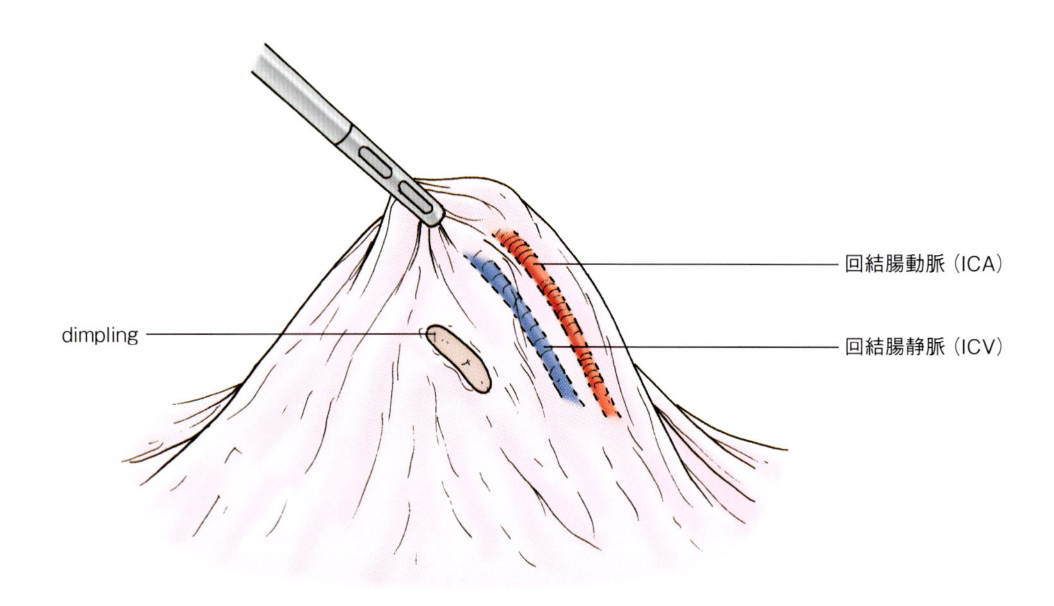

図20 回結腸動静脈の尾側回腸間膜の切開
回結腸動静脈を把持して展開すると出現する dimpling で切開する．

手技のポイント

上腸間膜静脈を露出してから，郭清範囲を上腸間膜静脈左縁として腸間膜を頭側に切離していく 図21．
回結腸動脈（ICA），回結腸静脈（ICV）をそれぞれ根部で切離する 図21．

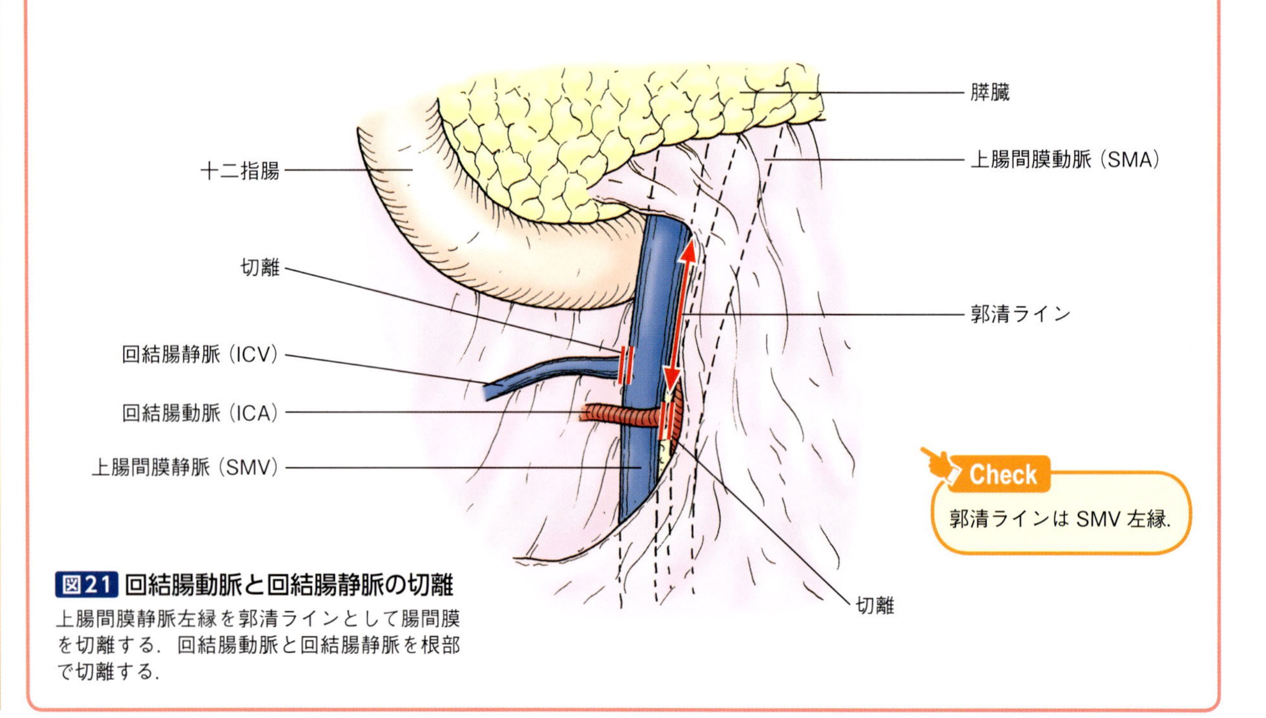

図21 回結腸動脈と回結腸静脈の切離
上腸間膜静脈左縁を郭清ラインとして腸間膜を切離する．回結腸動脈と回結腸静脈を根部で切離する．

● 横行結腸間膜を扇状に展開し，腫瘍の肛門側 10cm を腸管切離予定線として腸間膜を切離する 図22．

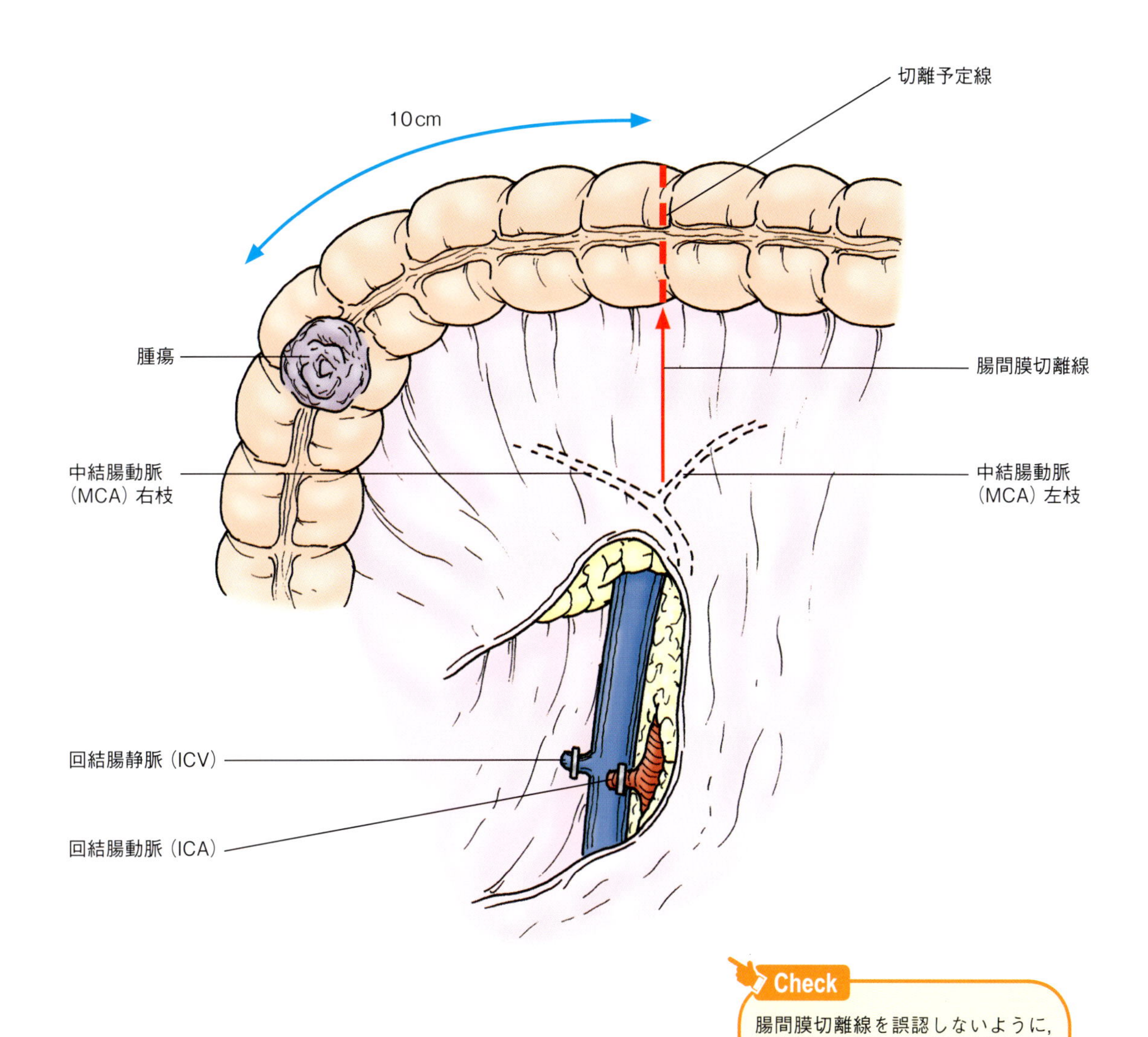

Check
腸間膜切離線を誤認しないように，横行結腸間膜をしっかり展開する．

図22 肛門側の結腸間膜の切離

- 頭側へ腹膜切離を進め，存在すれば右結腸動脈（RCA）を根部で処理する．さらに頭側で中結腸動脈（MCA）を同定し，中結腸動脈の左右分岐部まで間膜を切離して，中結腸動脈右枝を根部で切離する 図23．
- 上腸間膜静脈に合流する胃結腸静脈幹（GCT）を同定し，副右結腸静脈（ARCV）を切離し，さらに頭側の中結腸静脈（MCV）を切離する．

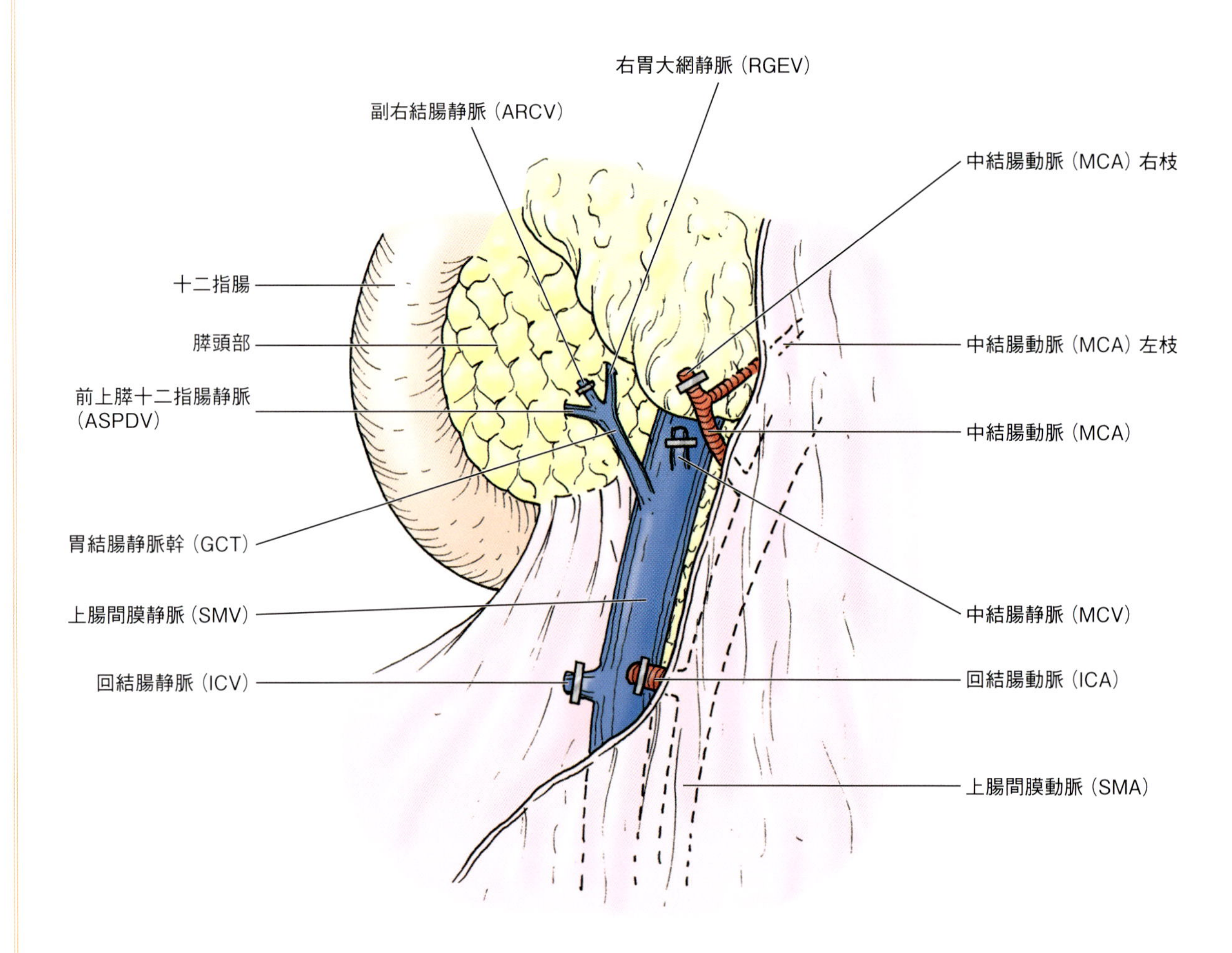

図23 中結腸動脈右枝の切離
上腸間膜静脈前面での腸間膜切離を頭側へ進め，胃結腸静脈幹と中結腸静脈を確認し，副右結腸静脈と中結腸静脈を切離する．

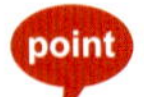

5 肝彎曲部の授動

- 頭高位，左斜位に体位変換する．
- 肝彎曲部方向へ横行結腸壁に沿って大網を切離し，大網と横行結腸間膜前葉の間を剥離し肝彎曲部を授動する．
- 盲腸～上行結腸外側の腹膜を切離してCMEを完遂する．

手技のポイント

肝彎曲部の授動は，大網を横行結腸壁に沿って切離し，大網と横行結腸間膜前葉の間を剥離することがポイントである．

6´ 腸管切離

- 臍部正中切開部から右側結腸〜回腸を引き出す.
- 腫瘍の大きさや腸間膜の厚さに応じて皮膚切開を延長する.
- 口側は腫瘍から10cm以上離れた回腸，肛門側は腫瘍から10cmを切離予定線として腸間膜，辺縁血管を切離する 図24 .

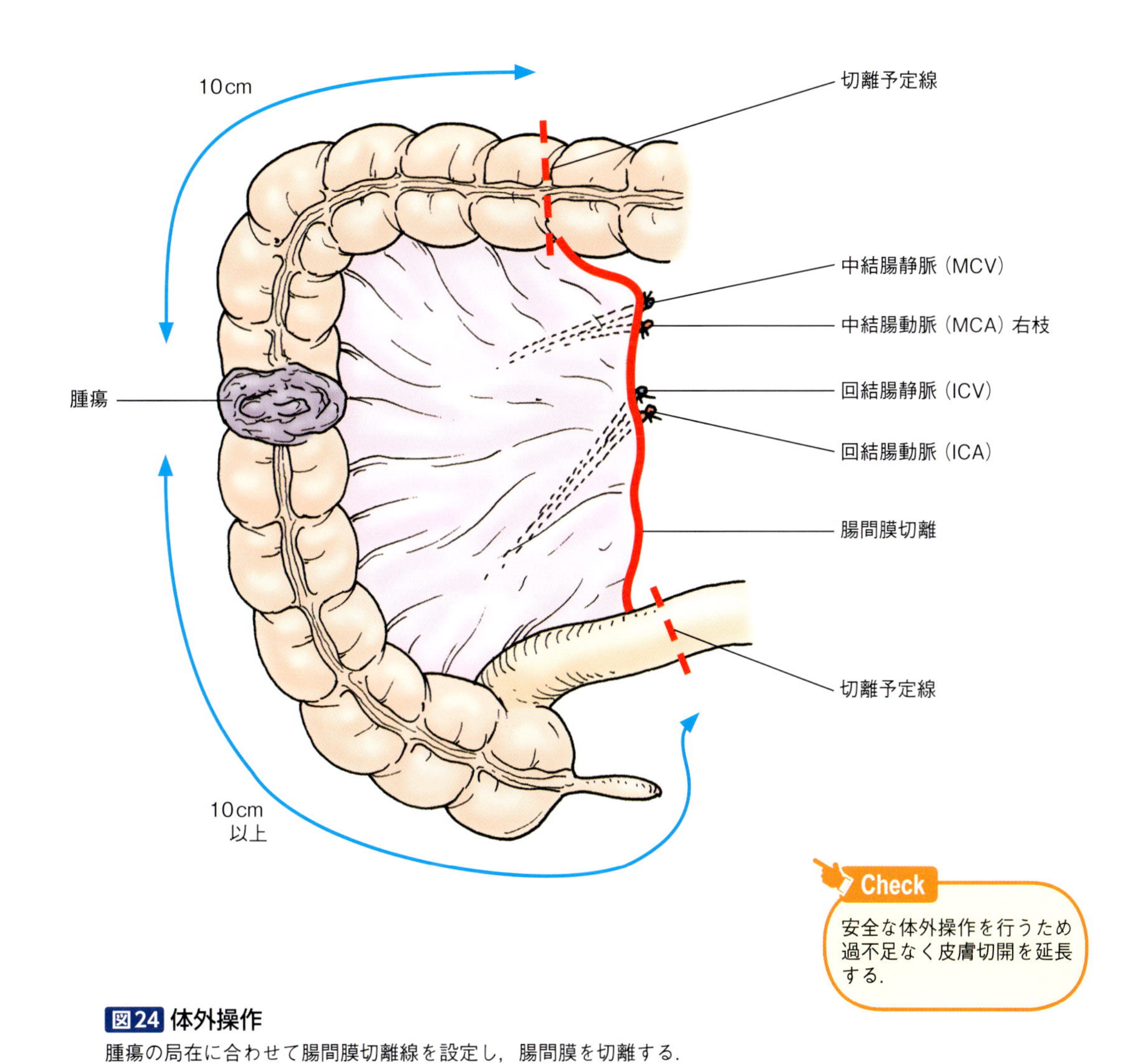

Check
安全な体外操作を行うため過不足なく皮膚切開を延長する.

図24 体外操作
腫瘍の局在に合わせて腸間膜切離線を設定し，腸間膜を切離する.

7´ 消化管再建

- 本術式における消化管再建は回腸結腸吻合で，手縫い，または器械吻合で行う．器械吻合にも体外での吻合だけでなく，体腔内吻合の報告もある．
- 本稿では，筆者らが行っている自動縫合器を2回使用する機能的端端吻合（functional end-to-end anastomosis；FEEA）を説明する．この方法は，最小限の自動縫合器で吻合が可能である．
- 腸管をクランプ，小切開し，腸間膜の対側で自動縫合器で側側吻合する 図25．
- 縫合部の出血がないことを確認し，小切開部分を全層で把持しこの部分を含めて自動縫合器で腸管を切除する 図26．

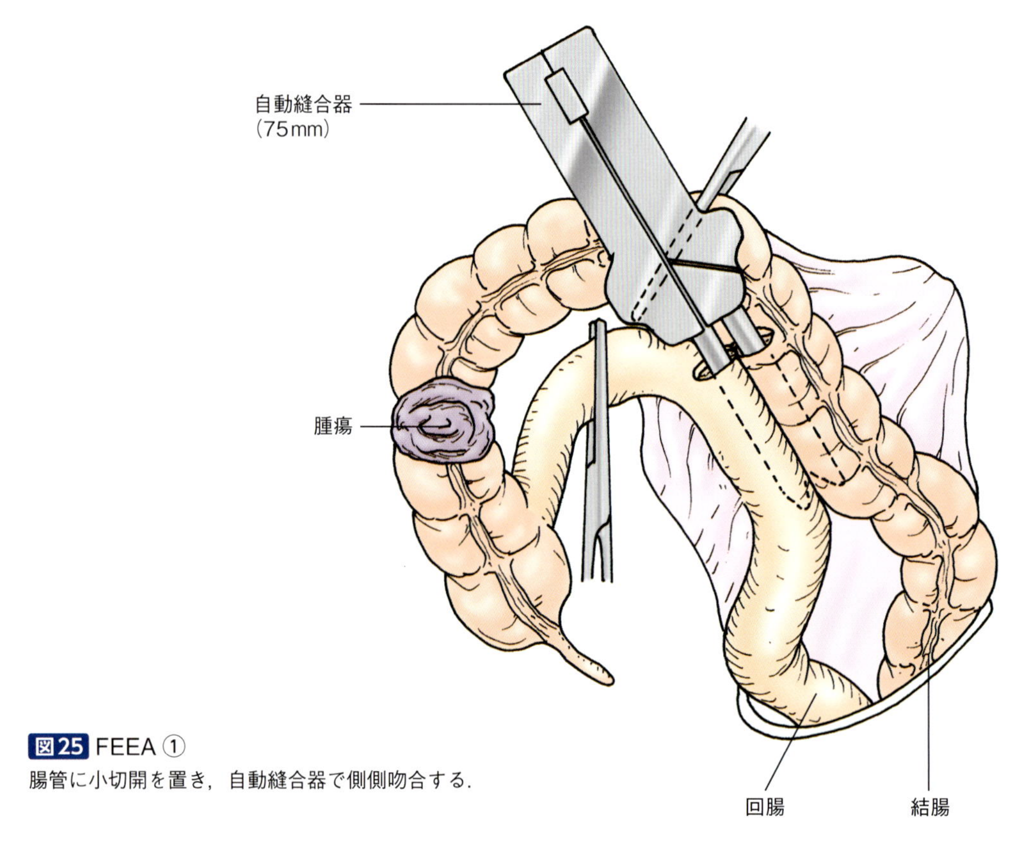

図25 FEEA ①
腸管に小切開を置き，自動縫合器で側側吻合する．

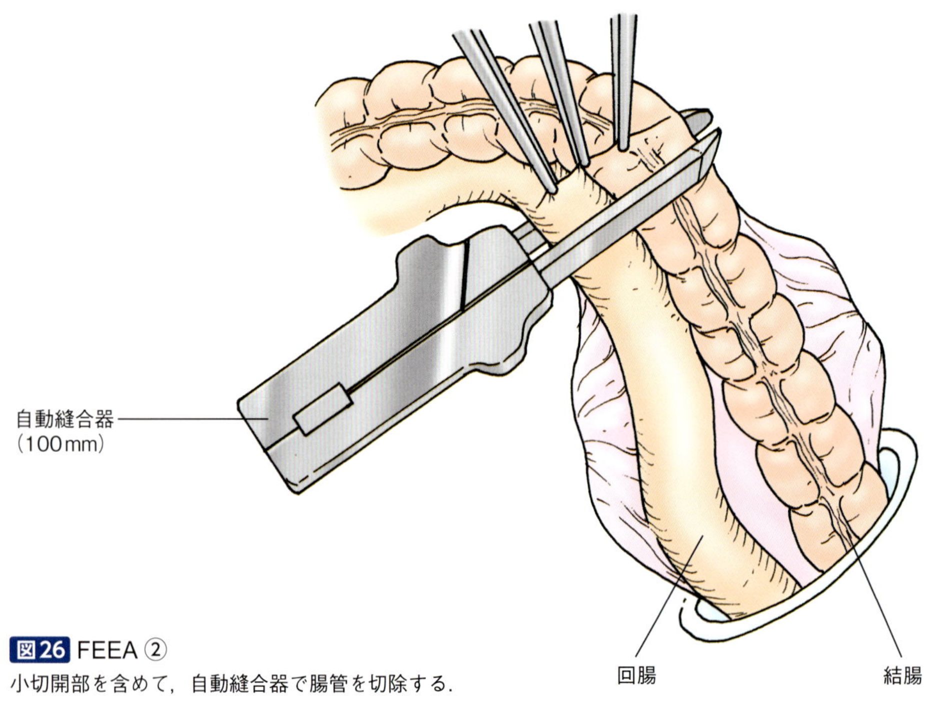

図26 FEEA ②
小切開部を含めて，自動縫合器で腸管を切除する．

8´ 閉腹

- 腹腔内の止血を確認し，洗浄する．
- 右傍結腸溝に閉鎖式ドレーンを留置する 図27．
- 以下，腹腔鏡下S状結腸切除術と同様に閉腹する．

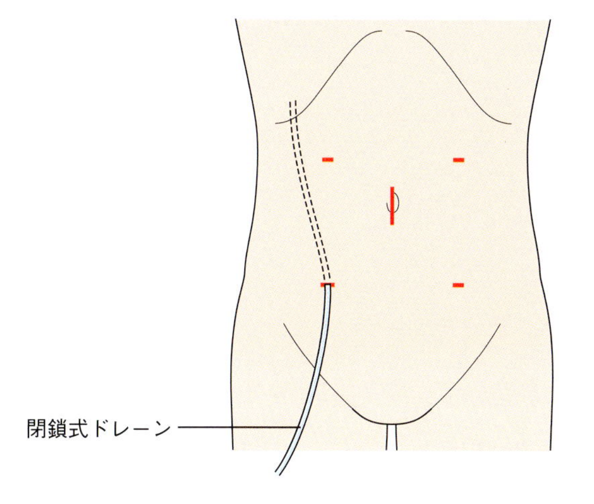

図27 閉鎖式ドレーンの留置
右傍結腸溝にドレーンを留置する．

術後チェックポイント

- ✓ 縫合不全の所見がなければ早期から経口摂取を開始する．
- ✓ 術後早期からリハビリを実施する．

起こりやすい合併症

1 SSI（手術部位感染；surgical site infection）

創縁保護ドレープを使用する．消化管再建に用いた手袋や手術機器は交換する．

2 術後出血

適切なデバイスを用いて止血する．閉腹前に腹腔内を十分確認する．

3 縫合不全

辺縁血管を適切に処理して，腸管の血流を温存する．吻合部が過緊張とならないように，腸管を授動する．リスクが高い症例では，一時的人工肛門造設を検討する．

4 膵液瘻

膵周囲では，過度な圧迫やエネルギーデバイスによる熱損傷がないように操作する．

文献

1）大腸癌研究会・編．大腸癌治療ガイドライン 2016年度版．東京：金原出版；2016.

2）Kitano S, Inomata M, Mizusawa J. et al. Survival outcomes following laparoscopic versus open D3 dissection for stage II or III colon cancer（JCOG0404）: a phase 3, randomized controlled trial. Lancet Gastroenterol Hepatol 2017；2：261-8.

3）West NP, Hohenberger W, Weber K, et al. Complete mesocolic excision with central vascular ligation produces an oncologically superior specimen compared with standard surgery for carcinoma of the colon. J Clin Oncol 2010；28：272-8.

4）竹政伊知朗．腹腔鏡下大腸癌手術―解剖学に基づいた視野展開について―カウンタートラクション．臨床外科 2016；71：1479-82.

5）竹政伊知朗，土岐祐一郎，森　正樹．悪性腫瘍II　結腸癌　横行結腸切除術，腹腔鏡下消化器外科手術　標準手術シリーズ 2．東京：メジカルビュー社；2015．52-64.

大腸切除＋吻合術

直腸高位前方切除術（開腹・腹腔鏡下）／脾彎曲授動

（High Anterior Resection〈Under Laparotomy and Laparoscopically〉／ Splenic Flexure Mobilization）

▶▶ 佐々木剛志，伊藤雅昭（国立がん研究センター東病院大腸外科）

手技のゴール

- 内側アプローチによるＳ状結腸から直腸の授動ができる．➡ 2
- 下腸間膜動脈と腰内臓神経，左尿管や性腺静脈の解剖学的な関係を理解する．➡ 3，4
- 血流を意識し，結腸間膜や直腸間膜の処理を安全に行える．➡ 3～7
- double stapling technique（DST）法による吻合を行える．➡ 6，8
- 吻合のための追加の腸管授動として脾彎曲授動を行える．➡ 2′～4′

》手技の適応・目的

- 直腸高位前方切除は，直腸Ｓ状部癌の根治を目的とする場合と，直腸Ｓ状部に生じた病変による狭窄，炎症，穿孔，出血などの症状を改善するために行われる．

》手術時の注意点

- 直腸高位前方切除は合併症の少ない手術である．そのため100％合併症を起こさないくらいの意気込みが必要である．手術時には，①～④について，特に注意する．
  - ①下腸間膜動脈（IMA），左結腸動脈（LCA）を切除した場合には，Ｓ状結腸の血流は中結腸動脈（MCA）からの血流に頼ることになるため，辺縁動脈とそこに向かう弓状の交通血管を意識した間膜処理が重要である．
  - ②肛門側の腸管は，中・下直腸動脈より血流がまかなわれるため虚血の心配はない．一方で，肛門側腸管を長く残すことができないため，吻合のためには十分な口側腸管の授動が必要である．場合によっては，脾彎曲の授動を行う．
  - ③Ｓ状結腸間膜の授動の際には，左尿管と左性腺血管の損傷に注意する．
  - ④両側腰内臓神経～下腹神経の走行を理解し，温存する．

》術前準備・チェック

- 病変の位置を把握する．小病変の場合，点墨やクリップなどで術中に位置が同定できるようにする．
- 肛門から腫瘍までの距離，直腸第２ヒューストン弁（腹膜翻転部）から腫瘍までの距離を画像診断で確認する．これを過大評価すると，より合併症率の高い低位前方切除が必要となるため，注意が必要である．
- 下腸間膜動脈の根部と臍，トライツ靱帯の位置関係，下腸間膜静脈（IMV）からの距離を計測しておく（術前 CT 画像より計測可能）**図1**．
- 前日は注腸検査食とし，２日前夜にセンノシド，前日昼にピコスルファートナトリウムを内服するなど，残便が多くならないようにしておく．

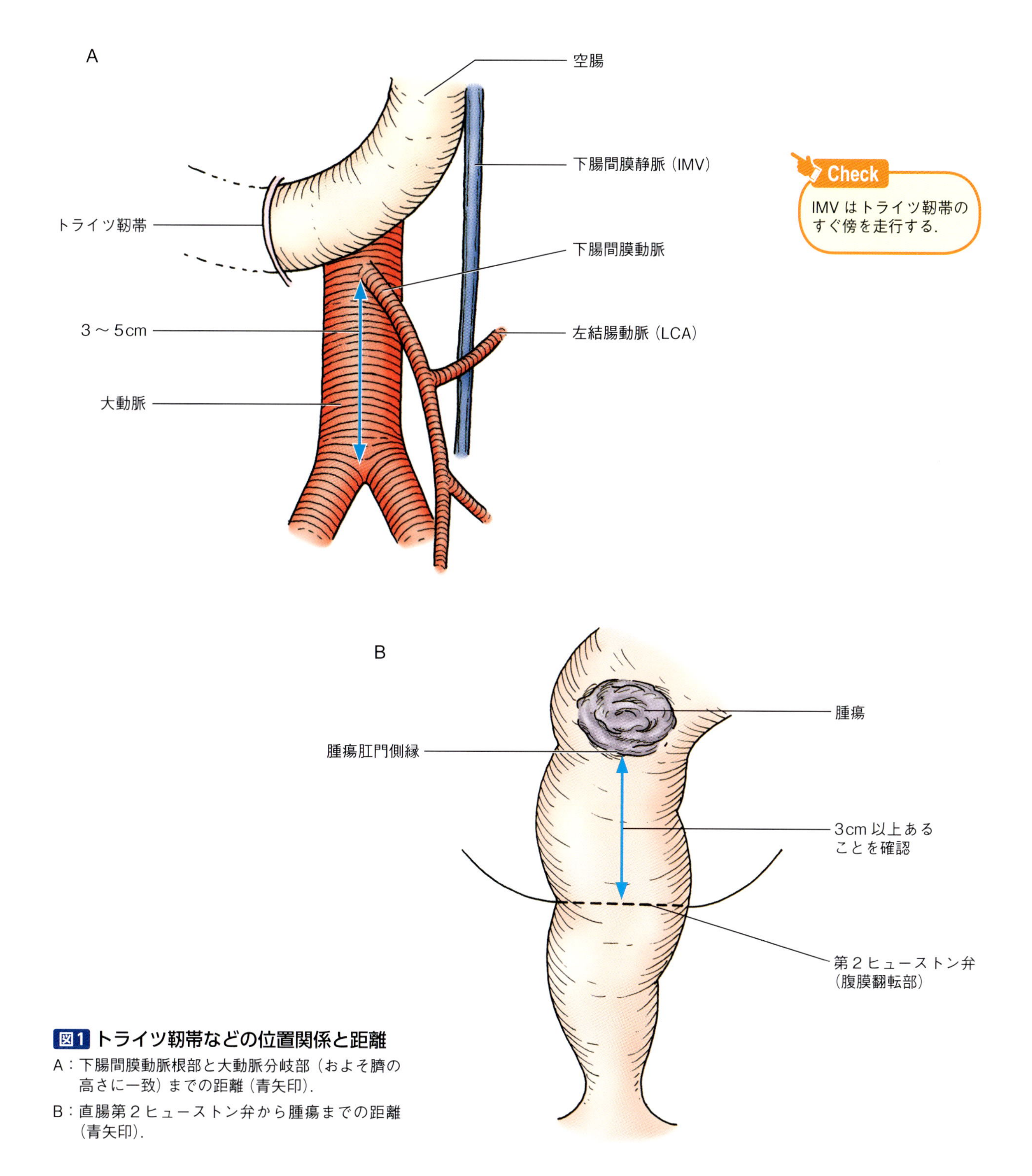

> Check
> IMVはトライツ靭帯のすぐ傍を走行する．

図1 トライツ靱帯などの位置関係と距離

A：下腸間膜動脈根部と大動脈分岐部（およそ臍の高さに一致）までの距離（青矢印）．

B：直腸第２ヒューストン弁から腫瘍までの距離（青矢印）．

» 手術体位

- 体位は砕石位で行う 図2A．術者と第1助手は患者の左右に，第2助手は脚間に立つ．
- 腹腔鏡下で行う際には，手術中に頭低位右下の体位をとるため，体側支持器などで体位固定を行う 図2B．

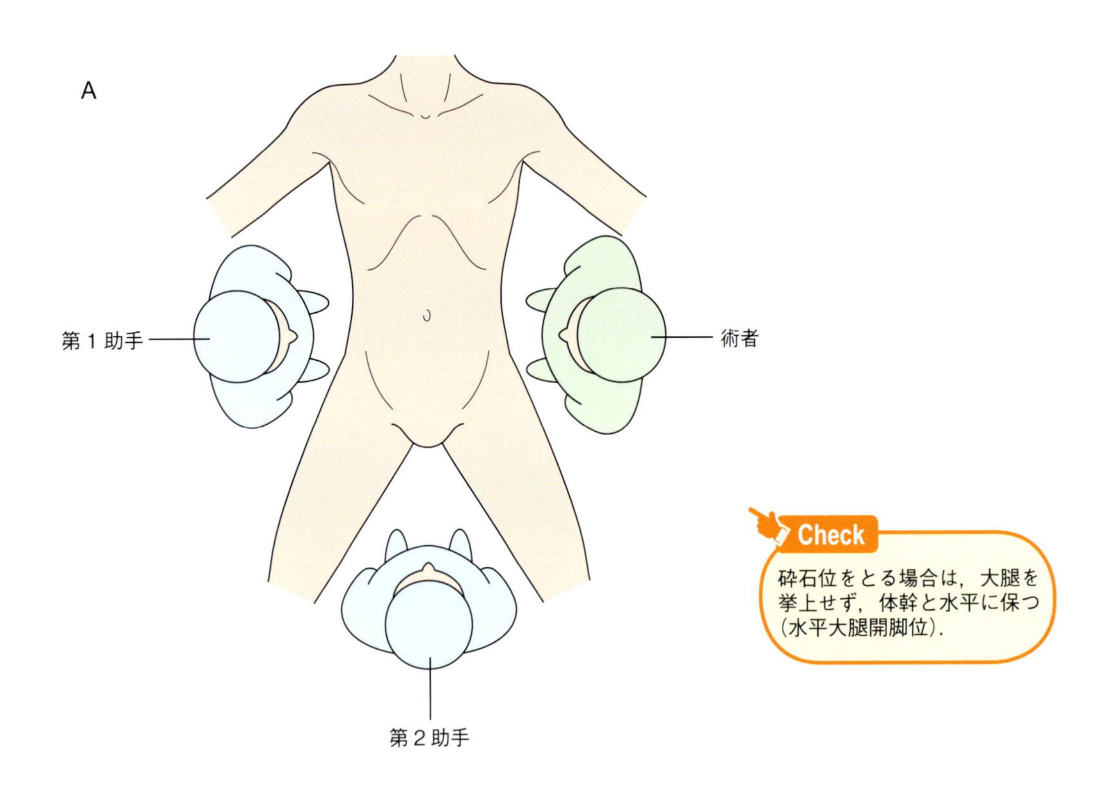

Check

砕石位をとる場合は，大腿を挙上せず，体幹と水平に保つ（水平大腿開脚位）．

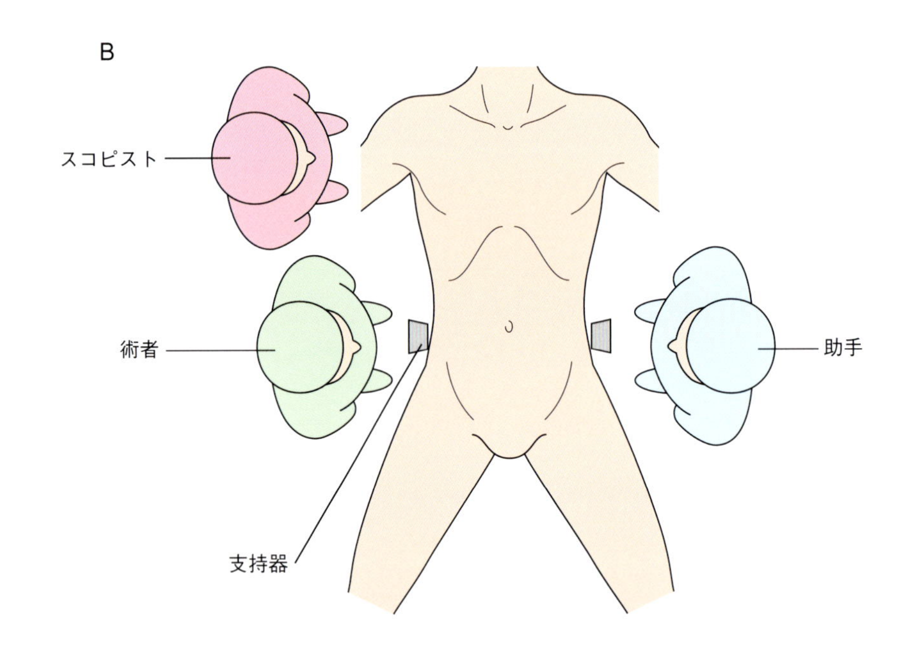

図2 手術体位

A：開腹手術の場合．

B：腹腔鏡下手術の場合．

直腸高位前方切除術

手術手順

手術手技

1 開腹

- 開腹手術の場合は，CTなどで計測した下腸間膜動脈根部（通常臍上3～5cm）の位置から恥骨上までの正中切開を行う 図3A．腹腔鏡下手術の場合は，臍部にファーストトロッカーを留置し，観察後，左右に2本ずつのトロッカーを追加する 図3B．
- 開創の際には，術野からの小腸の排除が重要である．タオルを用いる方法とバッグを用いて創外に出す方法がある．腹腔鏡下手術の場合は，右下頭低位となるように体位をとり，小腸を右上腹部に排除する．頭低位をとりながら小腸を排除することは開腹手術においても有用である．

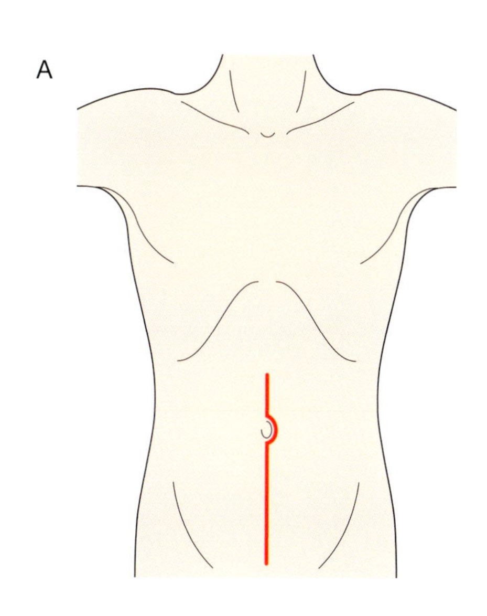

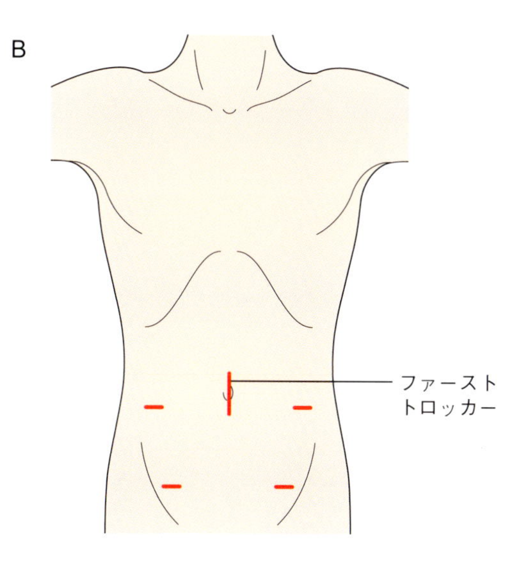

図3 開腹とポート位置

A：正中切開.

B：臍部にファーストトロッカー，左右に２本ずつトロッカーを留置.

- 下腸間膜動脈根部が思いのほか頭側にあることで，郭清に困難をきたすことが多い．下腸間膜動脈の根部の高さまで思い切って開腹すべきである 図4 ．

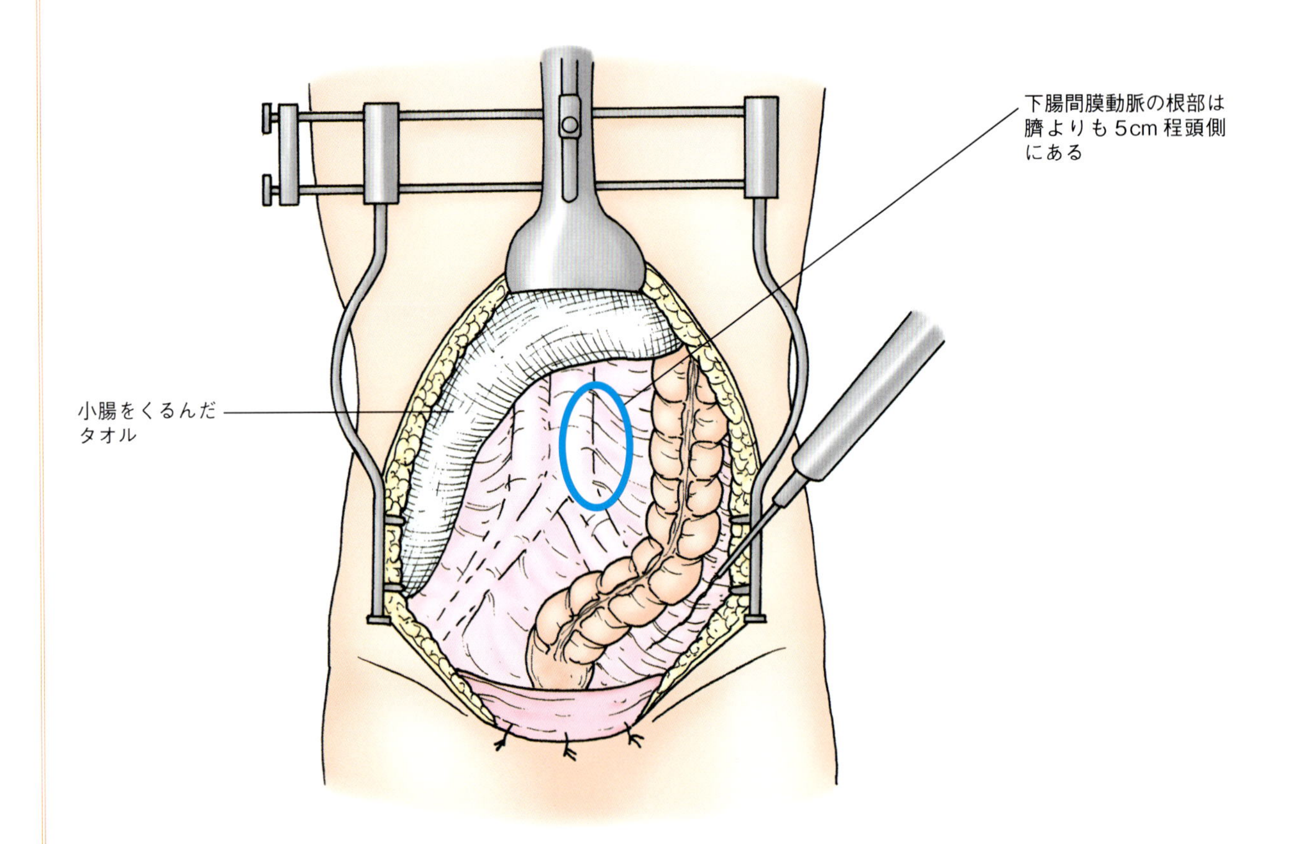

図4 下腸間膜動脈の根部の高さまで開腹

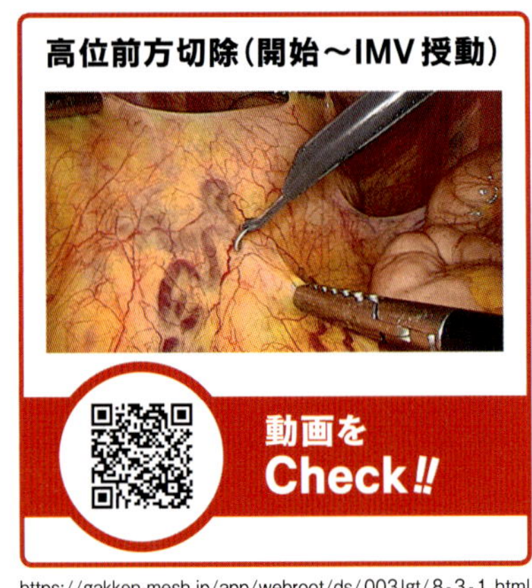

https://gakken-mesh.jp/app/webroot/ds/003lgt/8-3-1.html

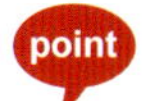

2 内側アプローチによる直腸からS状結腸の授動

- 岬角の腹膜を直腸間膜の脂肪境界に沿って切開し，直腸後腔に入る．
- 右下腹神経を確認し，これから出る直腸枝を切りながら本幹を温存する．
- その後，上直腸動脈の走行に沿って，トライツ靭帯の高さにある下腸間膜動脈根部を回り，下腸間膜静脈右縁まで腹膜切開する．
- 下腸間膜静脈背側では，比較的容易に剥離層（腎前筋膜の表面）を同定できる．

手技のポイント

右下腹神経，左右腰内臓神経から下腸間膜動脈に向かう神経を切ることで，後腹膜組織より結腸の間膜，血管茎が浮き上がってくる 図5．

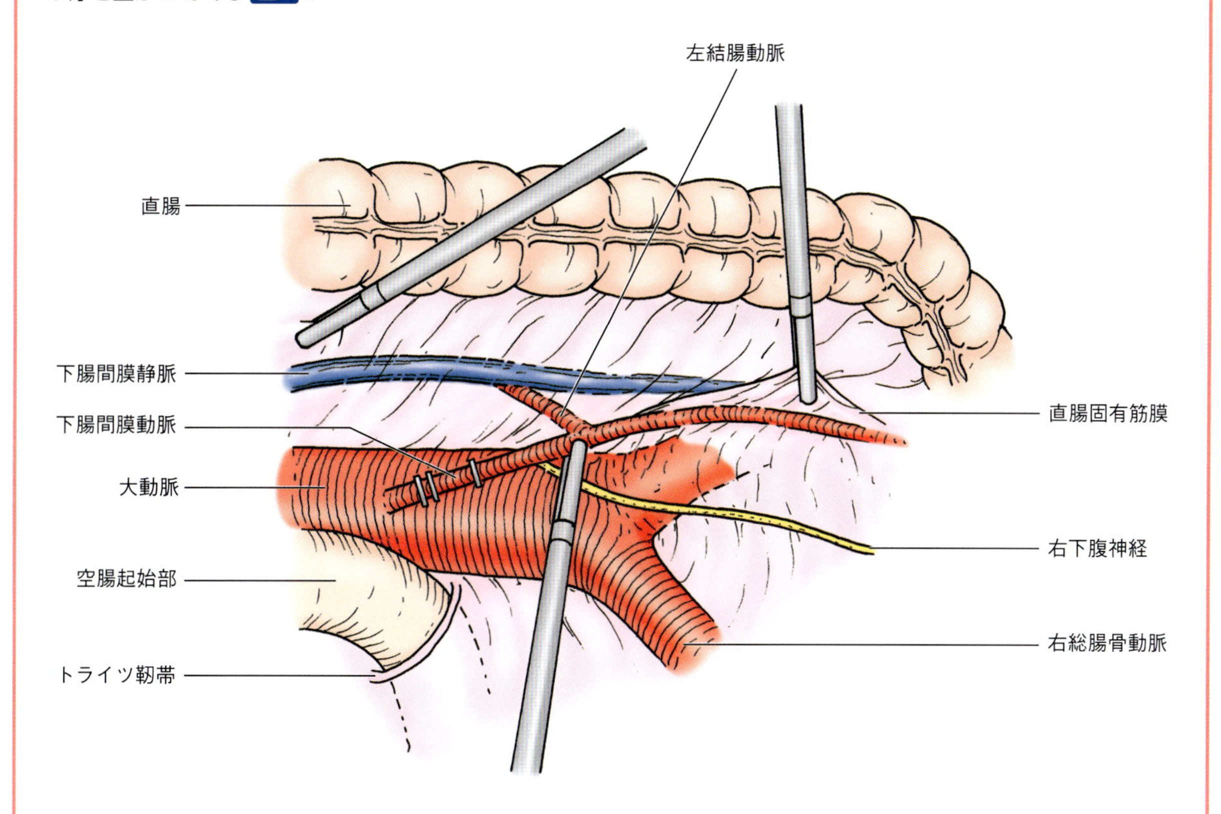

図5 内側アプローチによる直腸からS状結腸の授動

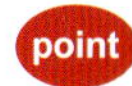

3 血管処理

- 下腸間膜動脈根部は，トライツ靭帯と同じレベルの高さにある．下腸間膜動脈は神経叢（血管鞘）に覆われており，背面では，ここに腰内臓神経からの細い神経線維が入り込む．この細枝を切っていくことで，下腸間膜動脈は大動脈から浮き上がってくる．
- 血管鞘を切ることで伸展性のある動脈の外膜が露出し，血管処理のための頸を確保しやすくなる．

手技のポイント

下腸間膜動脈周囲には，左右の腰内臓神経からの細枝が入り込んでおり，剥離が難しい．左腰内臓神経の外側に達すると神経線維はなくなり，腎前筋膜と結腸間膜の間は容易に剥離可能となる．

下腸間膜静脈は左腰内臓神経の外側を走行するため周囲に神経線維が乏しく，剥離層を同定しやすい．下腸間膜静脈は，下腸間膜動脈と同レベルで処理することがポイントである 図6．

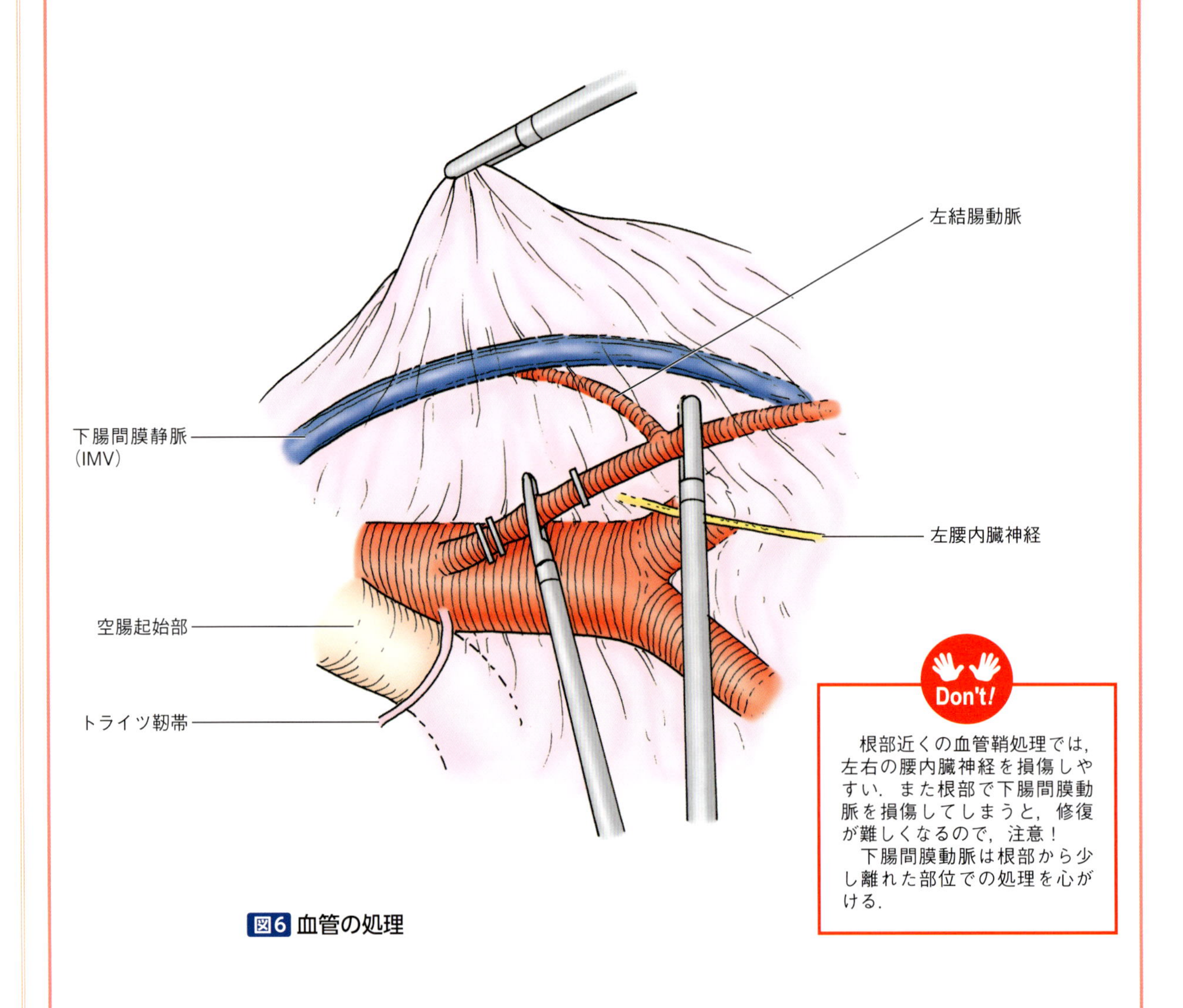

図6 血管の処理

Don't!
根部近くの血管鞘処理では，左右の腰内臓神経を損傷しやすい．また根部で下腸間膜動脈を損傷してしまうと，修復が難しくなるので，注意！
下腸間膜動脈は根部から少し離れた部位での処理を心がける．

高位前方切除（IMA根部処理〜左尿管確認）

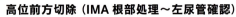

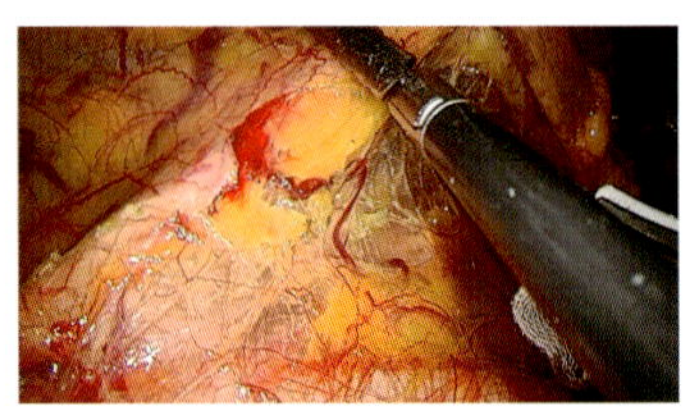

https://gakken-mesh.jp/app/webroot/ds/003lgt/8-3-2.html

4 下行結腸の授動

- 下腸間膜動脈の処理が終わったら，左の腰内臓神経に沿って下腸間膜動脈左側の血管鞘（左腰内臓神経結腸枝）を切離することで，下腸間膜動脈根部が完全に後腹膜より浮き上がる．これより左側は，緩い結合織性の癒合が側腹壁まで続くため，剥離は容易になる．この時，左尿管と性腺動静脈が，下行結腸間膜より剥がれていることを確認する．
- 下腸間膜静脈を下腸間膜動脈根部と同じレベルで左結腸動脈とともに切離する．S状結腸-下行結腸曲（SD junction）の生理的癒着を解除し，外側より下行結腸の腹膜癒合部を切開することで内側アプローチの層と連続させ，さらに左側腹膜翻転部に向かって腹膜を切開し，S状結腸の授動を完了する 図7（外側アプローチ）．

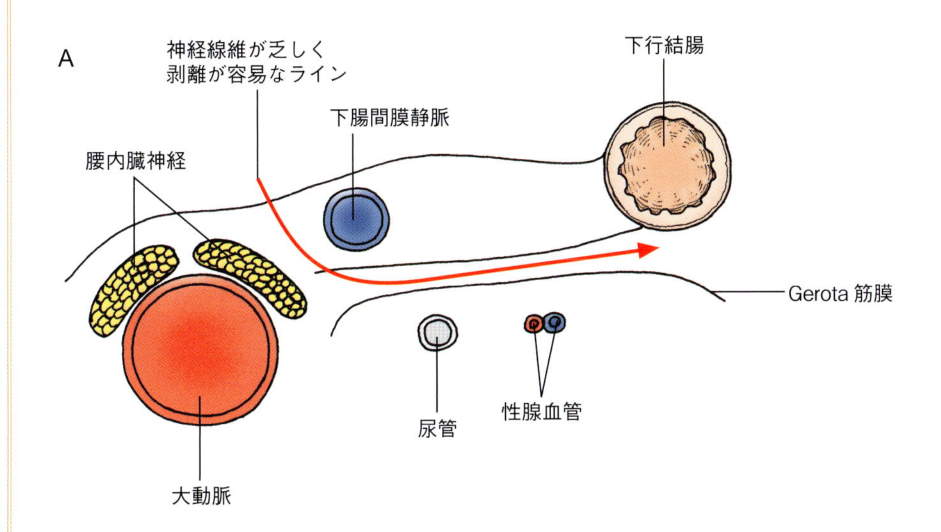

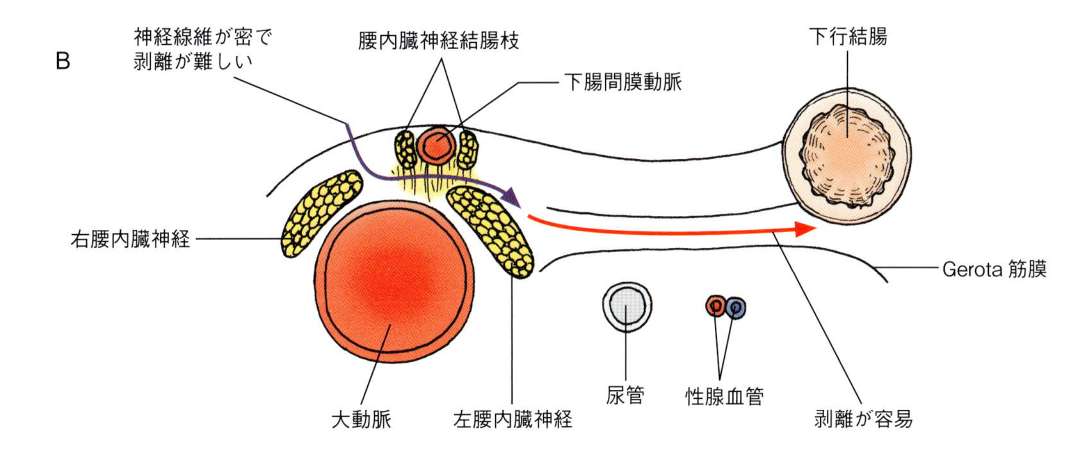

図7 腹膜癒合部の剥離

A：神経線維が乏しく剥離が容易（下腸間膜動脈根部より頭側）のレベル．
B：神経線維が密で剥離が難しい（下腸間膜動脈根部より尾側）のレベル．

高位前方切除（下行結腸授動）
動画をCheck!!

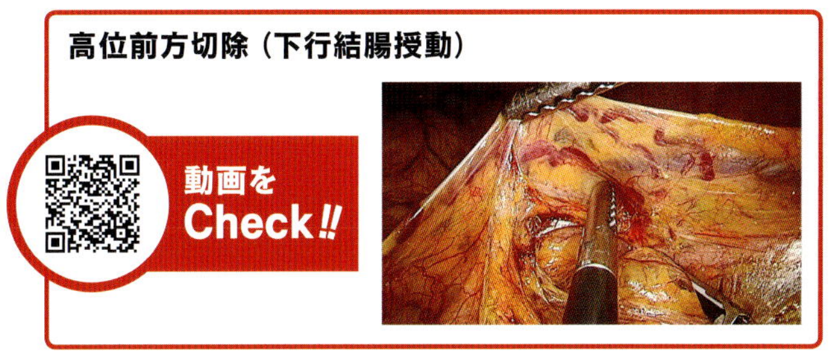

https://gakken-mesh.jp/app/webroot/ds/003lgt/8-3-3.html

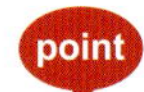

5 直腸周囲の授動

- 高位前方切除術では，確実な肛門側の腸管の切離のために，①直腸後腔の授動，②直腸左右で直腸固有筋膜と下腹神経前筋膜との剥離が必要である．
- 細い自律神経の線維（直腸枝）を切りながらの剥離となる．

手技のポイント

下腹神経前筋膜は，尿管，下腹神経，仙骨神経から分岐する骨盤内臓神経を覆っているため，これを保ちながら剥離を進めることが自律神経の温存につながる．

翻転部付近まで腹膜を切開し，それに合わせて後壁から左右に直腸固有筋膜と下腹神経前筋膜の癒合を剥離することで，直腸をより頭側に引っ張り出すことができ，切離が容易になる 図8．

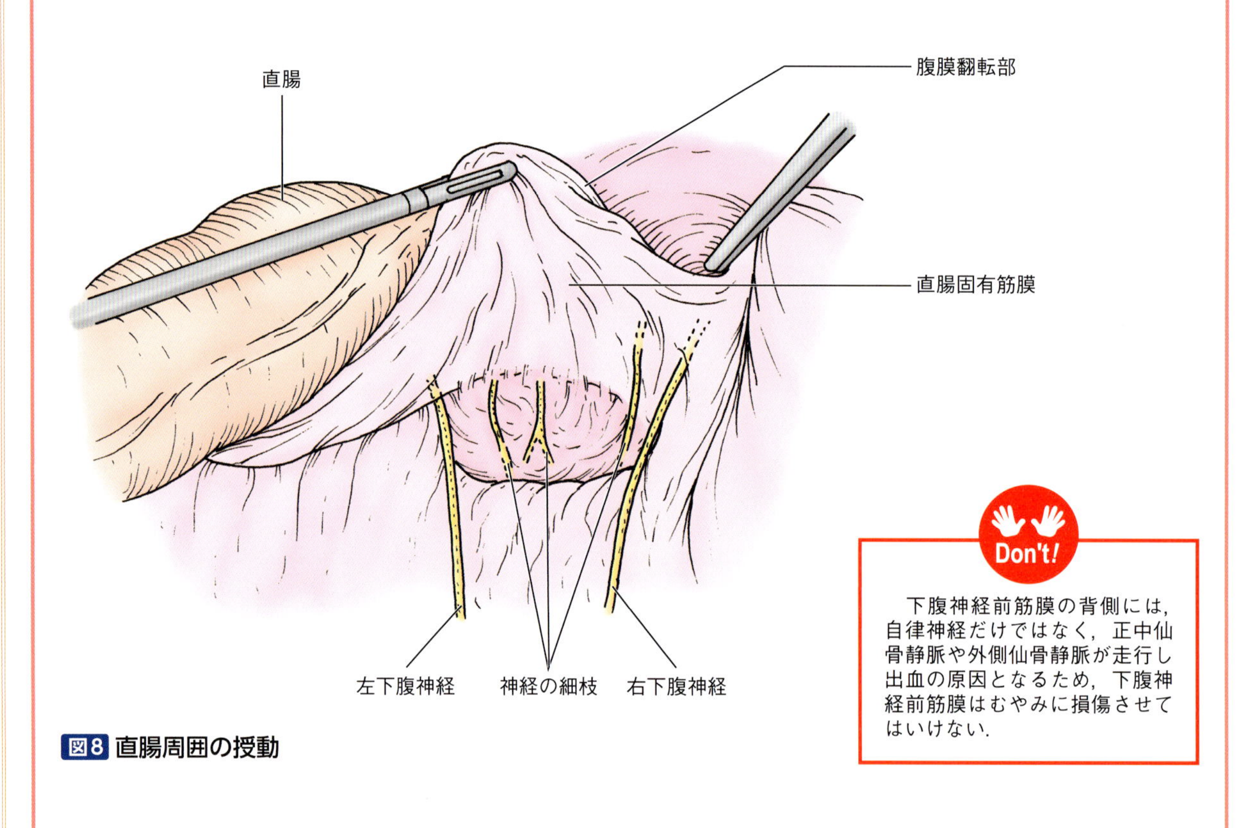

図8 直腸周囲の授動

Don't!

下腹神経前筋膜の背側には，自律神経だけではなく，正中仙骨静脈や外側仙骨静脈が走行し出血の原因となるため，下腹神経前筋膜はむやみに損傷させてはいけない．

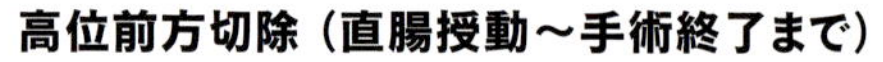

高位前方切除（直腸授動～手術終了まで）

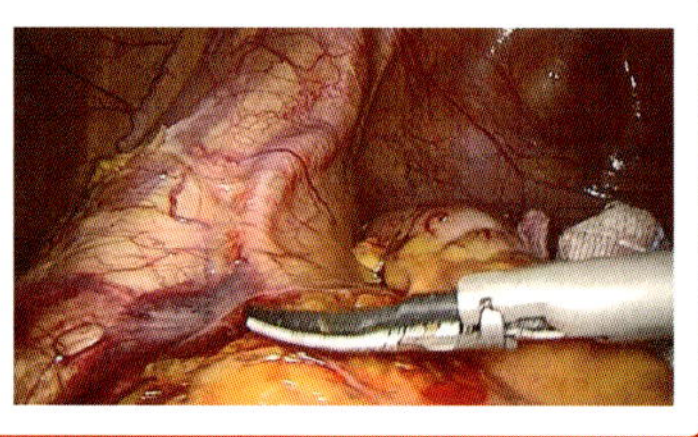

https://gakken-mesh.jp/app/webroot/ds/003lgt/8-3-4.html

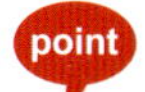

6 直腸間膜処理と直腸切離

- 腸管の切離ラインで直腸間膜を処理する．上直腸動脈は通常2～3本に分岐しているので，出血予防のために超音波凝固切開装置などのエネルギーデバイスが便利である．
- 直腸を自動縫合器で切離する前に，腫瘍肛門側にクランプをかけ直腸をよく洗浄し，腸管内の遊離腫瘍細胞を洗い流しておく．

手技のポイント

高位前方切除の場合，肛門側腸管の血流は中・下直腸動脈より十分まかなわれているが，断端部の部分的な虚血を防ぐために，直腸間膜の処理および直腸の切離は切離腸管の予定ラインに沿って平行に行う．

point

7 口側腸管の切離

- 口側腸管切離ラインを決定する際には，①直腸断端に届くかどうか，②口側端の血流は保たれているか，③憩室などの吻合に適さない病変がないかを確認する．
- S状結腸には辺縁動脈の連絡の疎なSudeck pointがある．S状結腸を長く残した場合には，吻合部の血流に留意する必要がある．

手技のポイント

口側腸間膜の処理では，辺縁動脈だけではなく，それに向かう弓状の血管の連絡を残すようにする．血流良好かつ，直腸断端に届くように気を付ける 図9 ．

また，腹腔鏡下手術の場合も血管走行の確認のため，必ず小開腹創より腸管を挙上し，直接確認する．血流の良い部分が直腸に届かない場合は，脾彎曲授動を躊躇しない．

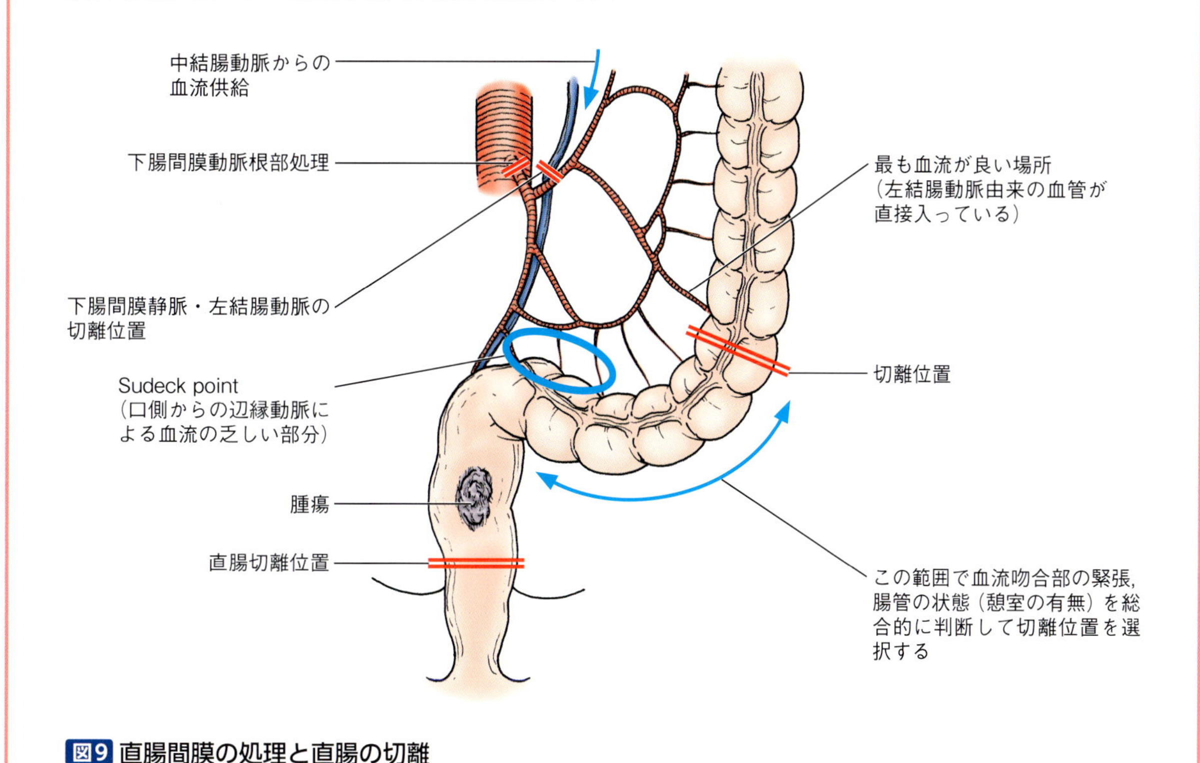

図9 直腸間膜の処理と直腸の切離

- インドシアニングリーン（ICG）蛍光法を使った血流の評価が有用である 図10．
- 血清タンパクと結合したICGに励起光を当てると近赤外線領域の蛍光を発する．これを映像化することで組織血流をリアルタイムで評価することができる．
- ICGは肝機能検査でも使用される薬剤であり，5mg/bodyを末梢血管より投与し，20mLの生理食塩水で後押しを行った時点から蛍光が確認されるまでの時間を測定する．

手技のポイント

ICG投与1分以内に蛍光による発色が認められれば，血流良好と判断できる 図10．

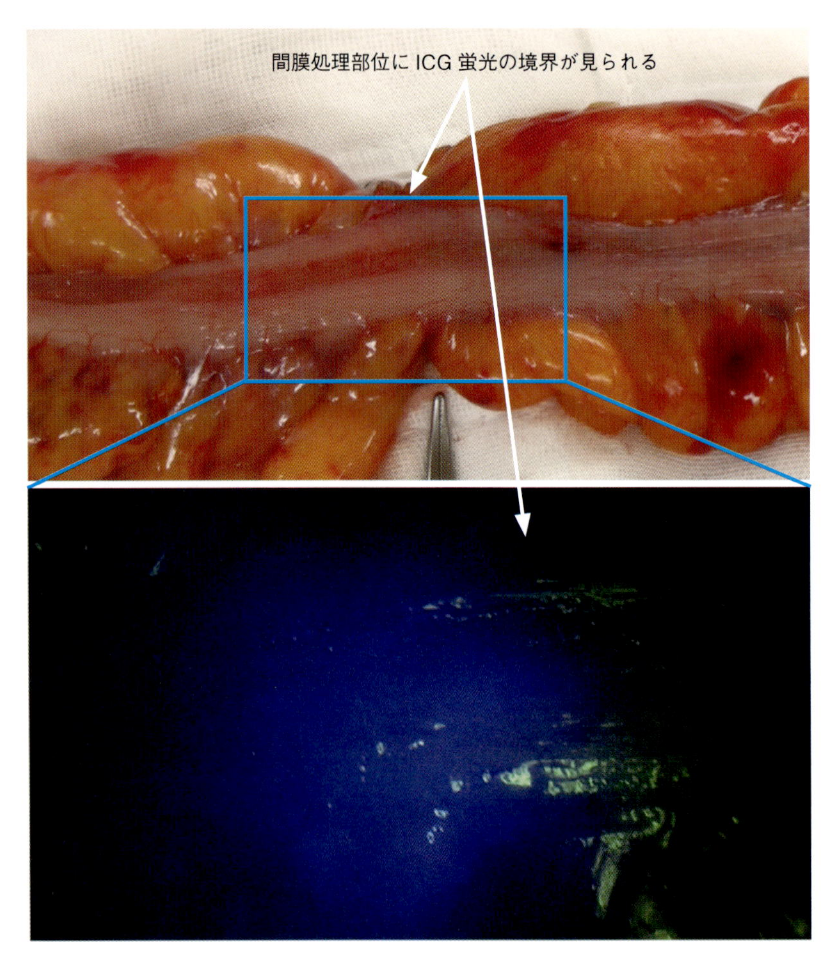

図10 ICG血流評価

8 腸管再建

- 口側の断端に自動吻合器のアンビルを装着する．肛門より自動吻合器を用いて，double stapling technique（DST）法による腸管の再建を行う 図11．口側腸管に留置したアンビルと合体し，腸管壁をくり抜くよう吻合する．
- 本手技のメリットとして，骨盤奥での吻合が可能であることと，大腸管腔内の開放が最小限になるため細菌の汚染が減ることがある．

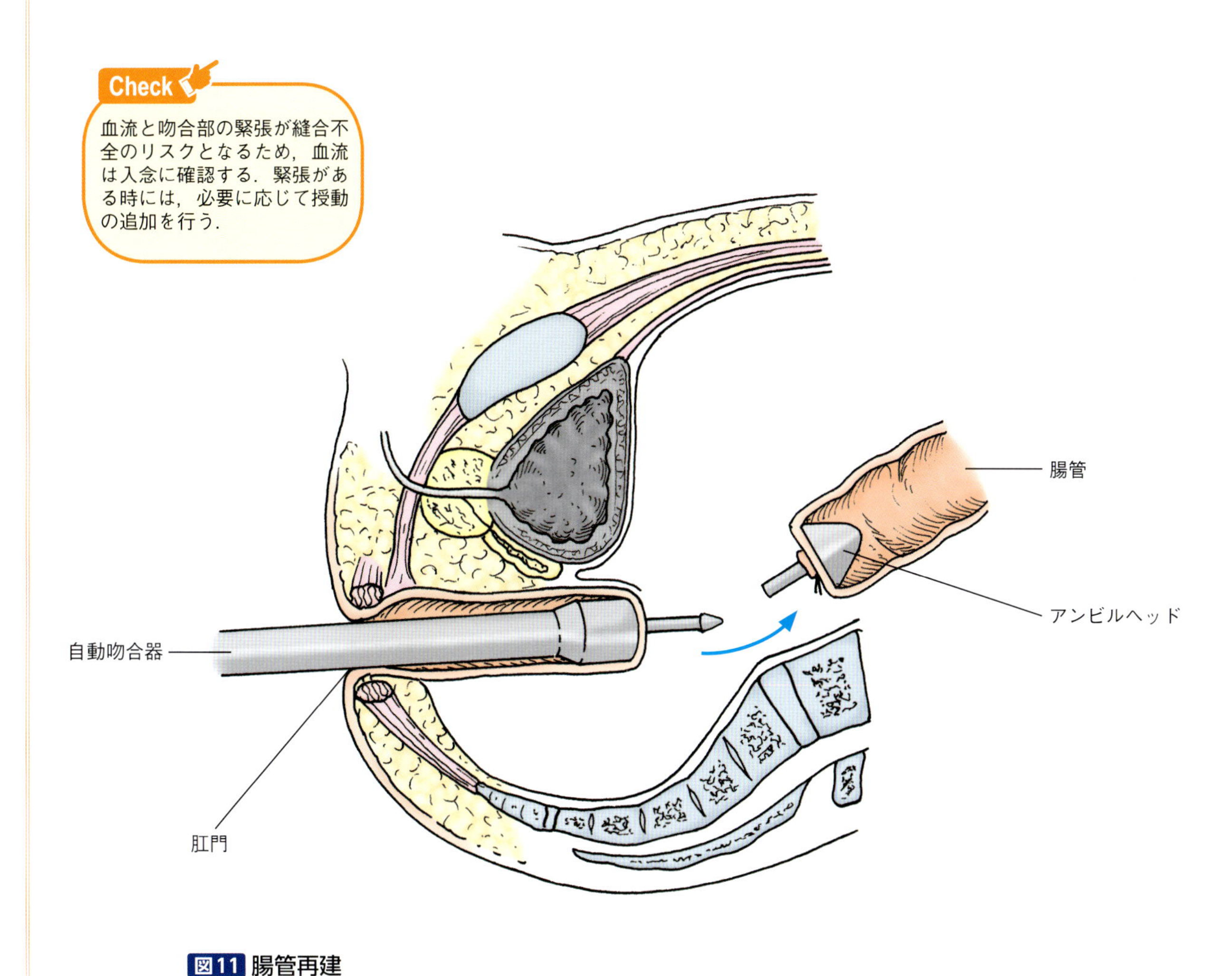

図11 腸管再建

9 閉創

- 腹腔内の洗浄を行い，止血を確認する．
- 通常，ドレーンは留置しない．

脾彎曲授動

手術手順 図12

1 開腹 …… p.141

2 内側アプローチと下腸間膜静脈の切離 … p.141

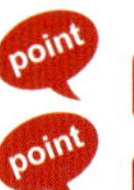

3 下行結腸部外側アプローチ …… p.141

4 網嚢側アプローチによる授動の完了 …… p.143

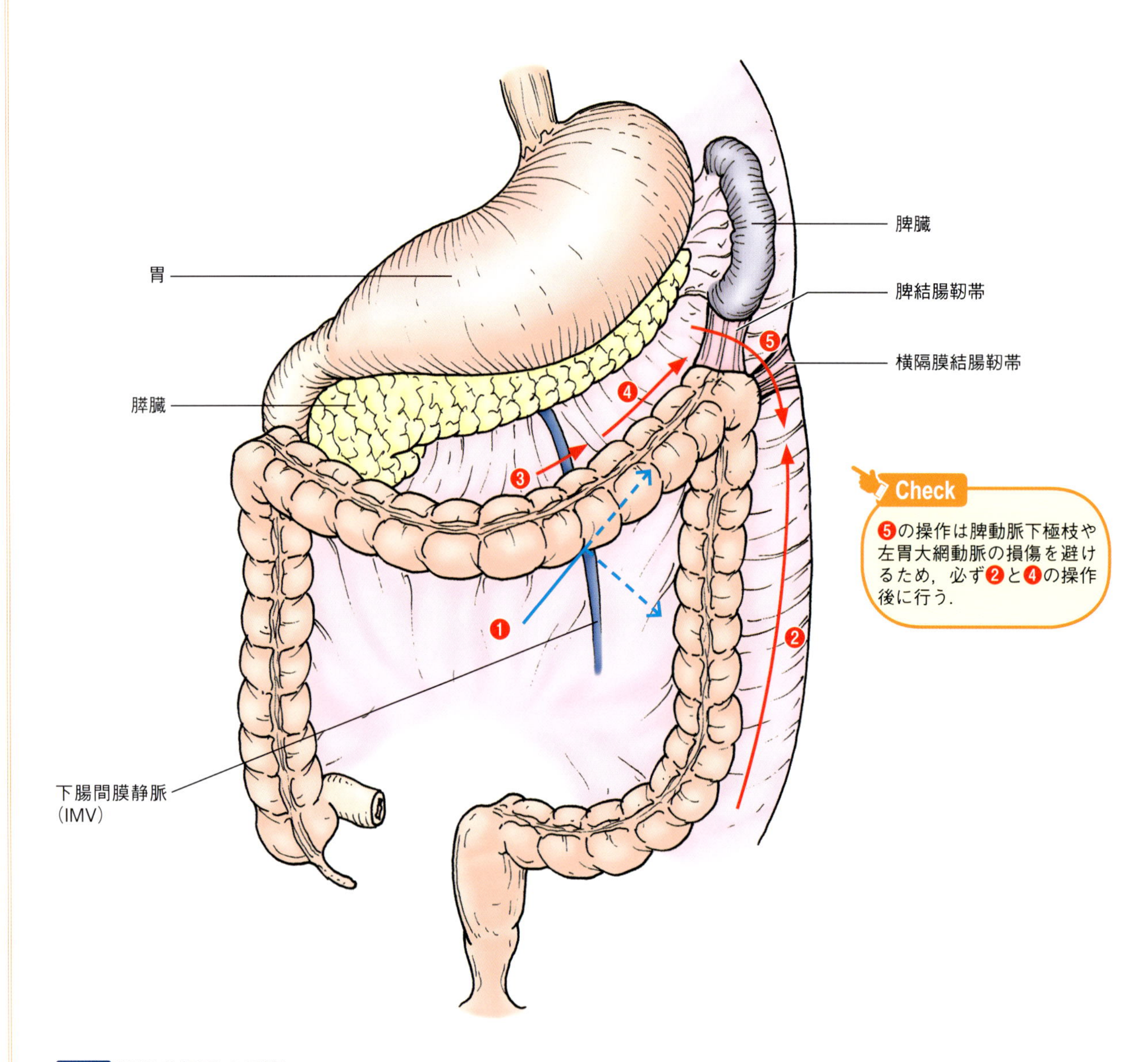

図12 脾彎曲授動の手順

❶内側アプローチ：下腸間膜静脈背面より下行結腸間膜を Gerota 筋膜より授動.

❷外側アプローチ：SD junction より下行結腸外側腹膜を切開し，❶の空間と連続させる.

（❶❷は）高位前方切除の授動操作ですでに行われている.

❸下腸間膜静脈の高位切離：膵下縁で下腸間膜静脈を切離する.

❹網嚢側アプローチ：網嚢内より膵下縁で網嚢漿膜を切開し，❶の空間と連続させる.

❺脾結腸靭帯，横隔膜結腸靭帯を切離し，授動を完了する.

> **Check**
> ❺の操作は脾動脈下極枝や左胃大網動脈の損傷を避けるため，必ず❷と❹の操作後に行う．

手術手技

1 開腹

- 開腹手術の場合，脾彎曲の授動は上腹部の正中切開で十分行える 図13A．左斜め上に創部を牽引するリトラクターを立てる．
- 腹腔鏡下手術の場合，左上腹部深部の操作が必要になるので，臍部以外のトロッカー位置をS状結腸の手術よりも数cmずつ頭側にずらす 図13B．
- 直腸切除に伴って脾彎曲を授動する場合は，同じトロッカー位置でも施行可能である．

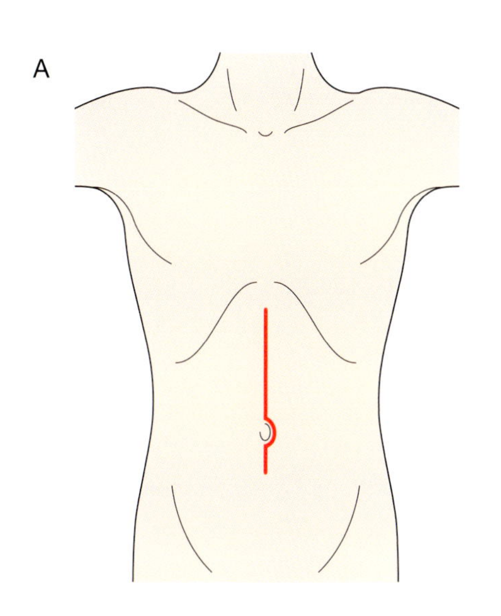

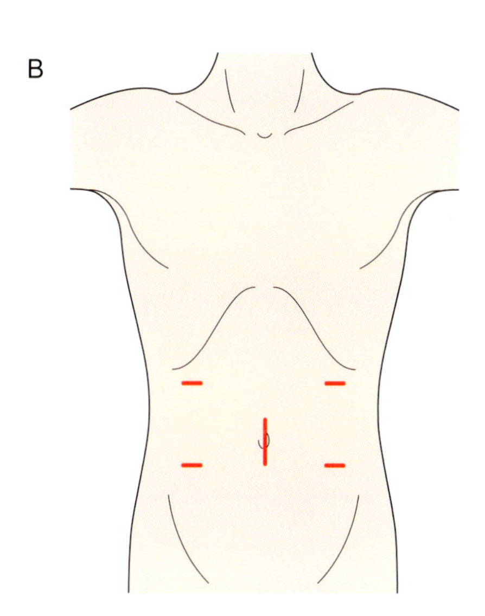

図13 開腹とポート位置
A：上腹部を正中切開.
B：S状結腸手術より数cm頭側にずれている.

2 内側アプローチと下腸間膜静脈の切離 図12 ❶，❸

- 脾彎曲の授動を行う場合は，腎前筋膜の面を左側に下行結腸背側まで，頭側には膵下面に入るまで広げる．
- 下腸間膜静脈（IMV）はできるだけ頭側縁で切離するが，膵臓の尾側での切離にとどめる．

Check
IMV周囲の腹膜は空腸起始部と癒着していることがあるので，剥がしておく．

3 下行結腸部外側アプローチ 図12 ❷

- 下行結腸外側の腹膜癒合部を頭側に切開し，脾下極を確認する．
- 高位前方切除の時と同様に，内側アプローチの層とつなげておく．

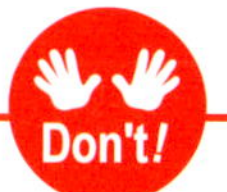

膵下縁でIMVに中結腸動脈左枝が伴走している場合は，IMVとともにこれを切ることにより下行結腸の血流に影響が出ることがあるので注意する．

手技のポイント

横行結腸間膜は膵体尾部にも付着しているため，内外側アプローチのみでは授動は不完全である 図14．網嚢側より膵臓との境界を見ながら授動を進めるのが，膵損傷予防のために最も安全である．

また，直腸手術で吻合部までの距離を稼ぐ際の授動距離も格段に伸ばすことができる．

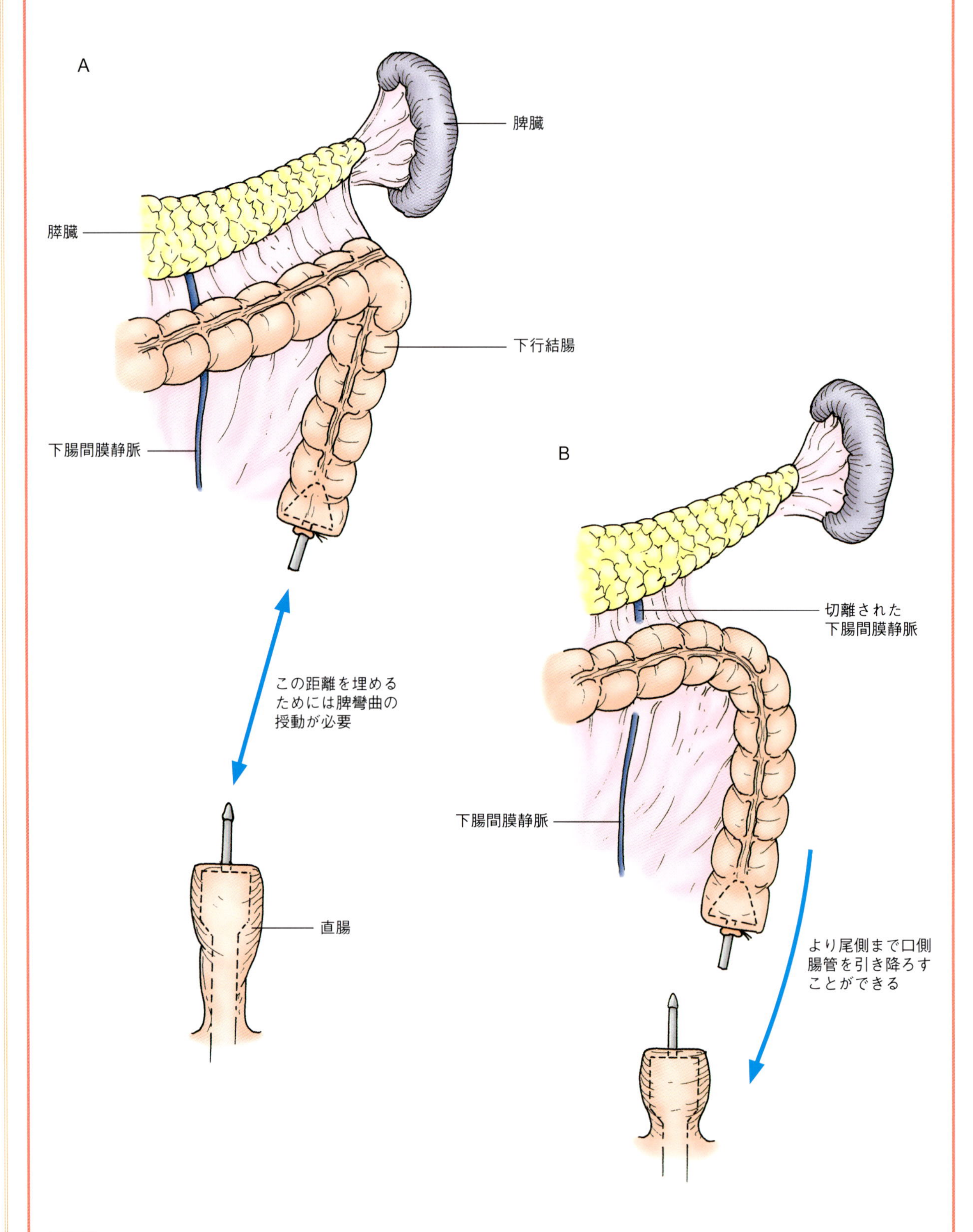

図14 直腸手術時の脾彎曲授動効率

A：直腸がある程度残っている場合でも口側を下行結腸で処理した場合には届かなくなることがある．

B：より会陰側に腸管を引っ張るためには，膵下縁の固定の解除と，膵下縁での下腸間膜静脈の切離が重要となる 図12 ❸～❺．

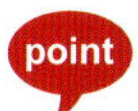

4 網嚢側アプローチによる授動の完了 図12 ❹，❺

- 網嚢を左大網動静脈の尾側で開放し，大網を脾下極に向かって横行結腸沿いに切離する．
- 胃後面で膵体尾部を確認し，すぐ尾側で網嚢漿膜を切開し，腎前筋膜の表面に入ると内側アプローチの層と連続する 図12 ❹.
- 連続した部分を手掛かりに，膵臓や横行結腸を目視しながら網嚢漿膜を切り進み，脾下極で大網，脾結腸靭帯と，横隔膜結腸靭帯を切離すると授動が完了する 図12 ❺.

手技のポイント

脾彎曲の授動は，膵体尾部や脾臓，脾動脈からの胃大網血管の近くの操作が必要になるが，出血や膵臓，脾臓の損傷を防ぐためには，「結腸沿いを進む」ことと「網嚢側から膵臓に沿って脾下極」に向かうこと，脾下極部で仕上げをする前に内，外，網嚢側の剥離を連続させ「残った組織を手のうちに入れる」ことがコツである．

内側，外側からは膵臓が確認しづらく，結腸沿いに切り上げることができず，膵損傷や横行結腸間膜に切り込むなどの危険がある．

術後チェックポイント

- ☑ 臨床所見から，吻合部出血や縫合不全の有無を確認する．
- ☑ 排ガスの確認後，食事を再開する．
- ☑ 1週間で縫合不全がなければ退院とする．

起こりやすい合併症

高位前方切除

1 創感染（SSI；surgical site infection）：3～5%

腹腔鏡下手術が行われるようになって頻度は激減した．

2 吻合部出血：1～2%

下部消化管内視鏡で止血可能である．

3 縫合不全：1%

1週間以降の発症はまれである．縫合不全を疑った場合は，CT検査を躊躇しない．

脾彎曲授動

1 膵液漏

膵臓を認識し授動を行えば，まず起こることはないが，重篤な合併症として注意を払う．

2 下行結腸の腸管虚血

下行結腸はもともと構造上虚血性疾患を起こしやすい部位であり，特に下腸間膜静脈沿いの中結腸動脈左枝を切除した場合に起こりやすいので注意する．

3 脾臓，脾彎曲部血管からの後出血

脾臓の被膜損傷や，エネルギーデバイスによる太い大網枝の処理を行った場合は，止血を念入りに確認する．

腸閉塞手術

癒着剥離術（絞扼性腸閉塞）

（Adhesiolysis〈Strangulation Obstruction〉）

▶▶ 幸田圭史，小杉千弘，首藤潔彦（帝京大学ちば総合医療センター外科）

手技のゴール

- 腸管の癒着剥離手技に慣れ，精通している．➡ 2
- 腸管癒着の度合いを判断し，適切な手術器具デバイスを選択できる．➡ 3
- 浮腫や血流障害のある脆弱な腸管を愛護的に扱える．➡ 3，4
- 術前画像から手術計画を頭に描ける．➡ 4，5

手技の適応・目的

- 本手術は，保存的治療が困難と判断される腸閉塞症例に対して行われる．閉塞部位の解除とともに，以降の腸閉塞再燃予防の両者を目的とした手術手技である．
- 絞扼性腸閉塞をはじめとした血流障害を伴う腸閉塞では，壊死に陥った腸管を除去する目的で，しばしば腸切除・腸吻合の適応となる．
- 癒着剥離が困難・不可能な場合には，食事の通り道を確保する目的で，バイパス手術の適応となる．

手術時の注意点

- 初回手術時の皮膚切開創を再開腹する場合には，創直下に腸管の強い癒着を想定して，腸管損傷を避ける高度の慎重さが必要である．
- 腹腔鏡下手術を選択する際には，CT や超音波検査を精読し，腸管と前腹壁との間に癒着のない部分にファーストポート（first port）を挿入する．
- 拡張腸管は脆弱になっていることも多いので，腸管の牽引や腹腔鏡下手術での鉗子操作は，愛護的に行う必要がある．

術前準備・チェック

- 胸部・腹部単純 X 線検査．
- 採血にて脱水の程度，炎症の程度，敗血症や播種性血管内凝固症候群（disseminated intravascular coagulation；DIC）の有無を判断する．脱水や電解質異常などは，可能な限り，術前に補正しておくのが望ましい．
- 腹部 CT 検査は，可能であれば造影にて行う．腸閉塞の原因となっている癒着や捻転，内ヘルニアなどを診断し，責任病変の診断に努める．そのためには，beak sign 図1 や，whirl sign 図2 を見逃さないことが大事である．また，血栓塞栓症の有無 図3 ❶や，腸管虚血の有無 図3 ❷などを注意深く診断することが大事である．
- 腹腔鏡下手術を行う場合には，腹壁と腸管の癒着のない部分を探すため，超音波検査が有用である．

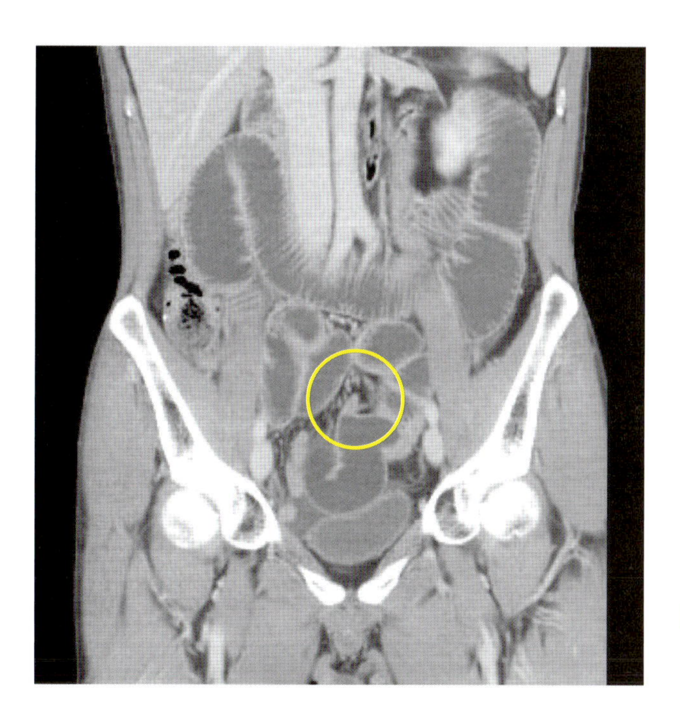

図1 beak sign
拡張した腸管内腔が急に狭小化して鳥の嘴（beak）様になっている．

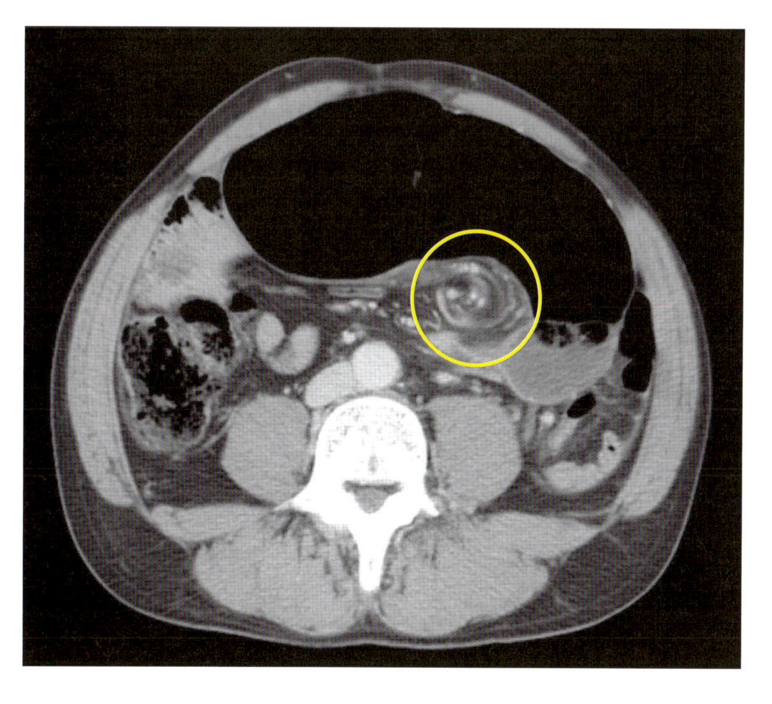

図2 whirl sign
造影された血管が渦を巻いたようにみえる．

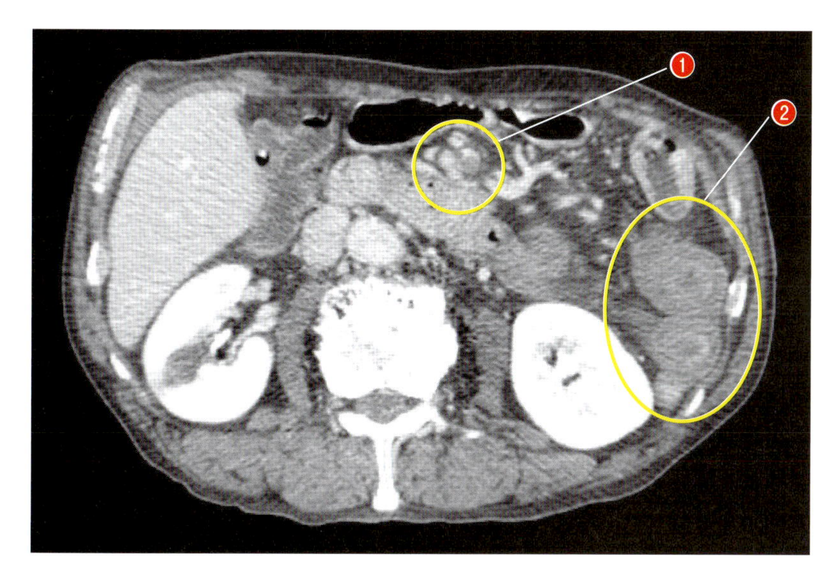

図3 上腸間膜動脈末梢の血栓塞栓症❶と腸管虚血❷

❶：血管内に造影剤の陰影欠損をみるため血栓と判断できる．

❷：近傍のほかの小腸に比し造影がみられずかつ浮腫を伴っている．

≫ 手術体位

- 体位は仰臥位を基本とする 図4 が，骨盤内深部の操作が必要な場合は砕石位も選択される．
- 腹腔鏡下手術では，想定される癒着部位によって，術者と助手の立ち位置は変わる．

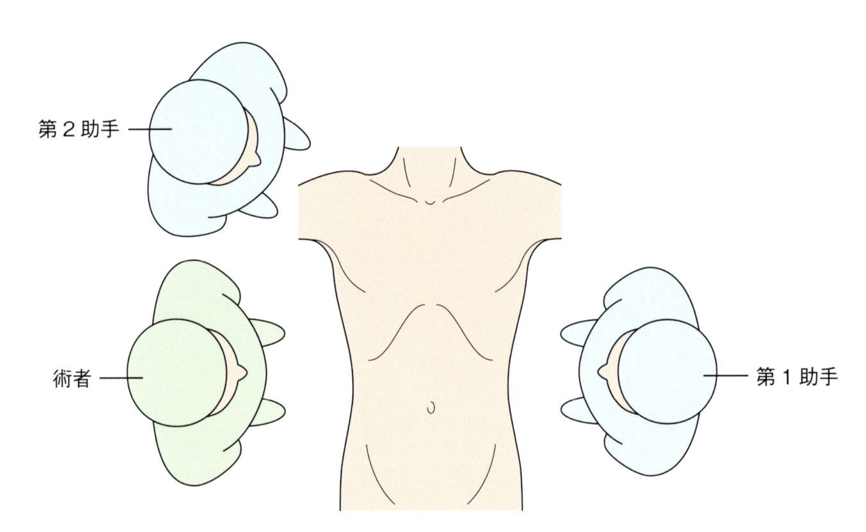

図4 手術体位

手術手順

手術手技

1 開腹・ポートの挿入

開腹手術

- 通常，前回の手術創をそのまま開腹することが多いため，創直下に腸管や大網の癒着が想定される．強い癒着の部位がある場合には，その部位で無理やり腹腔内に到達することはなるべく避け，切開創の範囲で一部でも腹腔内に入りやすい部位を探し，まずは腹腔内に到達するよう開腹するのが良い．
- そのような良い場所がない場合には，適宜，創の延長を施行する．

腹腔鏡下手術

- ポートを挿入する際，ファーストポートは事前に超音波検査やCTにて腹壁との癒着がないと思われるところに挿入する．
- 挿入方法は，小開腹に引き続いて行う方法と，皮膚小切開のみでポートを直接，直視カメラで見ながら腹腔内に到達させる方法がある．

2 創直下にある腸管と腹壁の間の癒着剥離

- 腸管は背側に牽引し，腹壁は上方向に牽引する．腸管が腹壁に癒着している部位をメス，電気メス，ハサミなどで鋭的に剥離を行う 図5， 図6．
- 腹壁との癒着剥離をしようとする部分には，腹壁と癒着腸管の適度な牽引により剥離部分に緊張をかけることが大事である．
- 不用意な鈍的剥離は腸管損傷をきたす可能性があるが，やわらかい癒着であれば剥離可能であり，剥離部分をランドマークに次の剥離ができることもある．

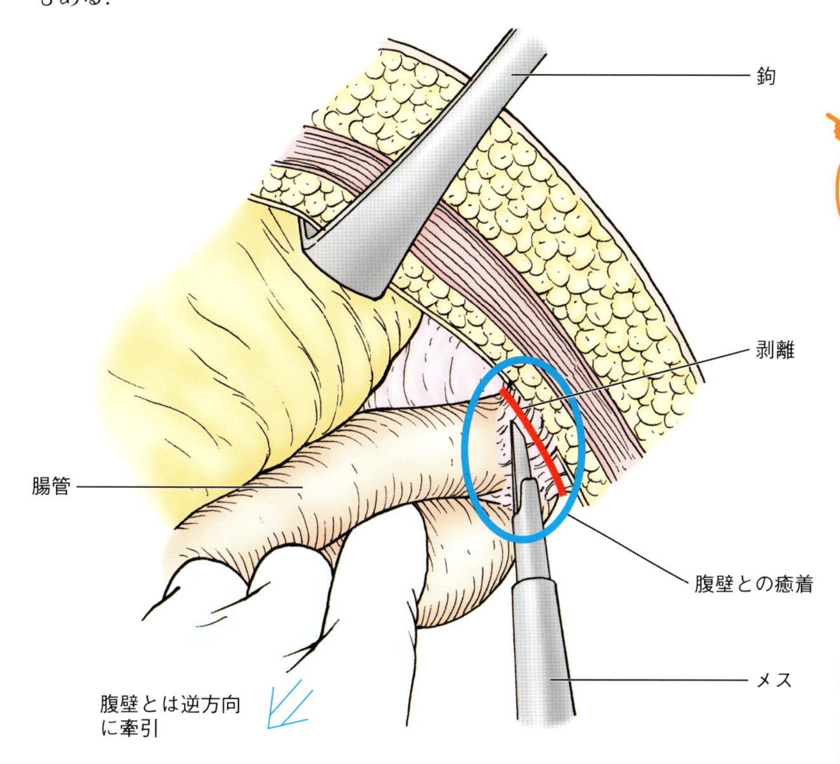

図5 メスによる腹壁との癒着剥離

Check
腹壁と癒着腸管を牽引し，
剥離部分に緊張をかける．

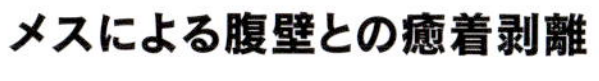

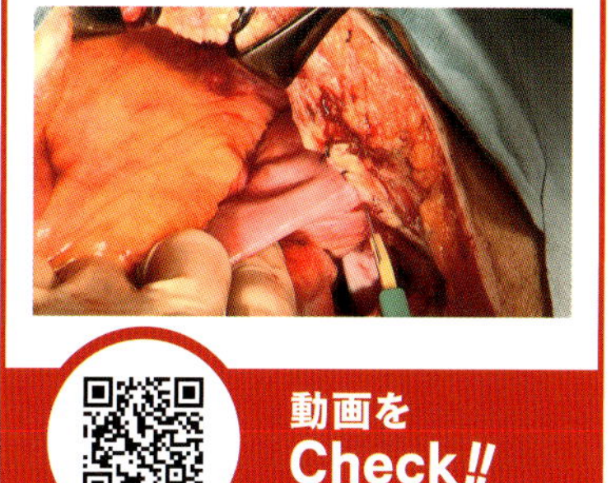

https://gakken-mesh.jp/app/webroot/ds/003lgt/9-1.html

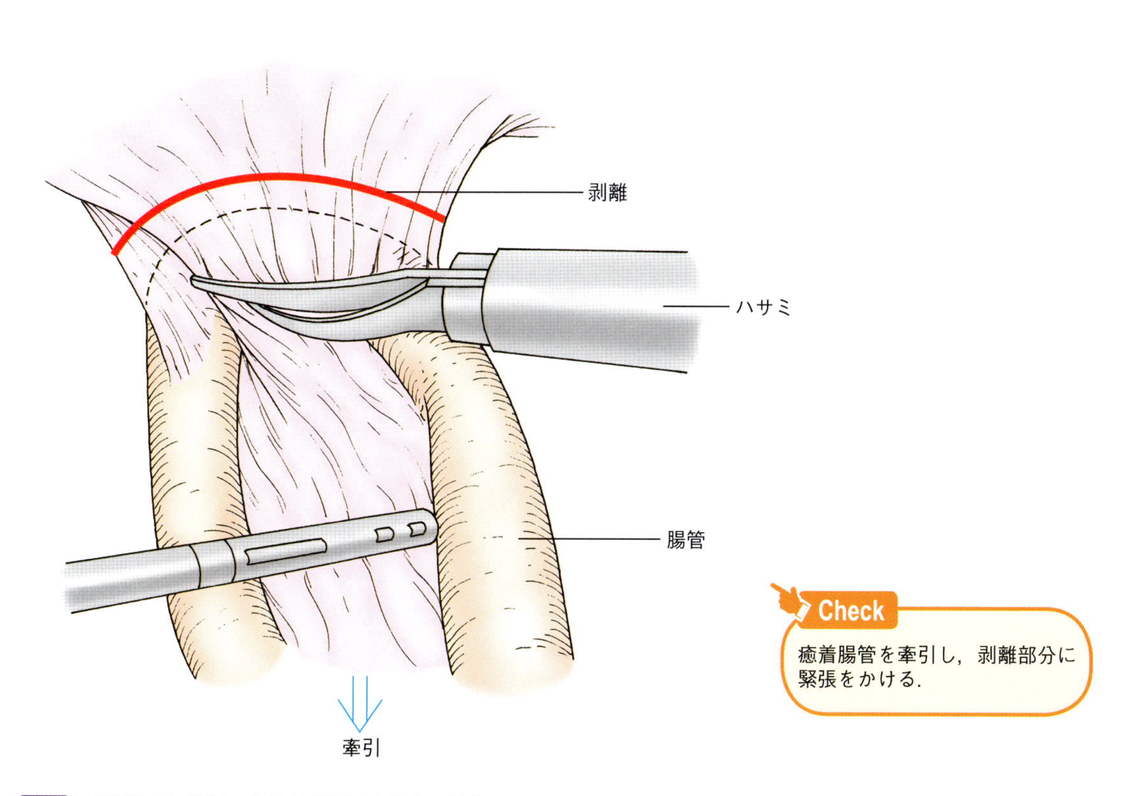

図6 腹腔鏡下手術による腹壁との癒着剥離

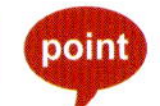

3 腸管同士，または腸管と大網，腸管と後腹膜との癒着剥離

- 腸管の癒着部分近傍に左手で緊張をかけて，鋭的，時に鈍的な剥離を行う 図7．
- 腸管同士の癒着剥離をしようとする部分にも，両者の牽引により剥離予定部分に適度な緊張をかけることが大事である．
- 鈍的剥離は，癒着がゆるく，やわらかい場合に可能である．

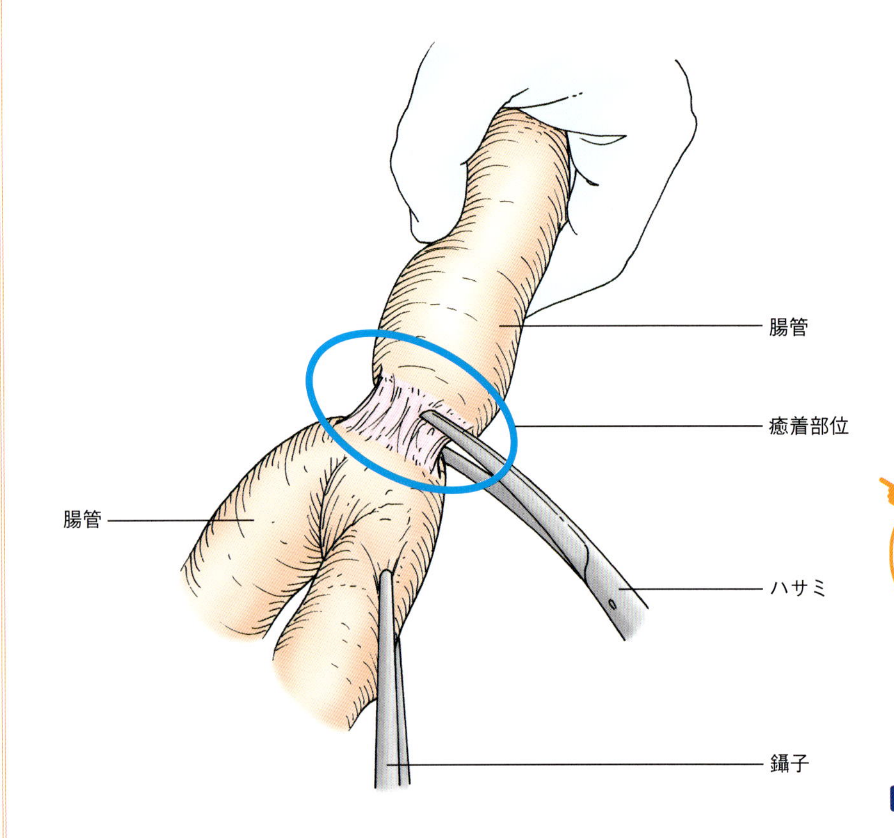

Check

腸管同士を牽引し，剥離予定部分に適度な緊張をかける．

図7 腸管同士の癒着剥離

手術のポイント

腸管壁はしばしば浮腫に陥っていて脆弱であるが，癒着部分は強固で硬い場合も多い．

鈍的剥離は，やわらかい部分に入り込むことが多いため，腸管の損傷をきたしかねない．極力，癒着部分を鋭的に剥離するために，適度な牽引と，剥離すべき面の同定力を養うことが肝要である．

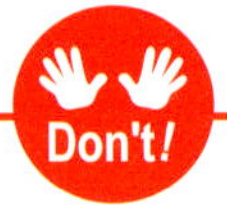

強い癒着のある部位は腸管損傷の危険があるため，鈍的剥離は極力避ける．

ハサミによる後腹膜との癒着剥離

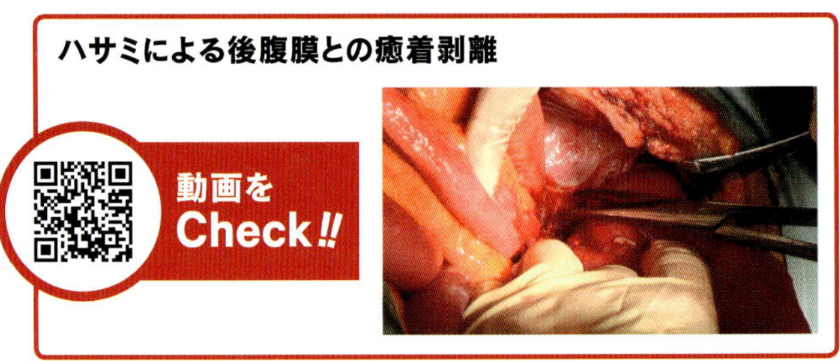

https://gakken-mesh.jp/app/webroot/ds/003lgt/9-2.html

4 責任病変の同定・解除

- 責任病変がバンドの形成の場合，バンドの切離を行う 図8.
- 責任病変が内ヘルニアの場合，ヘルニア門が狭いことも多く，必要に応じて，門を一部切開してヘルニア内容物を開放する 図9.
- 軸捻の場合には，捻転を解除する.

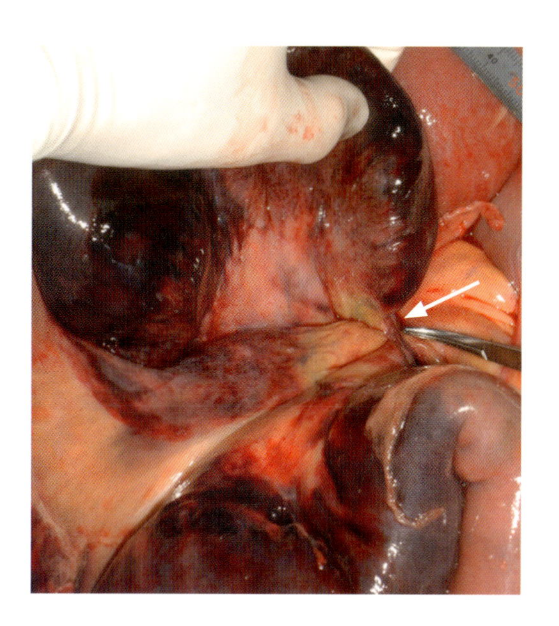

図8 バンドによる絞扼
矢印：絞扼箇所.

Check
バンドの切離やヘルニア門の切開時には，血管や他の重要な構造物がないことを確認する.

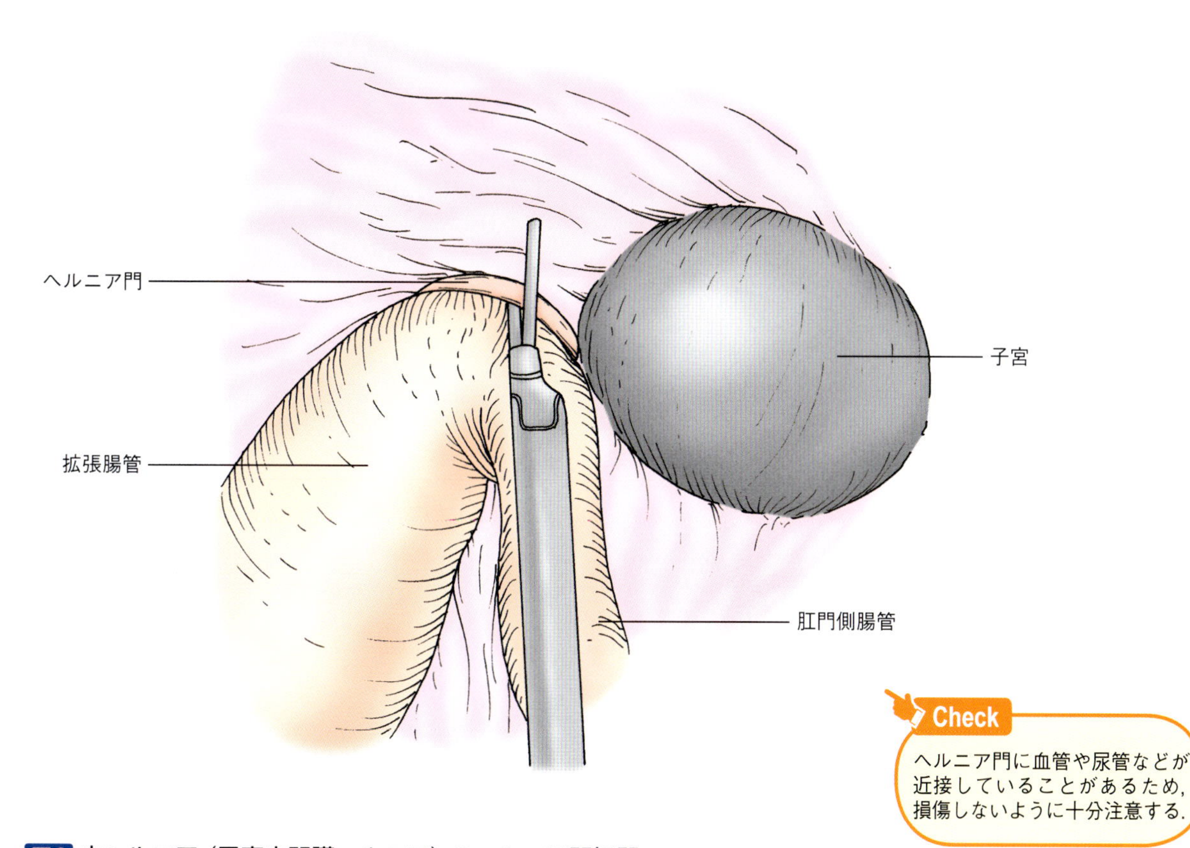

図9 内ヘルニア（子宮広間膜ヘルニア）のヘルニア門切開

Check
ヘルニア門に血管や尿管などが近接していることがあるため，損傷しないように十分注意する.

5 必要に応じて腸管切除吻合，またはバイパス術

- 絞扼の原因を解除して血流が十分戻れば，腸管切除は不要である 図10．

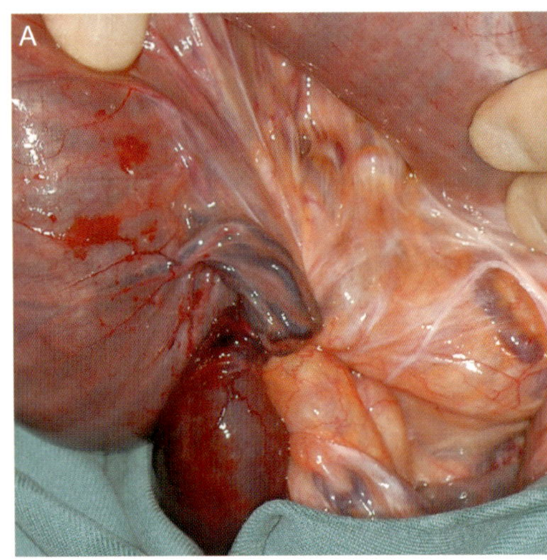

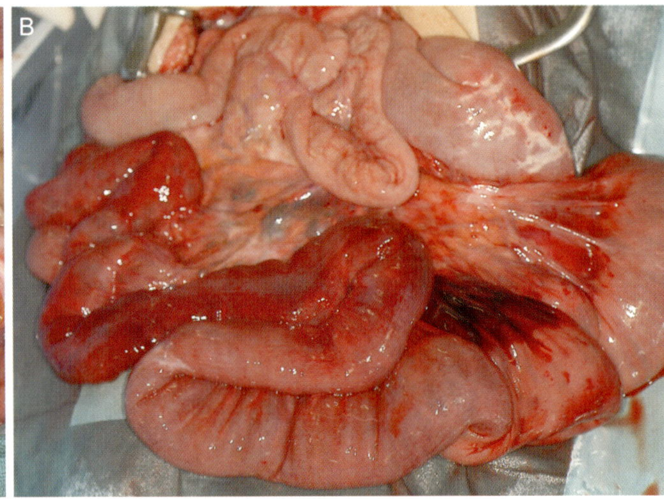

図10 捻転による絞扼性腸閉塞とその解除（腸管切除なし）
A：解除前，B：解除後．

Check
温かい生理食塩水で濡らしたタオルを用いて，数分間，腸管を覆ってみて血流が戻るかどうかを判定する．

- 責任病変を解除しても腸管の血流が戻らない場合には，腸管切除吻合を行う 図11．
- 絞扼腸管を切除する場合には，産生したエンドトキシンなどの有害成分が急速に門脈中などへ拡散することを防ぐ目的で，前もって責任血管をクランプしておく．

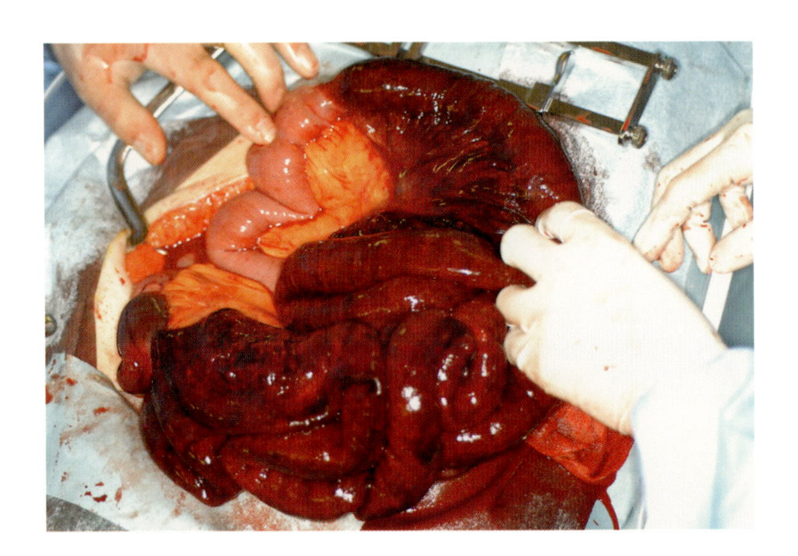

図11 大量腸管切除吻合を要した例

6 他の癒着や病変がないことの確認，漿膜損傷の補修

- 可能であれば，トライツ靭帯から肛門側の腸管の走行がしっかり確保できていることを確認する．捻転や狭窄の原因になると思われる癒着などは，剥離を行っておく．
- この際，漿膜の損傷部分を見つけたならば，狭窄をきたさないように補修しておく 図12．

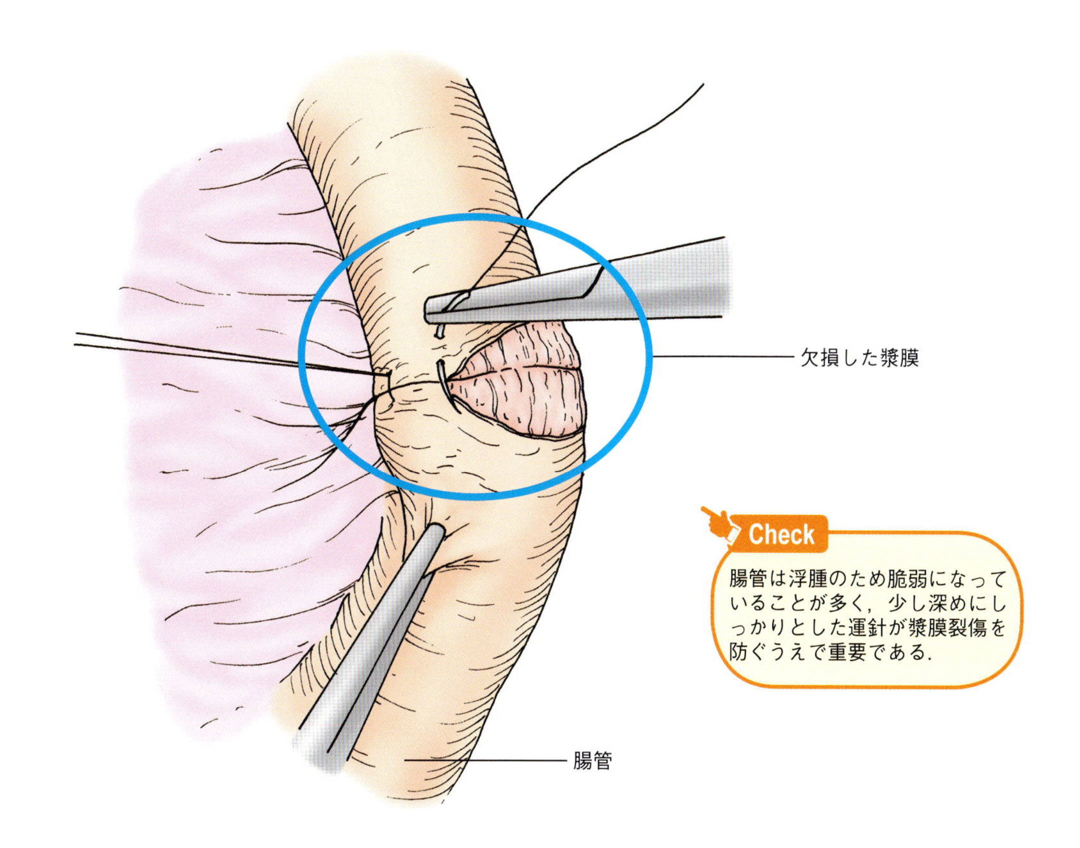

欠損した漿膜
腸管
Check
腸管は浮腫のため脆弱になっていることが多く，少し深めにしっかりとした運針が漿膜裂傷を防ぐうえで重要である．

図12 漿膜欠損部分の補修

7 腹腔内洗浄

- 特に腸切除を行った場合には，閉腹前に十分な量の生理食塩水で腹腔内を洗浄する．

8 閉腹

- 創部も閉創前に十分洗浄を行う．汚染された手術となった場合には，浸出液を排出させるため皮膚を密に閉じない方法，または二期的に閉鎖する方法も考慮する．

術後チェックポイント

- ✓ **経鼻胃管やイレウス管の抜去時期を検討する.**
  術後は腸管浮腫などのため，一時的な麻痺性イレウスを生じる.
- ✓ **ドレーンの性状をチェックし，縫合不全や腸破裂の兆候を確認する.**
  腸管吻合を伴った手術や，漿膜の損傷があった手術では，これらの兆候を見逃してはいけない.
- ✓ **排ガス・排便の有無を確認し，適切な食事開始時期を考える.**

起こりやすい合併症

1 術後麻痺性イレウス

特に広範な癒着剥離を行った症例では，術後に麻痺性イレウスを生じることが多い．時間とともに腸管の浮腫も改善し，腸管運動が回復する．腸管蠕動を促進する薬剤などの投与も行われる.

2 手術部位感染（surgical site infection；SSI）

特に消化管切除を施行した症例，術中に腸管損傷があった症例では SSI に注意が必要である．単純な皮下膿瘍にとどまらず，全身状態や採血結果などから強い感染を伴う深部膿瘍の形成が疑われた場合には，CT または超音波検査で確認する．必要に応じて，経皮ドレナージを施行する.

3 脱水・電解質異常

術前から食事が摂れていないので脱水が想定される．さらにイレウス管が入っていた場合には腸液が失われているので，術後の脱水や電解質異常にも注意が必要である．輸液の種類と量を，尿量や血液データから決定する.

文献

1）中村隆俊，佐藤武郎，山梨高広，ほか．急性腹症に対する低侵襲アプローチ－適応と手技．癒着性腸閉塞外科 2017; 79 (9) : 813-7.

2）山田岳史，青木悠人，小泉岐博，ほか．急性腹症ガイドラインの検証．絞扼性腸閉塞診断における造影 CT の有用性．日本腹部救急医学会雑誌 2017; 37 (4) : 581-5.

3）高橋研吾，生方泰成，矢内充洋，ほか．術後重大合併症－これだけは知っておきたい緊急処置法 絞扼性イレウス．臨床外科 2017; 72 (6) : 699-703.

4）大平 学，首藤潔彦，河野世章，ほか．絞扼性イレウスに対する MDCT を用いた腸管虚血評価．日本腹部救急医学会雑誌 2015; 35 (4) : 397-402.

5）Diaz JJ，Bokhari F，Mowery NT，et al. Guidelines for Management of Small Bowel Obstruction. J Trauma 2008; 64: 1651-64.

2章

肛門

肛門手術

痔核

(Hemorrhoid)

山名哲郎（JCHO 東京山手メディカルセンター大腸肛門病センター）

手技のゴール

- 痔核の切除範囲をデザインできる. ➡ 1
- 内外肛門括約筋を術中に同定できる. ➡ 2
- 括約筋を損傷せずに痔核組織を剥離できる. ➡ 3
- 確実に止血処置ができる. ➡ 4, 5
- 肛門上皮を適切に縫合できる. ➡ 6

手技の適応・目的

- 痔核の本態は，生理的に存在する肛門クッションが肥大して，出血や脱出症状を生じるようになった組織である.
- Milligan-Morgan 法に代表される結紮切除術が，現在でも痔核根治術の主流である.
- 痔核根治術の適応は，Goligher 分類の 3 度以上，すなわち用手還納が必要な脱出症状が頻繁にある場合である．ただし，良性疾患であるため，この適応も絶対的なものではなく，診察上で脱出する痔核でも脱出を愁訴としない患者に対しては，手術を強く薦める必要はない.
- 脱出症状がなくても，慢性的な出血により高度な貧血をきたしている場合は，手術適応としてよい.
- 急性期の血栓性外痔核や，嵌頓痔核で疼痛が強い場合は手術適応となるが，多くの症例は保存的治療で急性期の疼痛は改善する.
- 慢性期の痔核にもかかわらず持続的な疼痛を訴える場合は，神経性疼痛であることが多く，痔核を切除しても疼痛が改善しない場合があるので，手術適応とすべきではない.

手術時の注意点

- 術後に不自然な肛門になってしまうと患者は一生排便に苦労することになるので，以下の点に十分に注意を払う.
  ①肛門括約筋を絶対に損傷しないようにする.
  ②肛門上皮をできるだけ温存して，術後肛門狭窄にならないようにする.

術前準備・チェック

- 一般的な血算生化学検査，尿検査，心電図，胸部 X 線を行い，腰椎麻酔手術に問題がないかどうか全身状態をチェックする.
- 心電図で異常所見がある場合は，術前に循環器医師にコンサルテーションして精査する.
- 抗凝固薬を服用しているか外来で必ずチェックし，服用している場合は休薬が可能か，本人および処方医に確認する．休薬可能であれば，各薬剤の適切な休薬期間を指示する．休薬が不可であれば，数日前から入院してヘパリン化を行う.

- 肛門疾患手術の術前処置は，坐薬（新レシカルボン®）2個を術前日夜と術当日朝に使用し，直腸内を空虚にしておくだけでよい．

» 手術体位

- 麻酔は低位腰椎麻酔で行う 図1．25Gのスパイナル針を使用し，第4～5腰椎間から傍正中法で穿刺し（正中線より約1cm下から30°上向きに針を刺入），0.5%マーカイン®を1cc注入する．
- 麻酔薬注入後は，速やかに腹臥位として，ジャックナイフ体位をとる 図2．
- 術者は3時の方向（患者の左側）に立つ．
- 臀部の緊張がとれてからガムテープで両側の臀部を左右に牽引固定する．テープはできるだけ肛門縁に近いところから均等に貼り，肛門ができるだけ平坦になるように展開する．

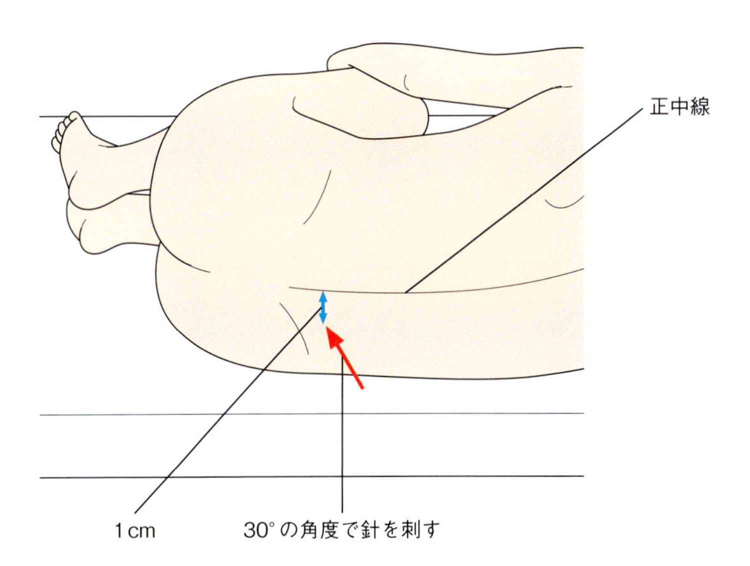

図1 麻酔時の体位
正中線の約1cm下から30°の角度で針を刺す．

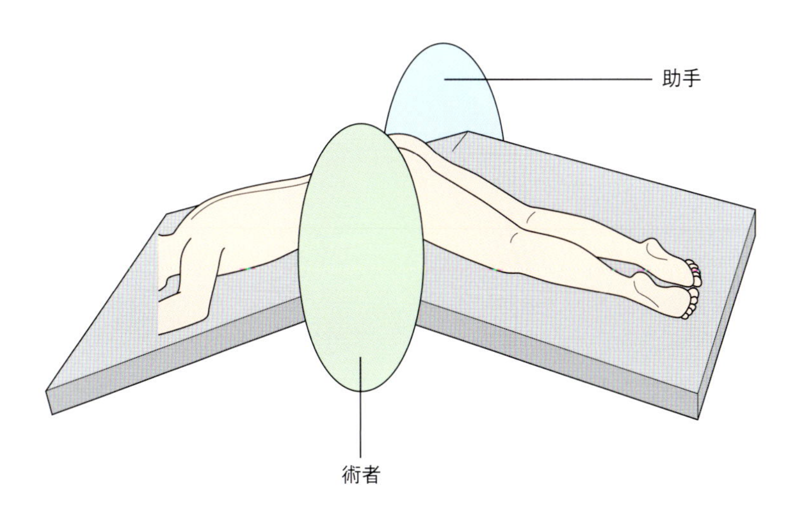

図2 手術体位
腹臥位になりジャックナイフ体位で行う．

手術手順

手術手技

1 切除のプランニング

- 最初に有柄肛門鏡を用いて肛門管内を確認する．
- 便や粘液が残っている場合はガーゼで除去する．
- 麻酔が効いてくると肛門管の緊張がとれるが，緊張が残っている場合は有柄肛門鏡で軽く拡張する．
- 有柄肛門鏡を用いてそれぞれの痔核の部位と大きさを観察しながら，この時点で切除の順番，切除の幅や奥行き，ゴム輪結紮の併用など，これから行う手術の概要をプランニングする．
- 切除の順番は，一番大きな痔核から順に切除するのが原則であるが，筆者は右後方7時，左側方3時，右前方11時の順番で行うことが多い．前方の痔核が一番大きい場合でも，まずは離れた左右の痔核を切除して，その後，間にある前方の痔核を処理した方が，切除する痔核の間の肛門上皮を残しやすい．

2 外痔核の剥離

- 皮膚切開に先駆けて切除する痔核の範囲をバイポーラ鑷子でマーキングする．
- 外痔核の領域にエピネフリン含有キシロカイン®溶液を痔核の大きさに合わせて1～3cc注射し，外痔核を膨隆させる 図3．これはエピネフリンによる止血効果もあるが，膨隆によって外痔核の剥離がしやすくなる．

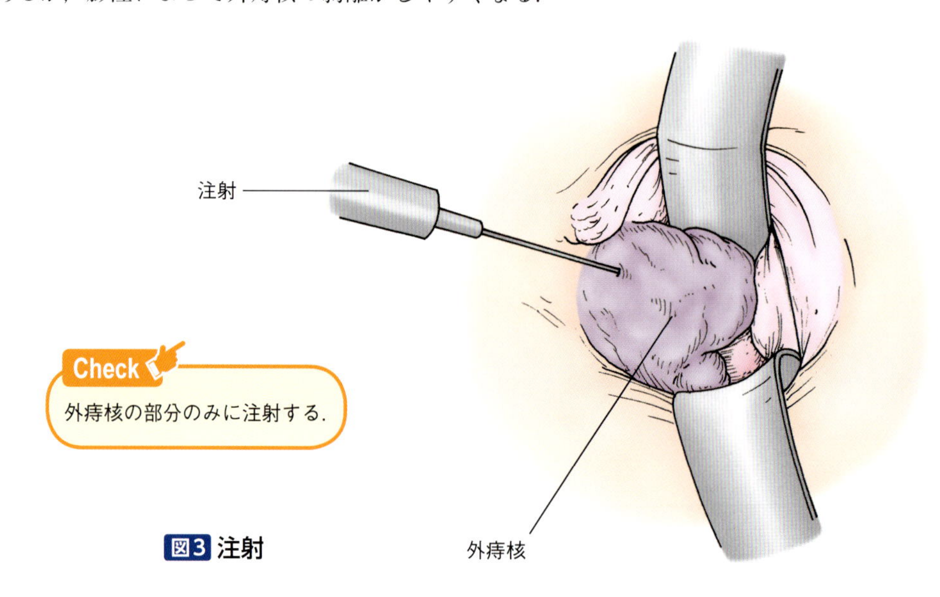

注射
Check
外痔核の部分のみに注射する．
外痔核

図3 注射

- 膨隆した外痔核の中心を左手のペアン鉗子で把持し，外痔核の外縁（縦走筋付着部よりやや外方）を頂点とした浅いV字の皮膚切開を加える **図4**．
- V字の先端をもう1つのペアン鉗子で把持し，左手で2つの鉗子を把持しながら，粘膜剪刀でV字の先端部から皮下組織を少しずつ切離する．この時に深く切り込むと外肛門括約筋の線維に切り込んで出血するので，皮下の線維を少しずつ切離しながら外肛門括約筋に切り込まない層を保ちつつ外痔核組織だけを剥離する．
- 肛門縁レベルまで剥離したら左右の皮膚のエッジをペアン鉗子で把持し，助手に左右対称になるように把持してもらう **図5**．少しでも余計な力がかかると上皮が容易に裂けるので，助手には最小限の力でテンションを保つように把持してもらう．
- 術者は皮膚弁を均等に牽引できるように2つのペアン鉗子をV字の先端部に平行に並べて把持し直す．

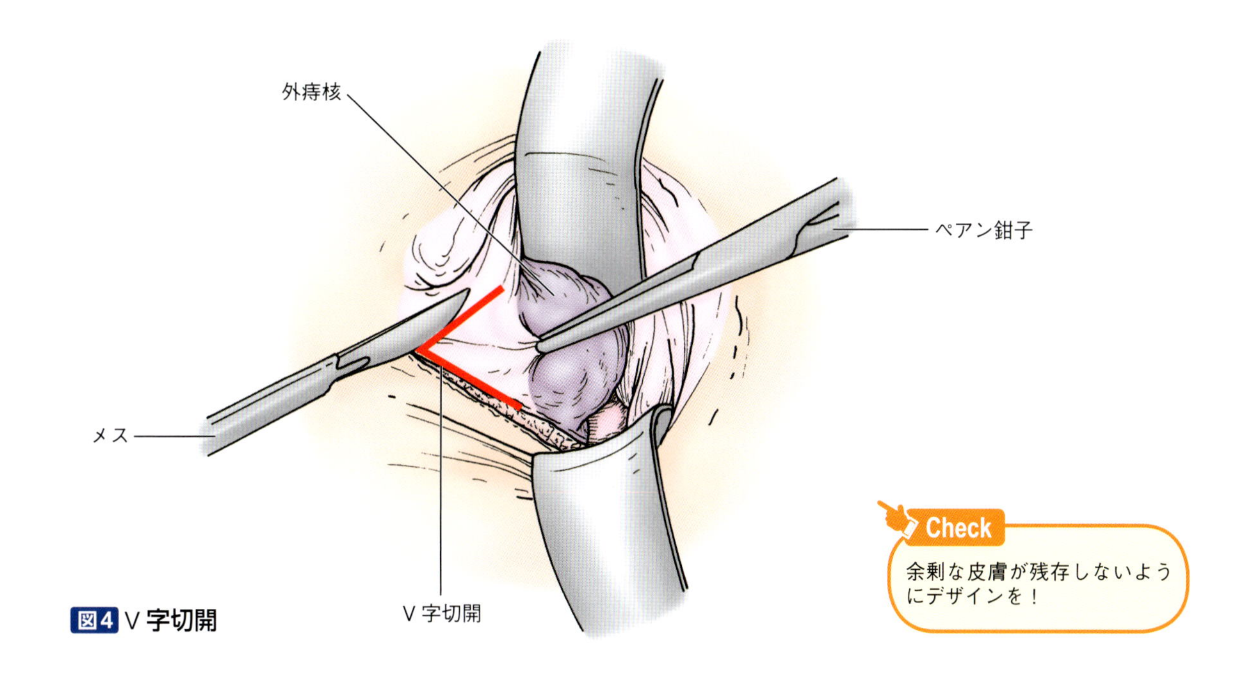

図4 V字切開

Check
余剰な皮膚が残存しないようにデザインを！

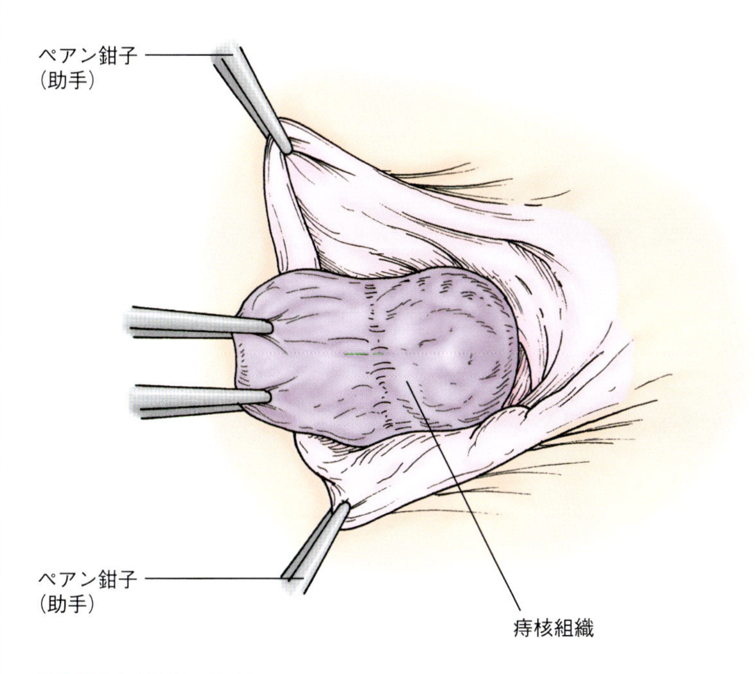

図5 痔核組織の把持

結紮切除
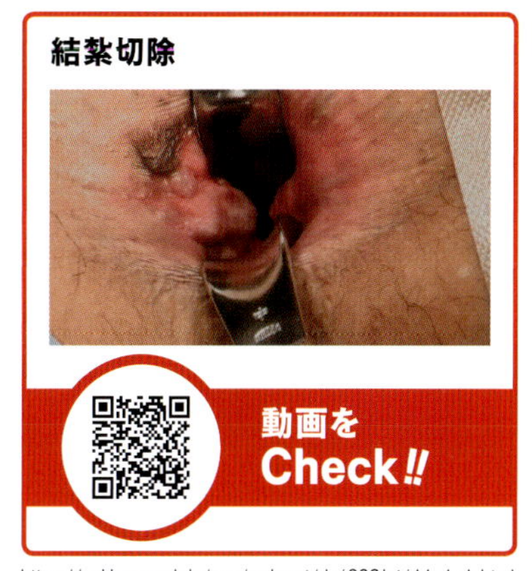

https://gakken-mesh.jp/app/webroot/ds/003lgt/11-1-1.html

point

3 内痔核の剥離

- 皮膚弁を牽引しつつ痔核組織を剥離すると，内肛門括約筋が白色のなめらかな線維の層として痔核組織の下に露出してくるので，これを温存する層で剥離を進める．
- 途中で左右の外側に縦の切り込みを入れる 図6．
- できるだけ粘膜剪刀の先端だけを使って，縦に走る線維組織である粘膜下筋の線維だけを少しずつ切離し，内肛門括約筋全体を剥離面の下へ落としていく 図7．

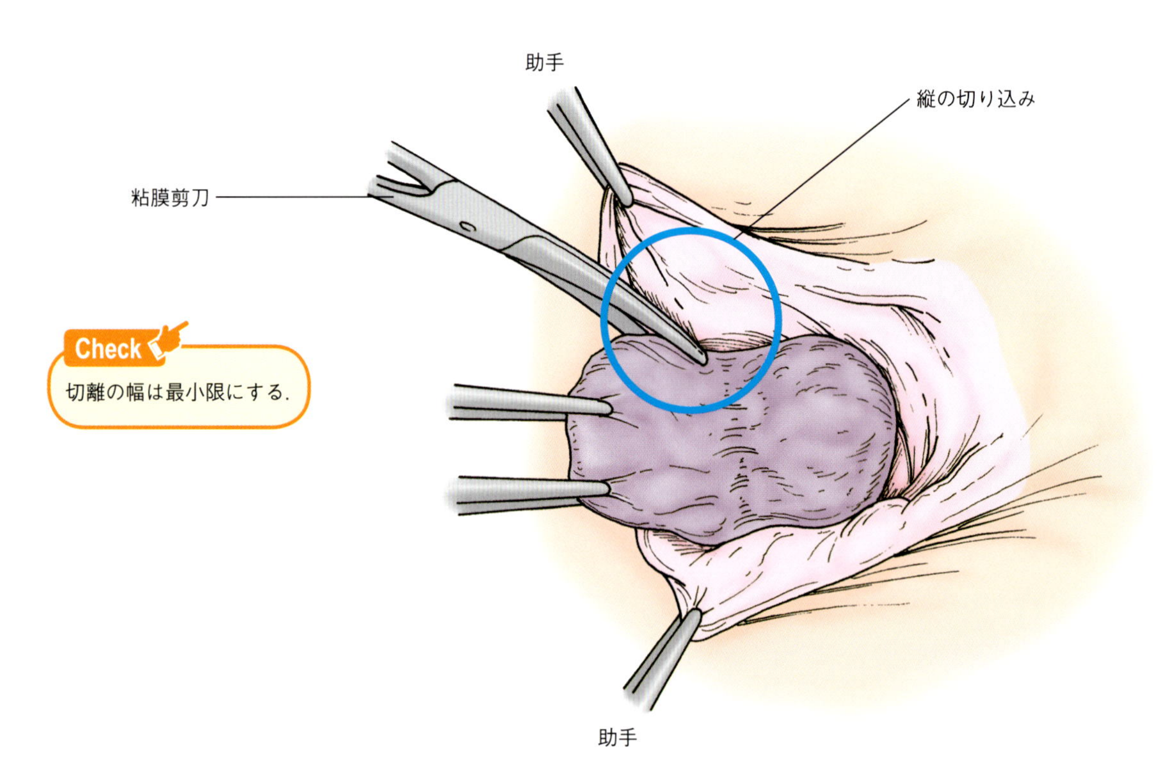

図6 上皮切離

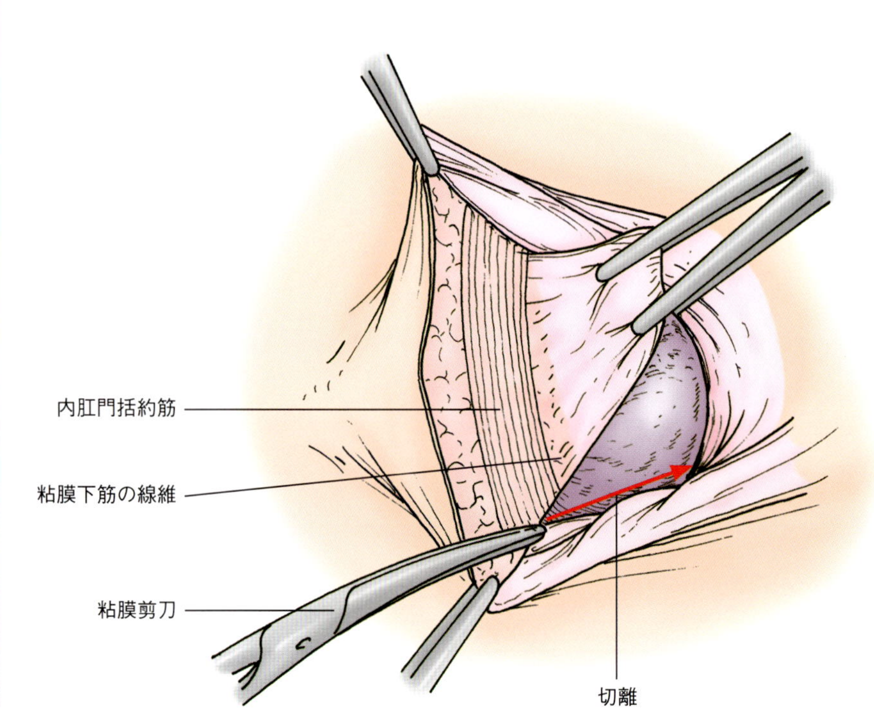

図7 痔核剥離

- 中央では内肛門括約筋が痔核組織よりにテント上に吊り上がってくるので，内肛門括約筋の上縁ぎりぎりで縦に伸びる線維を切離し，内肛門括約筋組織へは決して切り込まないよう注意しながら内肛門括約筋を剥離面に落としていく 図8．
- 内肛門括約筋を落としたら，左右の肛門上皮を根部へ向けて縦に切離する．平行に切り込むよりも根部中心へ向かってハの字に狭めていくイメージで左右対称に少しずつ切離し，結紮する根部の幅は1cm以下とする．

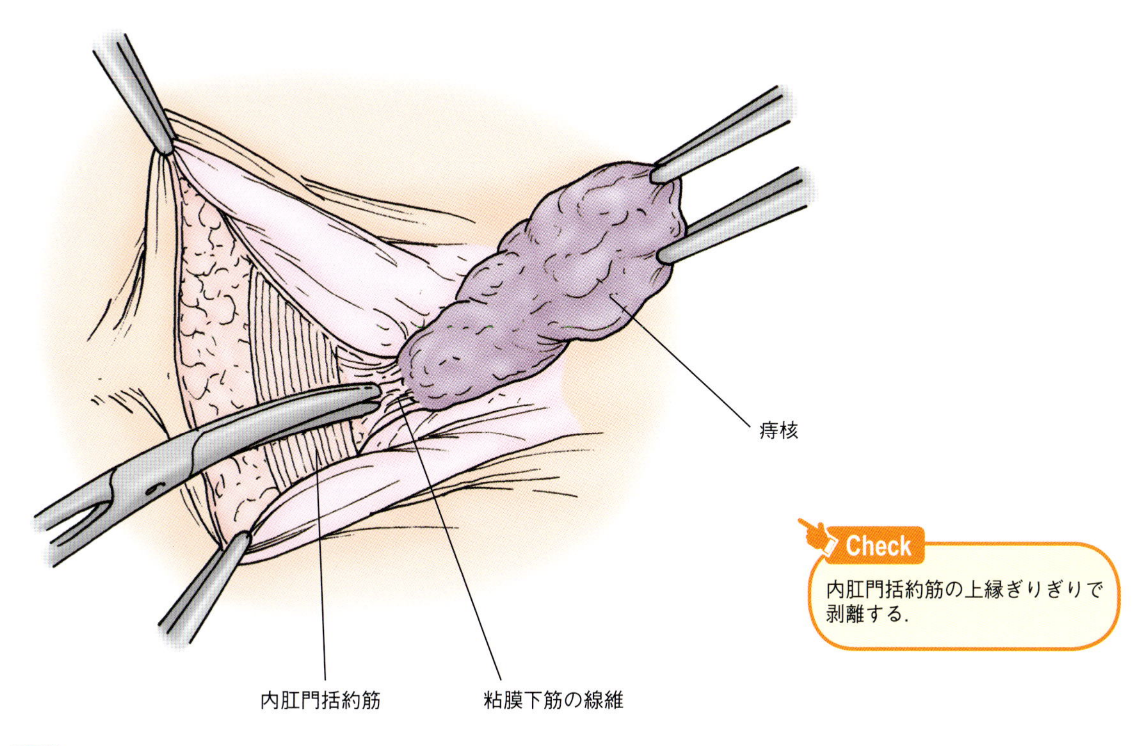

内肛門括約筋の上縁ぎりぎりで剥離する．

図8 根部剥離

手技のポイント

痔核組織を剥離する際には，内外括約筋組織を常に意識することが大切である．内外括約筋は横に走行する線維のため，縦に走行する支持組織と，横に走行する内外括約筋の境界を見極めることが重要である．

縦に走行する支持組織の線維のみを丁寧に切離していくと，内肛門括約筋組織に切り込むことはない．

Don't!

術後に肛門狭窄をきたさないようにするためには，できるだけ正常な肛門上皮を温存する必要があり，決して痔核の切除創どうしがつながってはいけない．痔核切除の幅を狭めて，切除創の間にできるだけ肛門上皮を残す．

全周性で切除創間の上皮下にも痔核組織が残る場合は，粘膜をめくるように把持して静脈瘤組織のみを切除する．

4 根部結紮

- 左右粘膜の切り込みが内痔核の上極に達して内肛門括約筋が中央で完全に剥離されると，切除する痔核組織のついた皮膚弁の緊張が完全にとれて容易に肛門管外へ吊り上がるため，根部結紮は十分な良い視野のもと容易に行うことができる 図9.
- 通常，根部結紮には2-0吸収糸（バイクリルラピッド®，またはクレイヨンラピッド）を使用するが，根部の組織が太い場合は結紮がゆるまないように2-0コーテッドバイクリル®を使用する．
- 結紮は，内肛門括約筋の上縁で粘膜と痔核組織のみの貫通結紮とする．必要以上に奥の粘膜にかけようとすると，内肛門括約筋に結紮糸がかかってしまうため注意する．

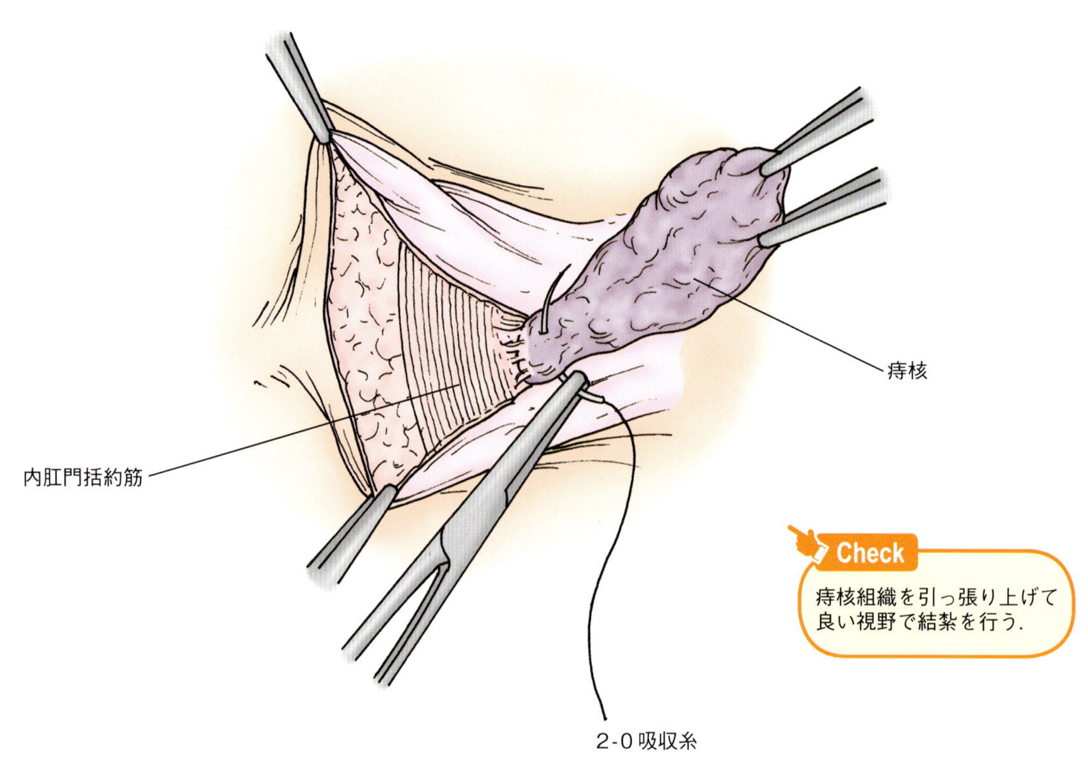

図9 根部結紮

Check
痔核組織を引っ張り上げて良い視野で結紮を行う．

5 創面の止血

- 皮膚弁および左右の上皮を把持しているペアン鉗子を助手に均等に牽引してもらい，創面を菱形に展開して創面の止血を行う．
- 皮下外肛門括約筋や粘膜辺縁からの出血が多いが，右手にバイポーラ鉗子，左手にガーゼを持って，できるだけ点で止血する．
- 止血操作には，通常のモノポーラ型電気メスは不向きである．
- 凝固止血操作を最小限に留めることは，術後の疼痛や腫脹の軽減につながるため心掛ける．

6 縫合閉鎖

- 根部結紮に使用した糸を用いてインターロッキングの連続縫合を行い，粘膜と肛門上皮を縫合閉鎖する 図10．
- 縫合終了の目安は皮膚移行部の肛門縁で，皮膚はドレナージ層として開放しておく．それぞれの創をどこまで縫合するかは，切除幅や切除数によって微妙に調節する．
- 上皮に余裕がない場合は，1～2針しか縫合せずに開放創に近い形にしてもよい．粘膜上皮の連続縫合の運針は，創底面の内肛門括約筋にはかけないようにする．
- 縫合終了時点で創の辺縁が浮いて皮膚がたるむ場合は，スキンタッグ予防のために，創辺縁を内肛門括約筋に結節縫合で固定する．
- 縫合終了後に根部を2-0絹糸で二重結紮し，その外側をバイポーラ鑷子で凝固しながら痔核組織を切離する 図11．

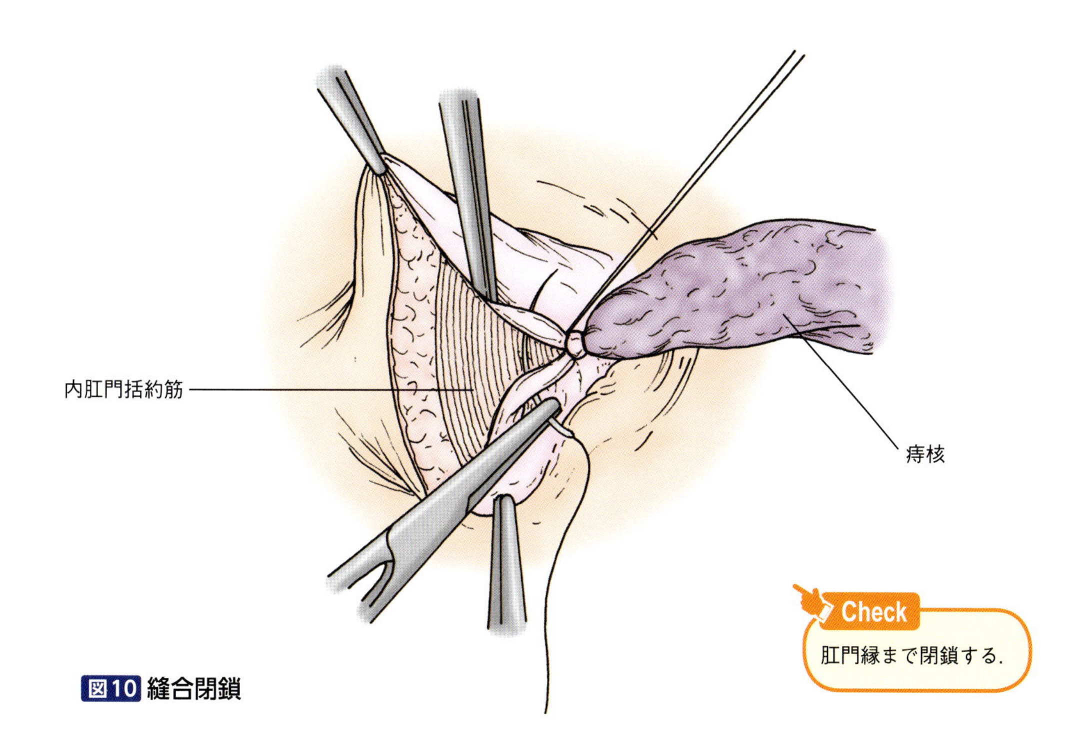

図10 縫合閉鎖

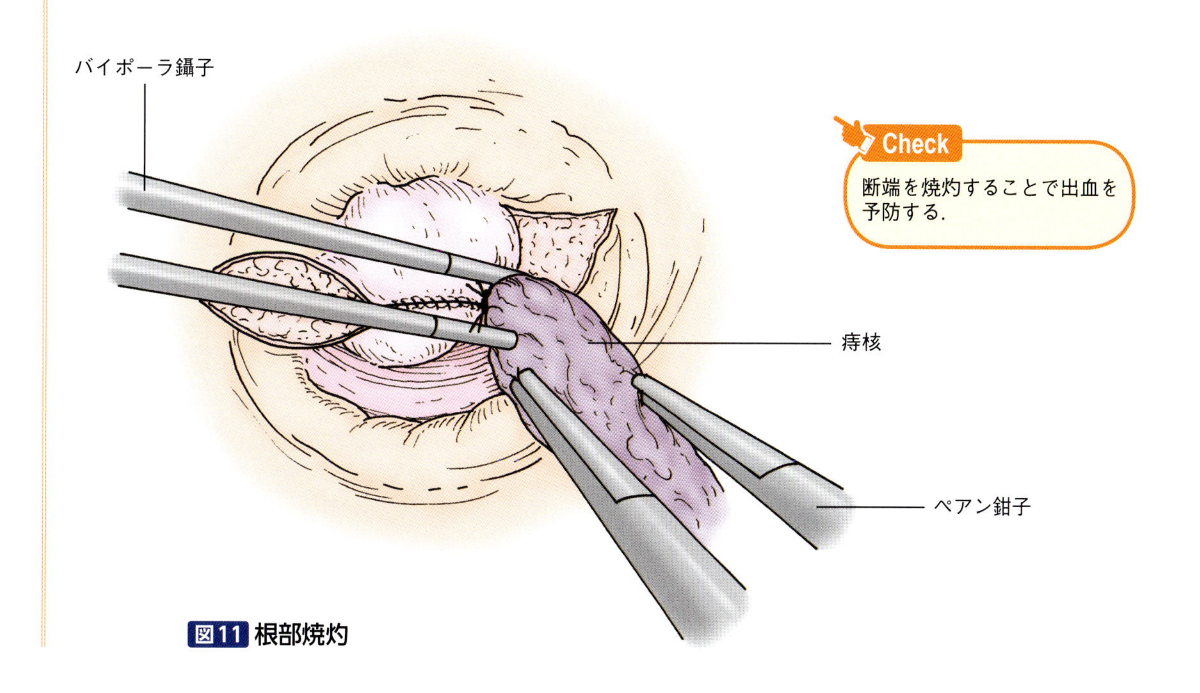

図11 根部焼灼

7 トリミング

- すべての痔核に対する処置が終わったら，有柄肛門鏡を用いて肛門管内の出血を拭き取りながら，いずれの創からも出血がないことを確認する．
- 最後に，牽引しているテープを手術台から外して，臀部の緊張を取り除き，ドレナージ創の大きさと形が適切であるか，余剰な皮膚がないかどうかをチェックする．その後，必要に応じて皮膚や肛門上皮をトリミングする．

術後チェックポイント

- ☑ 創部の腫脹の有無を確認する．
- ☑ 排便の有無を確認，必要に応じて軟便剤や下剤の処方，浣腸を行う．
- ☑ 抗凝固薬を休薬している場合は，できるだけ早く服用を再開する．

起こりやすい合併症

1 後出血

術後7～10日目に発症することが多い．後出血の多くは根部付近からの動脈性出血で，直腸内に血液が溜まってから排出されるため相当量の出血となる．

2 肛門狭窄

術後の創治癒期間に徐々に狭窄が生じることがある．外来の診察時に指診でチェックし，肛門管が狭くなる傾向がみられたら定期的に肛門にブジーを挿入して，拡張させながら上皮化させる．

文献

1）Thomson WHF. The nature of haemorrhoids. Br J Surg 1975; 62: 542-52.

2）Milligan ETC, Morgan CN, Jones LE, et al. Surgical anatomy of the anal canal and the operative treatment of haemorrhoids. Lancet 1937; 2: 1119.

3）Eu KW, Seow-Choen F, Goh HS. Comparison of emergency and elective haemorrhoidectomy. Br J Surg 1994; 81: 308-10.

肛門手術

裂肛

(Anal Fissure)

山名哲郎(JCHO 東京山手メディカルセンター大腸肛門病センター)

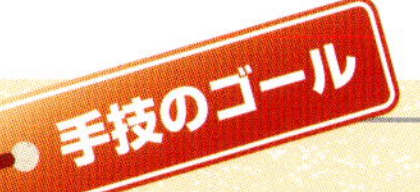

- 裂肛の原因となる内肛門括約筋の過緊張を麻酔下で同定できる. ➡ 1
- 側方皮下内肛門括約筋切開術では, 過緊張した内肛門括約筋を適切に切離できる. ➡ 2 ～ 4
- 皮膚弁移動術では, 適切な大きさの皮膚弁を作成できる. ➡ 2′ ～ 4′

手技の適応・目的

- 裂肛は, 硬い便や下痢便などの排出により生じる肛門上皮の浅い裂創である.
- 肛門縁と歯状線の間の肛門上皮にできるのが特徴で, 肛門後方正中(6時方向)と前方正中(12時方向)が好発部位である 図1.

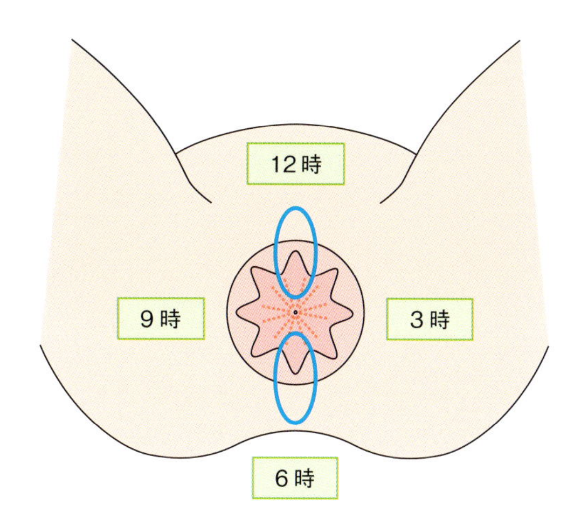

図1 裂肛ができやすい位置
腹側を12時として, 12時と6時の方向にできやすい.

- 急性裂肛は辺縁の段差のない浅い潰瘍であるが, 慢性裂肛になると辺縁に段差がある深い潰瘍となり, 内側の肛門ポリープや外側のスキンタッグを伴うようになる.
- 裂肛の成因は, 古くから硬便の通過による機械的な外傷と考えられていたが, 最近では内肛門括約筋のスパズムや, それに伴う肛門上皮の虚血状態が裂肛の病態に強く関与していると考えられている.
- 急性裂肛の多くは, 鎮痛剤やステロイド含有の痔疾患軟膏薬を処方すると2～4週間で症状が消失することが多いが, 1～2ヵ月間の保存的治療でも排便時の疼痛に改善効果が全くみられない場合は手術適応である.
- 上皮性の狭窄をきたして排便困難になっている慢性裂肛の症例も手術適応である.
- 手術の目的は, 裂肛の原因となる内肛門括約筋の過緊張を取り除くことである. 肛門上皮に狭窄をきたしている場合は, 拡張が目的となる. また随伴する肛門ポリープやスキンタッグも愁訴になるので切除する. 裂肛部の切除は, 必ずしも必要ではない.

》手術時の注意点

- 裂肛の手術は，再発と後遺症が問題となるので，以下の２点に注意する．
  ①側方皮下内肛門括約筋切開術（lateral subcutaneous internal sphincterotomy；LSIS）は，インコンチネンス（失禁）のリスクがあることを念頭におき，過度な切離は絶対にしてはいけない．あくまでも，麻酔下で過緊張している外側の1cm以内の部位だけ切開することが肝要である．
  ②皮膚弁移動術（sliding skin graft；SSG）の場合は，創部の大きさと深さに留意し，治癒遷延や難治創にならないように注意する．

》術前準備・チェック

- 一般的な血算生化学検査，尿検査，心電図，胸部X線を行い，腰椎麻酔手術に問題がないかどうか全身状態をチェックする．
- 心電図で異常所見がある場合は，術前に循環器医師にコンサルテーションして精査する．
- 抗凝固薬を服用しているか外来で必ずチェックし，服用している場合は休薬が可能か，本人および処方医に確認する．休薬可能であれば各薬剤の適切な休薬期間を指示する．休薬が不可であれば数日前から入院してヘパリン化を行う．
- 肛門疾患手術の術前処置は，坐薬（新レシカルボン®）２個を術前日夜と術当日朝に使用し，直腸内を空虚にしておく．

》手術体位 （p.155 参照）

- 麻酔は低位腰椎麻酔で行う．25Gのスパイナル針を使用し，第４～５腰椎間から傍正中法で穿刺し（正中線より約1cm下から30°上向きに針を刺入），0.5%マーカイン®を1cc注入する．
- 麻酔薬注入後は，速やかに腹臥位として，ジャックナイフ体位をとる．
- 術者は３時の方向（患者の左側）に立つ．
- 臀部の緊張がとれてからガムテープで両側の臀部を左右に牽引固定する．テープはできるだけ肛門縁に近いところから均等に貼り，肛門ができるだけ平坦になるように展開する．

側方皮下内肛門括約筋切開術

手術手順

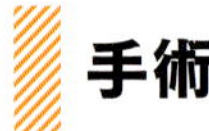
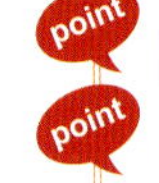

手術手技

point
1 過緊張した内肛門括約筋の確認

- 有柄肛門鏡で肛門管を広げて，内肛門括約筋の過緊張している部位を確認する 図2．
- 過緊張部は，内肛門括約筋の最外側である括約筋間溝から口側に向かってバンド状に触知され，その幅は5～10mmである．このバンド状に触知される内肛門括約筋と裂肛の位置を比較すると，ほとんどの症例でバンド状に触知される内肛門括約筋のレベルは，裂肛の口側のレベルを越えない．
- 肛門開創器で肛門管を広げ，このバンド状になった内肛門括約筋の一部にテンションをかけ，再度，緊張部を確認する．

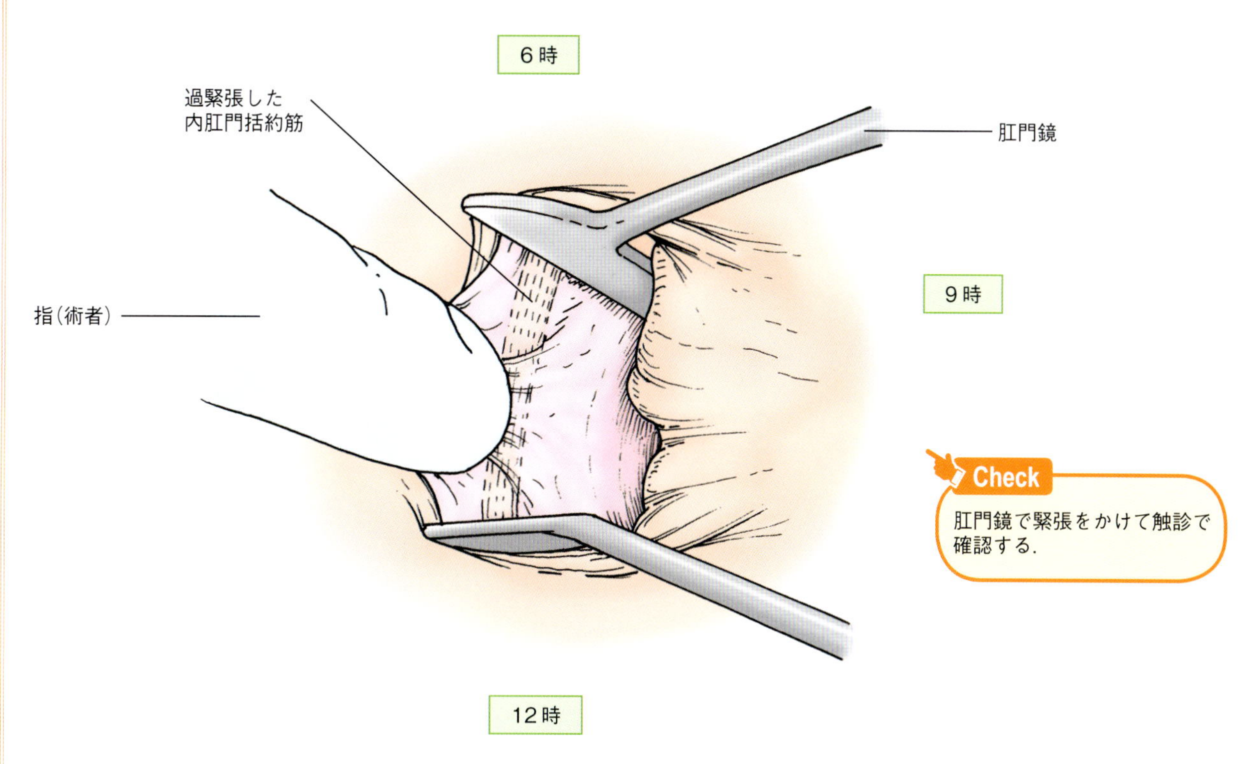

図2 過緊張の確認

手技のポイント

裂肛の原因である内肛門括約筋が過緊張している部位を同定し，その範囲に限定して内肛門括約筋を切開することがこの手技の最も大切なポイントである．

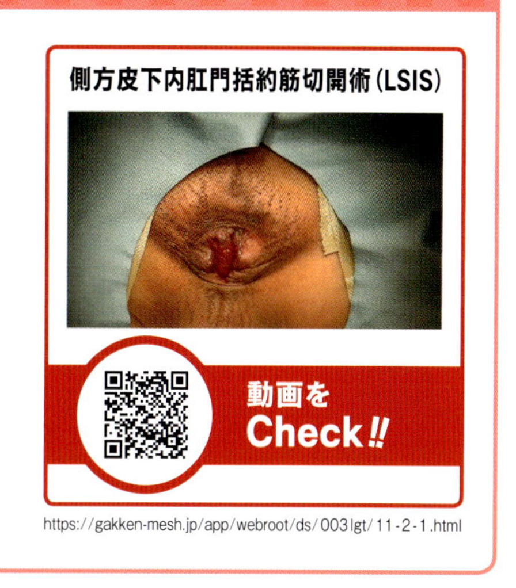

https://gakken-mesh.jp/app/webroot/ds/003lgt/11-2-1.html

point

2 内肛門括約筋の切開

- 肛門上皮下にエピネフリン含有キシロカイン®溶液を1cc局注して，上皮を浮かせる 図3．

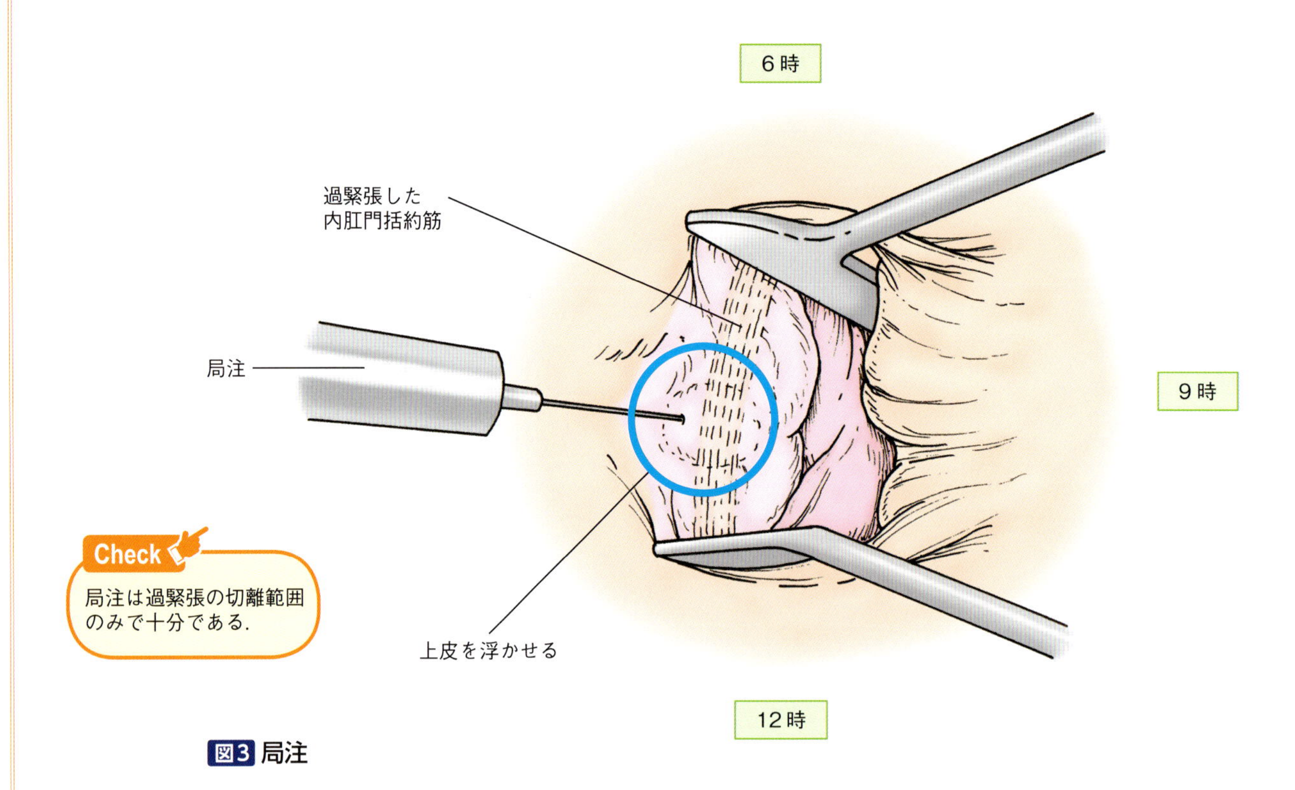

Check 局注は過緊張の切離範囲のみで十分である．

図3 局注

- 緊張した内肛門括約筋の外側端である括約筋間溝のレベルから，No.15のメス刃を肛門上皮に平行な状態で，肛門上皮と内肛門括約筋の間に刺入する 図4．
- メス刃の先端部は，バンド状に緊張した内肛門括約筋の内側端までとし，決してこのレベルを越えてはいけない．メス刃の先端で肛門上皮を損傷しないように細心の注意を払う．

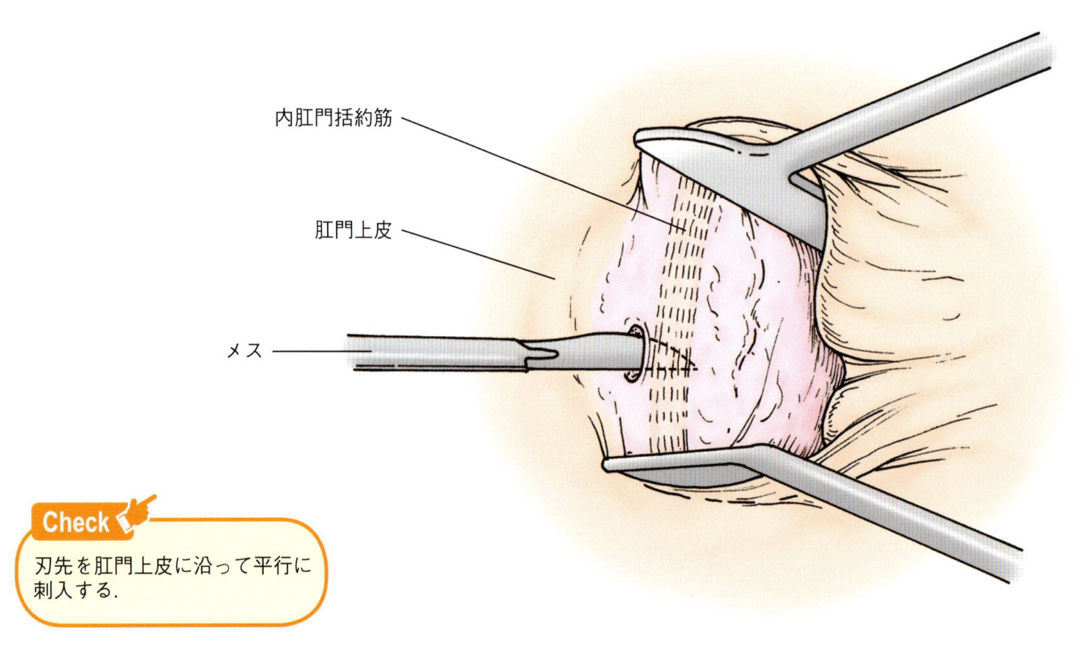

図4 メスの刺入

- メス刃を90°回転させ，刃先を内肛門括約筋側へ向けて押し付けるようにして，バンド状に緊張した内肛門括約筋を切開する 図5 [3,4]．
- この時，メス刃の腹で手前にある皮膚や皮下外肛門括約筋を切開しないように注意する．皮下外肛門括約筋を切開すると出血しやすい．
- 括約筋間溝のレベルにメスで小さな皮膚切開をおいて，内肛門括約筋を剥離してからペアン鉗子で把持し，過緊張した内肛門括約筋を直視下に剪刀で切開してもよい．いずれの方法でも，切開する内肛門括約筋のレベルは裂肛の口側のレベルを越えないようにする．

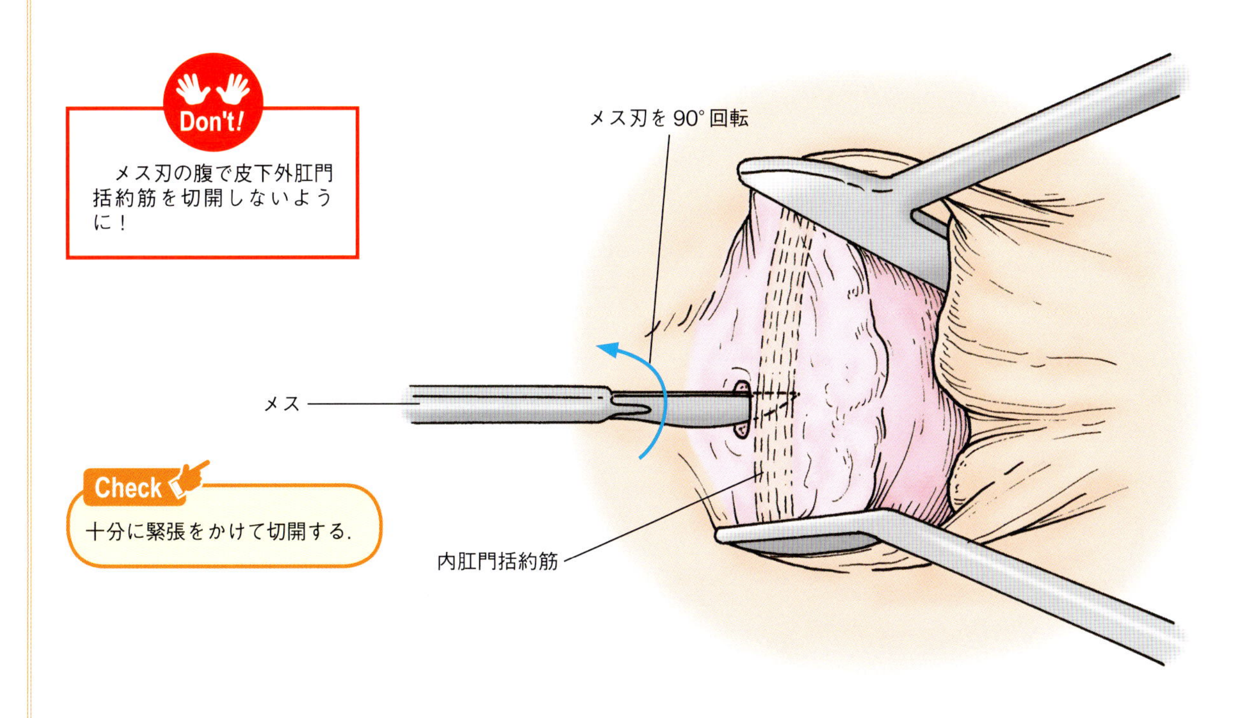

図5 内肛門括約筋切開

手技のポイント

括約筋間溝からメスの刃先を刺入してブラインドで内肛門括約筋を切開するNotoras法では，出血を防ぐため外側の皮下外肛門括約筋を切開しないように注意する．

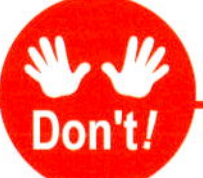

Don't!

術後にインコンチネンスをきたさないようにするために，内肛門括約筋の過度の切開だけは行ってはいけない．内肛門括約筋は2～5mmの非常に薄い平滑筋であり，損傷してしまうと修復は不可能である．

3 内肛門括約筋切開部の確認

- 切開した部位を示指で押し付けるとバンド状に緊張した部位にへこみが感じられる．
- このへこみが感じられない場合は，もう一度，同様の方法で切開を行う．
- 内肛門括約筋のみを切開できれば出血はほとんどないが，皮下外肛門括約筋の一部へ切開が及ぶと刺入創から出血するので，しばらく圧迫して止血する．

4 裂肛部の処理

- スキンタッグがない場合，裂肛そのものを切除する必要はないが，周囲皮膚と段差のある慢性裂肛では，裂肛の上皮化を促進するために裂肛の外側の皮膚を切除してドレナージ創を作る．
- スキンタッグを伴う裂肛では，スキンタッグを切除し，裂肛のドレナージ創とする．肛門ポリープを伴う場合は，裂肛やスキンタッグも含めて結紮切除に準じてすべて切除する 図6．

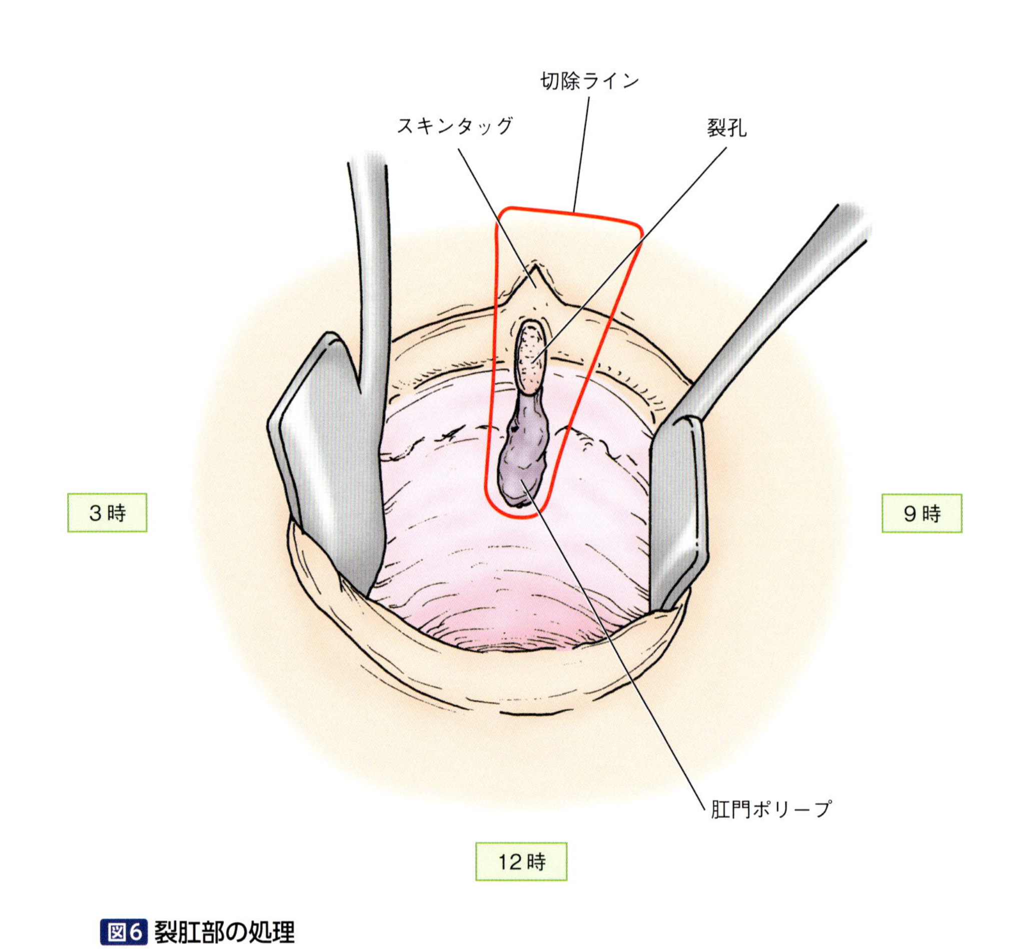

図6 裂肛部の処理

皮膚弁移動術

手術手順

手術手技

1 肛門上皮の切開

- 開創器で肛門管に緊張をかけながら，硬化した肛門上皮を放射状に浅く切開する 図7 .
- 切開は少しずつ繰り返すことで，創に溝ができないように注意しながら徐々に肛門管を拡張させる.
- 肛門ポリープやスキンタッグはこの時に可及的に切除する.
- 開創器で十分にテンションをかけ，肛門管が2横指に広がった時点で切開を終了する.
- 創面の出血は，バイポーラ鑷子で止血する.

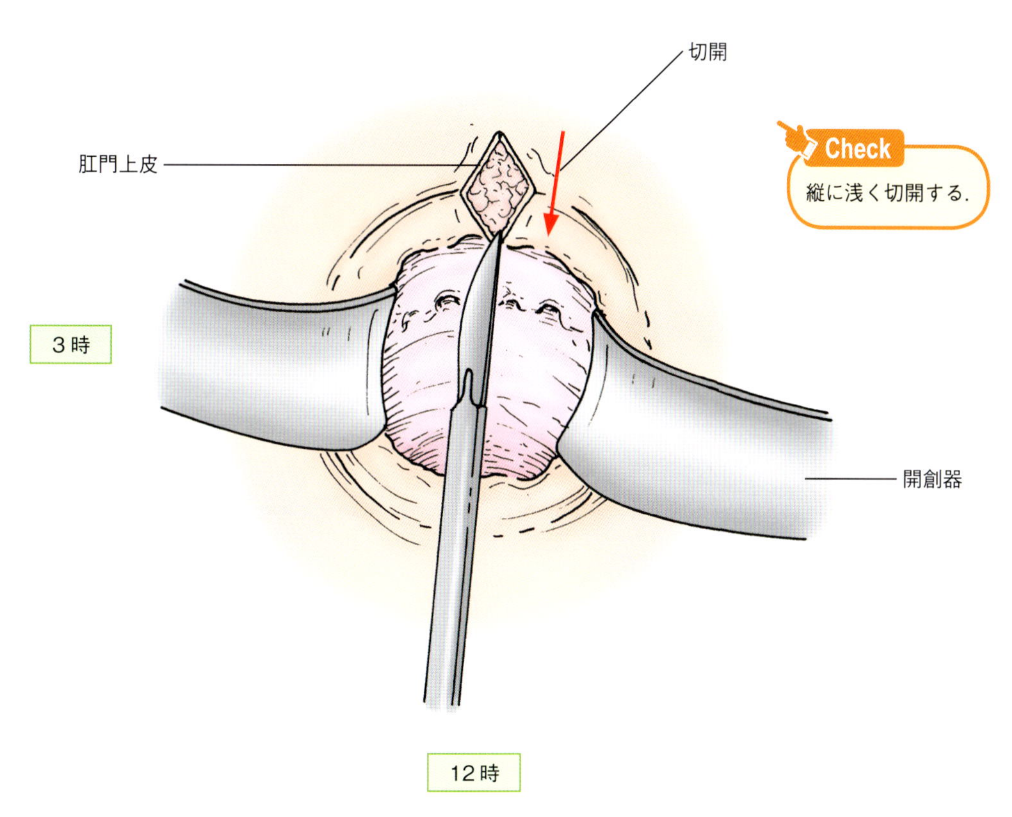

図7 肛門上皮の切開

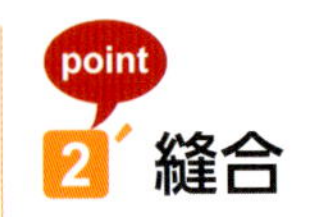
point
2

縫合

- 3-0 吸収糸の糸針を創部の中心の粘膜側にかけ，次いで，創部の中心の皮膚側にかけてペアン鉗子で糸を保持する．

手技のポイント

同様に創部の左側と右側にも粘膜側と皮膚側に糸針をかけ，合計 3 針で創部を縫合する 図8．

結紮は真ん中の糸から始め，次いで，左右を結紮する 図9．

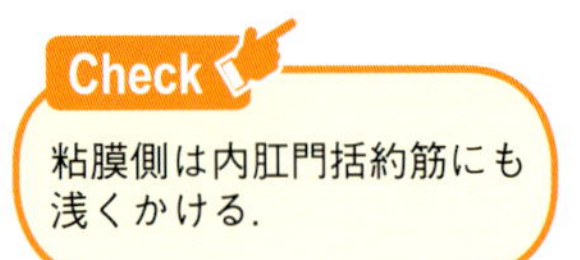
Check
粘膜側は内肛門括約筋にも浅くかける．

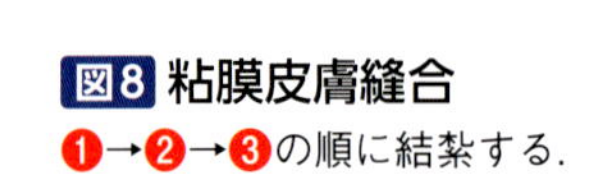
図8 粘膜皮膚縫合
❶→❷→❸の順に結紮する．

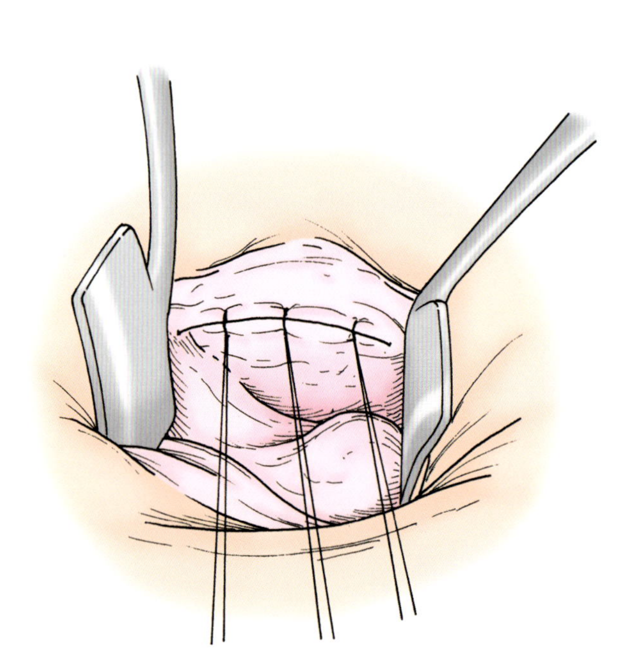

Check
皮膚や粘膜が裂けないように慎重に結紮する．

図9 粘膜皮膚結紮

- 3本の結紮糸を把持したまま縫合ラインの外側にコの字型の浅い皮膚切開をおくが，少しずつ浅く切開して創部の溝を作らないように注意する．
- これで縫合ラインと切開ラインで囲まれた皮膚が肛門管内に向かってスライドする．
- 縫合を補強するため，3本の結紮糸のそれぞれの間に縫合を追加し，計5針の縫合とする 図10．

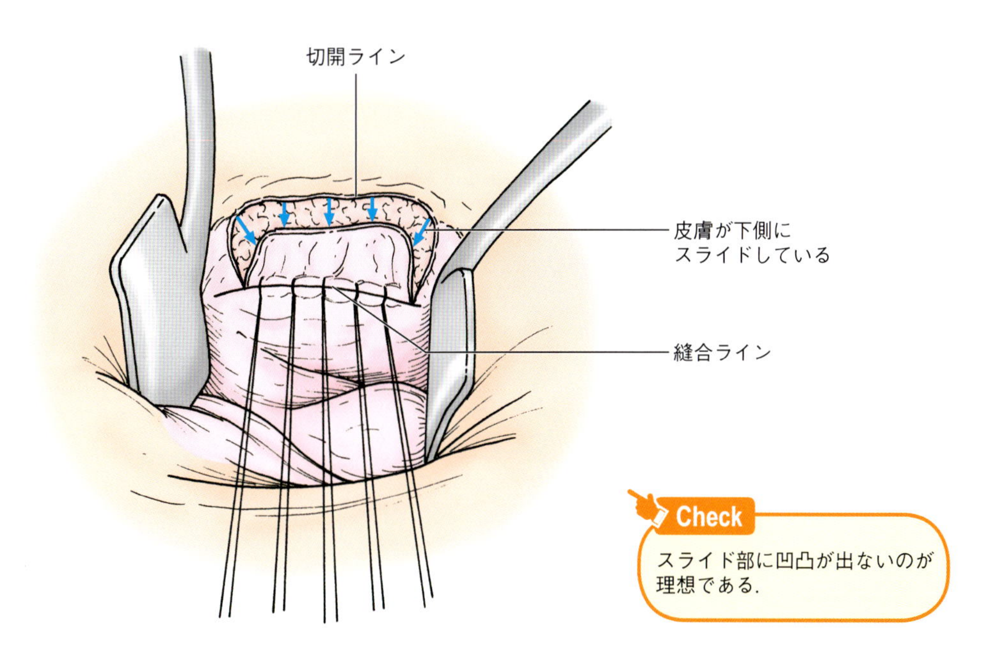

図10 スライディングスキン

Check
スライド部に凹凸が出ないのが理想である．

3´ トリミング

- 左右の縫合部がドッグイヤーになった場合は，余剰の上皮をトリミングして追加縫合をしてもよい 図11．

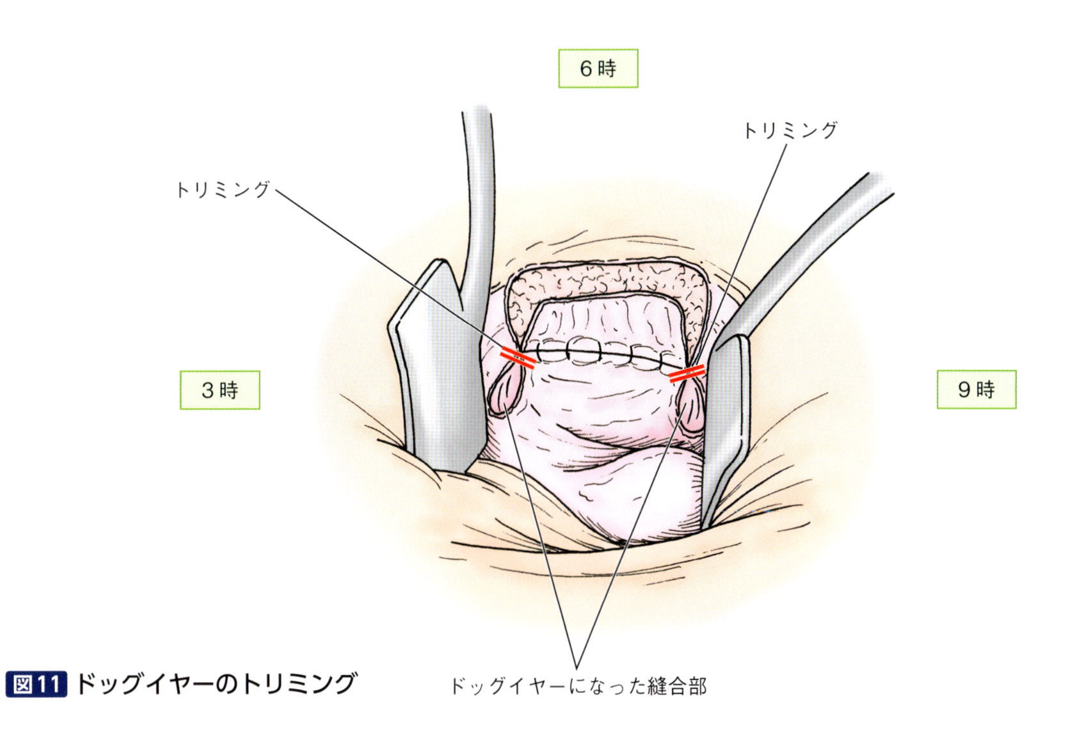

図11 ドッグイヤーのトリミング

4 対側の処理

- 上皮の瘢痕性狭窄が全周に及び，後方の皮膚弁移動術だけでは十分に肛門管の拡張が得られない場合は，対側（12 時側）に浅い減張切開をおく場合もある 図12 .
- 減張切開の創が大きくなる場合は，後方と同様に創を縫合して皮膚をスライドさせる皮膚弁移動術にする.

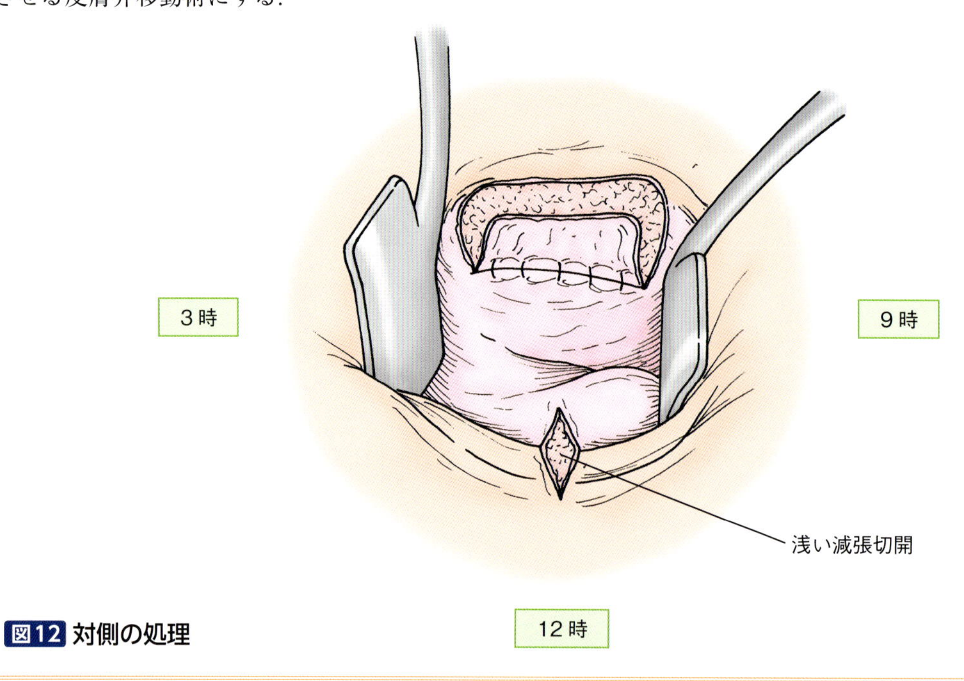

図12 対側の処理

術後チェックポイント

- ☑ 創部の腫脹や皮下出血の有無を確認する.
- ☑ 排便の有無を確認する．必要に応じて，軟便剤や下剤の処方や，浣腸を行う.
- ☑ 抗凝固薬を休薬している場合は，できるだけ早く服用を再開する.

起こりやすい合併症

1 インコンチネンス（失禁）

側方皮下内肛門括約筋切開で，最も注意しなければいけない合併症である．手技に依存するところが大きいが，括約筋の過緊張を伴わない症例に対して本手技を施行してしまうと起こりやすいので，適応にも十分に注意をはらう.

2 後出血

術直後に切開部位から出血することがある．術後は切開部位を圧迫気味にドレッシングしておくとよい.

文 献

1）Schouten WR, Briel JW, Auwerda JJ. Relationship between anal pressure and anodermal blood flow. The vascular pathogenesis of anal fissures. Dis Colon Rectum 1994; 37: 664-9.

2）Hyman N. Incontinence after lateral internal sphincterotomy: a prospective study and quality of life assessment. Dis Colon Rectum 2004; 47: 35-8. Comment in: Dis Colon Rectum 2004; 47: 2217-8; author reply 2218.

3）岩垂純一．裂肛の病態と，その治療 最近の知見を中心に．日本大腸肛門病会誌 1997; 50: 1089-95.

4）Notaras MJ. Lateral subcutaneous sphincterotomy for anal fissure--a new technique. Proc R Soc Med 1969; 62: 713.

5）Samson RB, Stewart WR. Sliding skin grafts in the treatment of anal fissures. Dis Colon Rectum 1970; 13: 372-5.

肛門手術

肛門周囲膿瘍／痔瘻

(Anal Abscess ／ Anal Fistula)

山名哲郎（JCHO 東京山手メディカルセンター大腸肛門病センター）

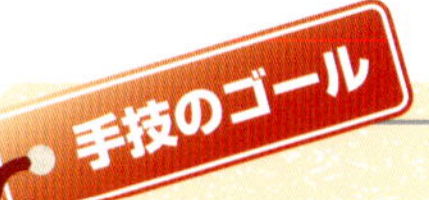

- 一次口，瘻管を術中に同定できる．➡ 1，1´
- 切開開放術では，瘻管を確実に開放し瘻管組織を取り除くことができる．➡ 3
- シートン法では，肛門括約筋に過度の侵襲を加えず瘻管を処理できる．➡ 2´，3´

≫手技の適応・目的

〈肛門周囲膿瘍〉

- 肛門周囲膿瘍の治療の原則は，切開排膿である．肛門周囲の皮膚が発赤し，柔らかく腫張していれば局所麻酔下で切開排膿を行うが，深いスペースの切開排膿は，仙骨硬膜外または腰椎麻酔下に行う．
- 切開排膿だけで治癒して瘻管が形成されない症例もあるので，切開排膿後はしばらく経過観察する．
- いったん瘻管が形成されると自然治癒はまれであるので，痔瘻根治術の適応になる．

〈痔瘻〉

- 痔瘻は，筋間に存在する肛門腺への感染から発症し，肛門周囲のスペースに波及し瘻管を形成したものである（crypt-glandular infection theory）．
- 痔瘻根治術の目的は，二次口，瘻管，一次口からなる痔瘻組織をできるだけ取り除くことと，肛門括約筋をできるだけ温存することを両立させることである．痔瘻が治ってもインコンチネンス（失禁）になるような手術はしてはいけない．
- 痔瘻のシートン法とは，瘻管にゴム糸などの紐を留置する術式である．瘻管の切離を目的とするカッティングシートン法（タイトシートン法）と，排膿ドレナージを目的とするドレナージシートン法（ルースシートン法）がある．本稿では，瘻管を切離して根治させるタイトシートン法を紹介する．

≫手術時の注意点

〈肛門周囲膿瘍〉

- 肛門周囲膿瘍では，切開排膿は十分なドレナージが持続するように1cm以上の十字切開が望ましい．できるだけ肛門括約筋に切開が及ばない部位と深さで切開する．

〈痔瘻〉

- 痔瘻の術式選択にあたっては，肛門機能をできるだけ損なわずに根治性を高めることが求められるため，以下の点に十分に注意を払う．
  ①側方や前方の肛門括約筋は，できるかぎり切開しないようにする．
  ②後方は切開開放をしても比較的インコンチネンスへの影響は少ないが，歯状線より上の内肛門括約筋，および肛門スリングとして触知できる恥骨直腸筋・深外肛門括約筋レベルは，絶対に切開しないようにする．

》術前準備・チェック

- 一般的な血算生化学検査，尿検査，心電図，胸部X線を行い，腰椎麻酔手術に問題がないかどうか全身状態をチェックする．
- 心電図で異常所見がある場合は，術前に循環器医師にコンサルテーションして精査する．
- 抗凝固薬を服用しているか外来で必ずチェックし，服用している場合は休薬が可能か，本人および処方医に確認する．休薬可能であれば各薬剤の適切な休薬期間を指示する．休薬が不可であれば，数日前から入院してヘパリン化を行う．
- 肛門疾患手術の術前処置は，坐薬（新レシカルボン®）2個を術前日夜と術当日朝に使用し，直腸内を空虚にしておく．

》手術体位 （p.155 参照）

- 麻酔は低位腰椎麻酔で行う．25Gのスパイナル針を使用し，第4～5腰椎間から傍正中法で穿刺し（正中線より約1cm下から30°上向きに針を刺入），0.5%マーカイン®を1cc注入する．
- 麻酔薬注入後は，速やかに腹臥位として，ジャックナイフ体位をとる．
- 術者は3時の方向（患者の左側）に立つ．
- 臀部の緊張がとれてからガムテープで両側の臀部を左右に牽引固定する．テープはできるだけ肛門縁に近いところから均等に貼り，肛門ができるだけ平坦になるように展開する．

切開開放術

手術手順

手術手技

1 一次口の確認と瘻管の開放

- 二次口から外科ゾンデを挿入して，瘻管の走行を確認する．
- 比較的浅い低位筋間痔瘻では，外科ゾンデで肛門陰窩まで貫通して一次口を同定することができる．また，外科ゾンデが貫通しなくても一次口となる肛門陰窩から膿が出れば，同定は確実である．
- 瘻管の走行がやや深い場合には，外科ゾンデの代わりに二次口から過酸化水素水を注入して一次口を同定することもある．一次口となる肛門陰窩から泡沫が出れば，一次口の同定は確実である．

- 同定された一次口までゾンデを貫通させた後，外科ゾンデを有溝ゾンデに入れ替え，有溝ゾンデの溝をなぞるようにして，メスまたは電気メスで全瘻管を切開する 図1.
- 外科ゾンデの挿入に際して，抵抗があり一次口が確認できない場合は，ゾンデが抵抗なく入る所までまず切開し，その後は瘻管底の組織を目で確認しながら少しずつ一次口となる肛門陰窩まで切開する．

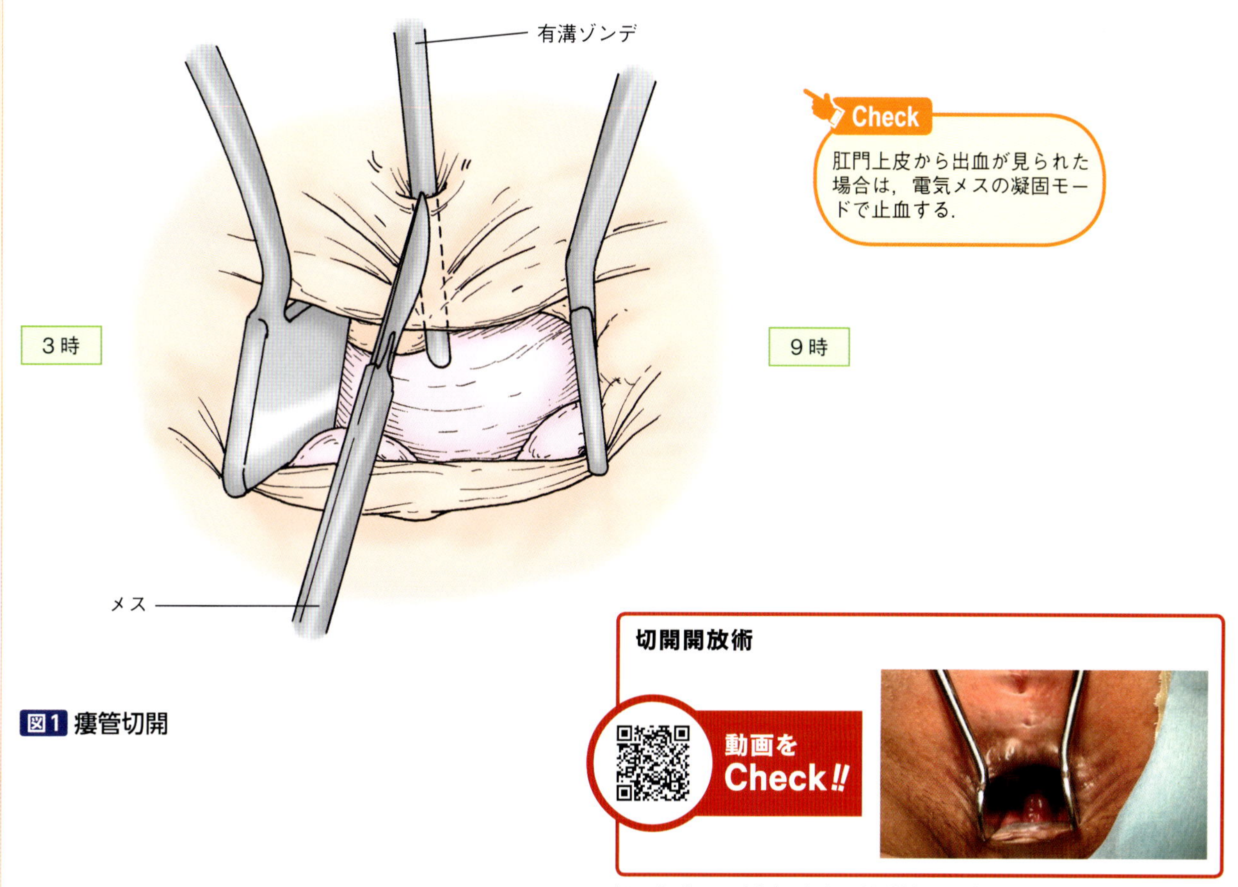

> Check
> 肛門上皮から出血が見られた場合は，電気メスの凝固モードで止血する．

切開開放術
動画をCheck!!

図1 瘻管切開

https://gakken-mesh.jp/app/webroot/ds/003lgt/11-3-1.html

2 ドレナージ創の作成

- 開放された創の外側が大きくなるようにドレナージ創をデザインして皮膚を切除する 図2.
- 後で肛門を牽引しているテープを外してもドレナージ創が見えるくらいがよい．正中後方の場合は，左右のどちらかに偏るようにドレナージ創を作成する．

> Check
> 正中では左右どちらかに変位させて外側を広めにする．

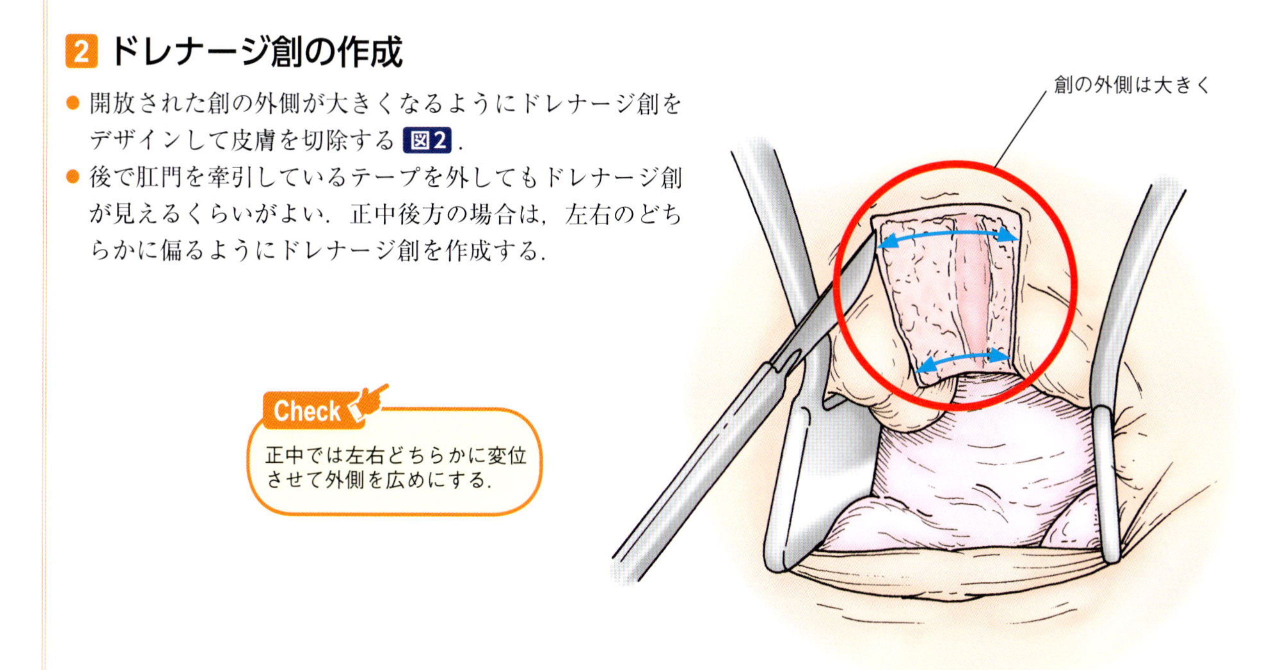

図2 ドレナージ創の作成

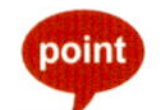

3 瘻管の処理

- 開放された瘻管底組織は浅く削ぐように切除する 図3.
- これにより側方や口側へ向かう分岐があっても見つけることができる．瘻管底組織を取り除こうとして創を深くしないように注意する．
- 瘻管底を残して瘻管内の不良肉芽を掻爬した場合は，瘻管底の表面を電気メスで焼灼してアブレージョンしておくとよい．

手技のポイント

切開開放術では，瘻管を全開放して瘻管を形成している肉芽組織の取り残しがないように，できるだけ瘻管底組織ごと取り除くことがポイントである 図3.

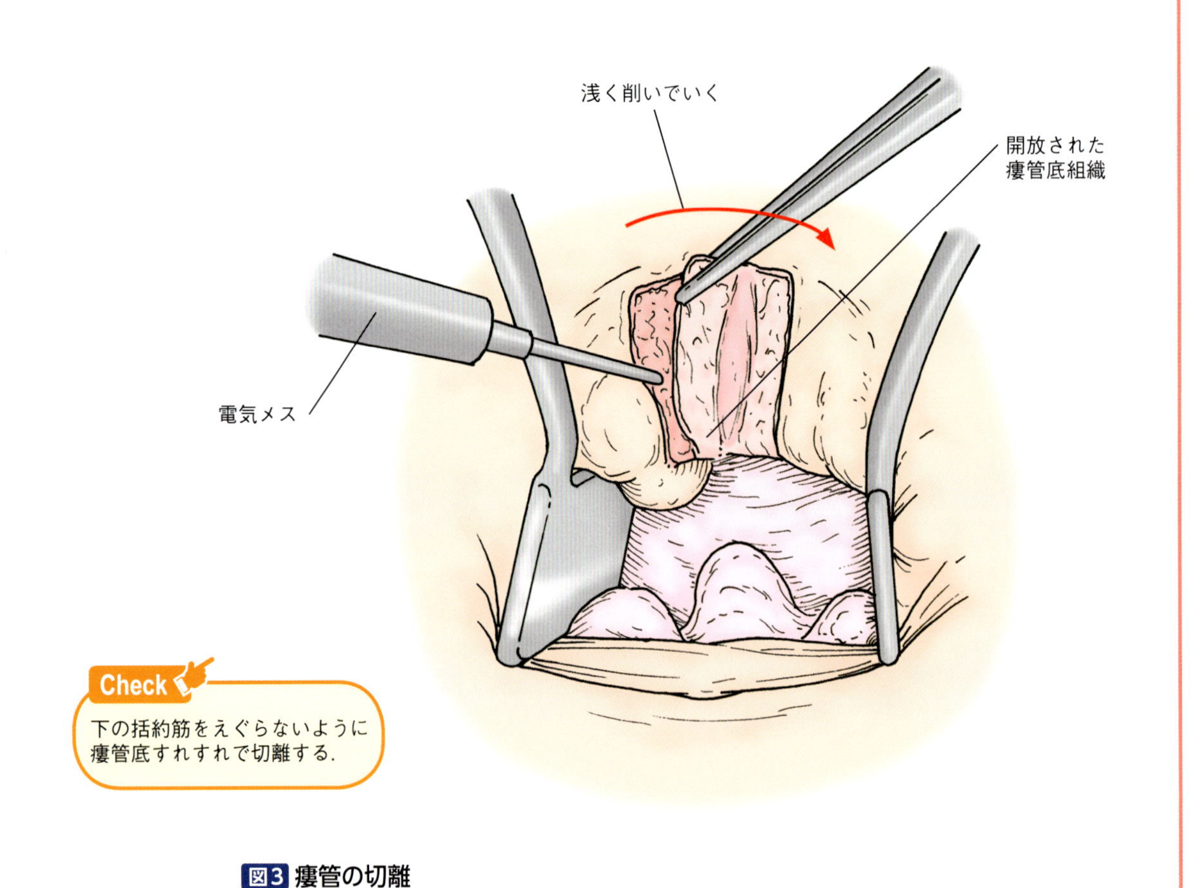
浅く削いでいく
開放された
瘻管底組織
電気メス
Check
下の括約筋をえぐらないように
瘻管底すれすれで切離する．

図3 瘻管の切離

4 肛門上皮と粘膜断端の処理

- 粘膜断端は出血しやすいので，電気メスの凝固で止血した後に 2-0 クレイヨンラピッド糸の連続縫合で内肛門括約筋に固定する 図4.

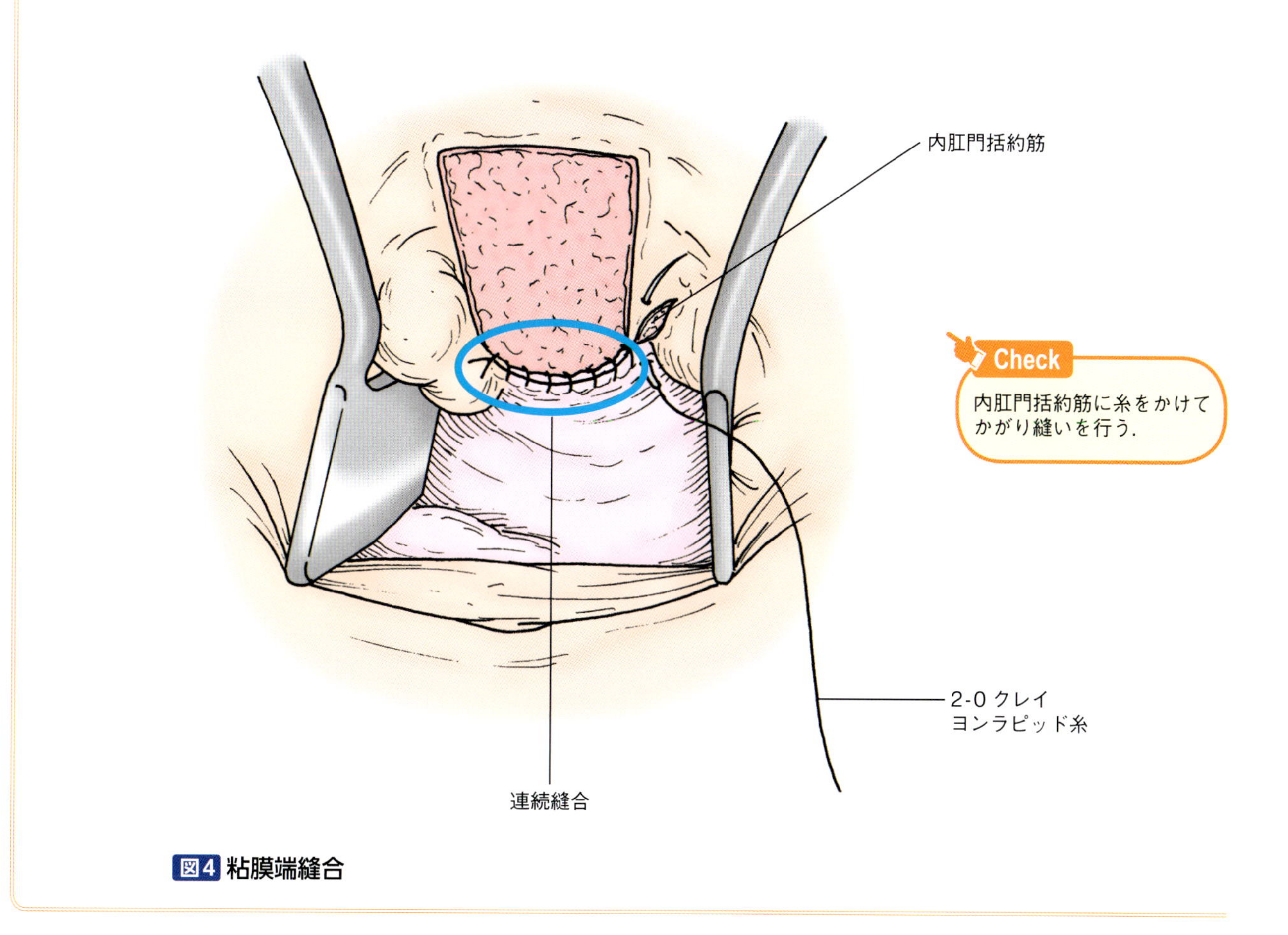

図4 粘膜端縫合

シートン法（タイトシートン法）

手術手順

手術手技

1 一次口の確認

- 二次口から外科ゾンデを挿入して瘻管の走行を確認する．一次口の肛門陰窩まで入らないことが多いが，この時に肛門陰窩からわずかに膿が出ればその肛門陰窩が一次口である．
- 一次口が確認できない場合は，無理に外科ゾンデを押し込まずに，サーフロー針の外套を二次口から挿入する．逆流を防ぐためには，挿入部をガーゼで軽く押さえながら過酸化水素水（オキシフル®）を注入する．肛門陰窩から白色の泡沫が出れば，その肛門陰窩が一次口である 図5．
- これらの方法で一次口が確認できるのは全体の約2割程度のため，最終的には外科ゾンデ，または有溝ゾンデで愛護的に探りながら一次口を同定し，その肛門陰窩へゾンデを貫通させる．

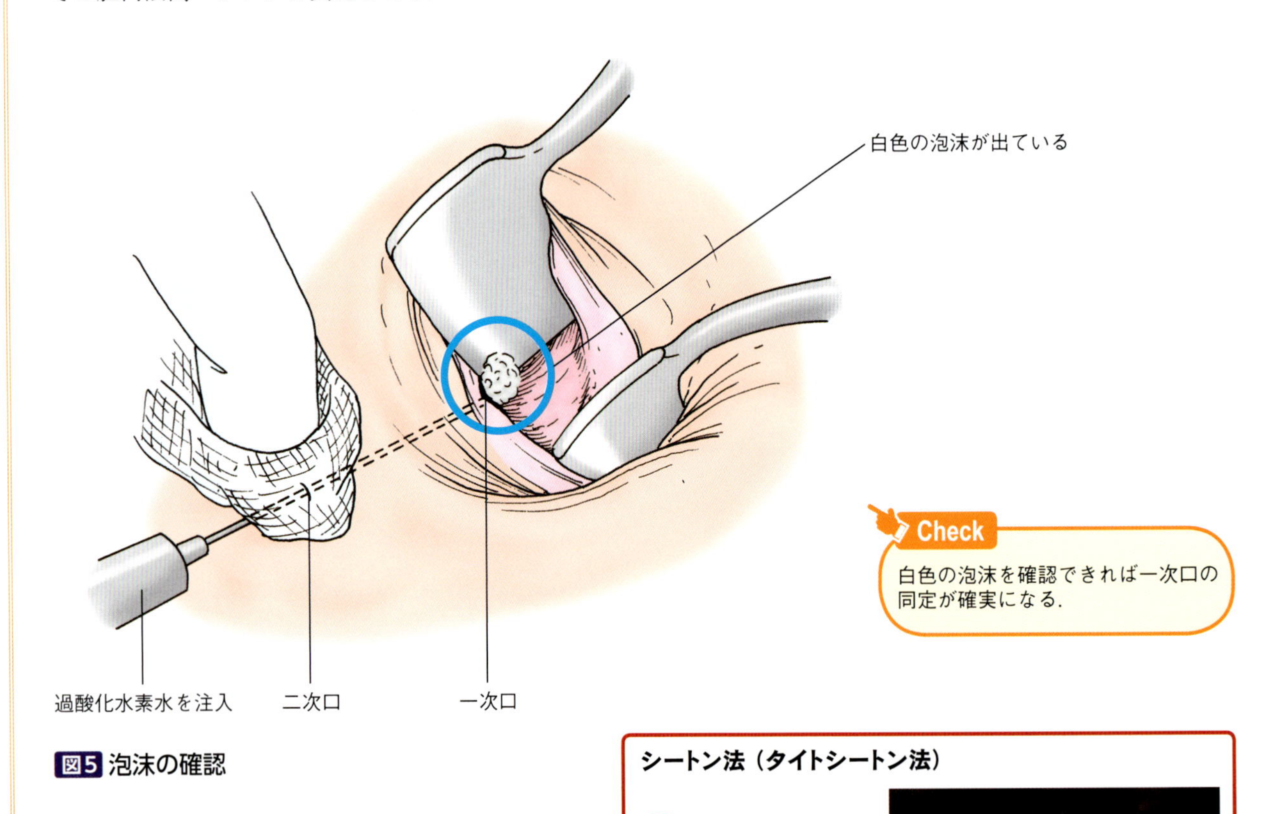

図5 泡沫の確認

Check
白色の泡沫を確認できれば一次口の同定が確実になる．

シートン法（タイトシートン法）

動画をCheck!!

https://gakken-mesh.jp/app/webroot/ds/003lgt/11-3-2.html

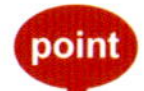

2 瘻管表面の処理

- 同定した瘻管に有溝ゾンデまたはモスキート鉗子を挿入し，二次口から一次口に向けて表面の皮膚，および肛門上皮を電気メスで切開する 図6．
- 皮膚の切開は切開モードで行い，皮下外肛門括約筋が見えるまで切開する．
- 皮下外肛門括約筋は電気メスの刺激で収縮するので容易に同定できる．肛門上皮は切開モードを使用すると，内肛門括約筋を切開してしまうおそれがあるため，凝固モードで上皮の表面を軽く焼灼する程度にすると出血も少ない．
- 瘻管の上には内肛門括約筋と皮下外肛門括約筋だけがほぼ侵襲のない状態で残る．男性では瘻管が延長して陰嚢に達するような例もあるが，肛門括約筋の貫通部以外の瘻管は肛門機能に影響しないので，できるだけ開放して瘻管内の不良肉芽をすべて掻爬する．

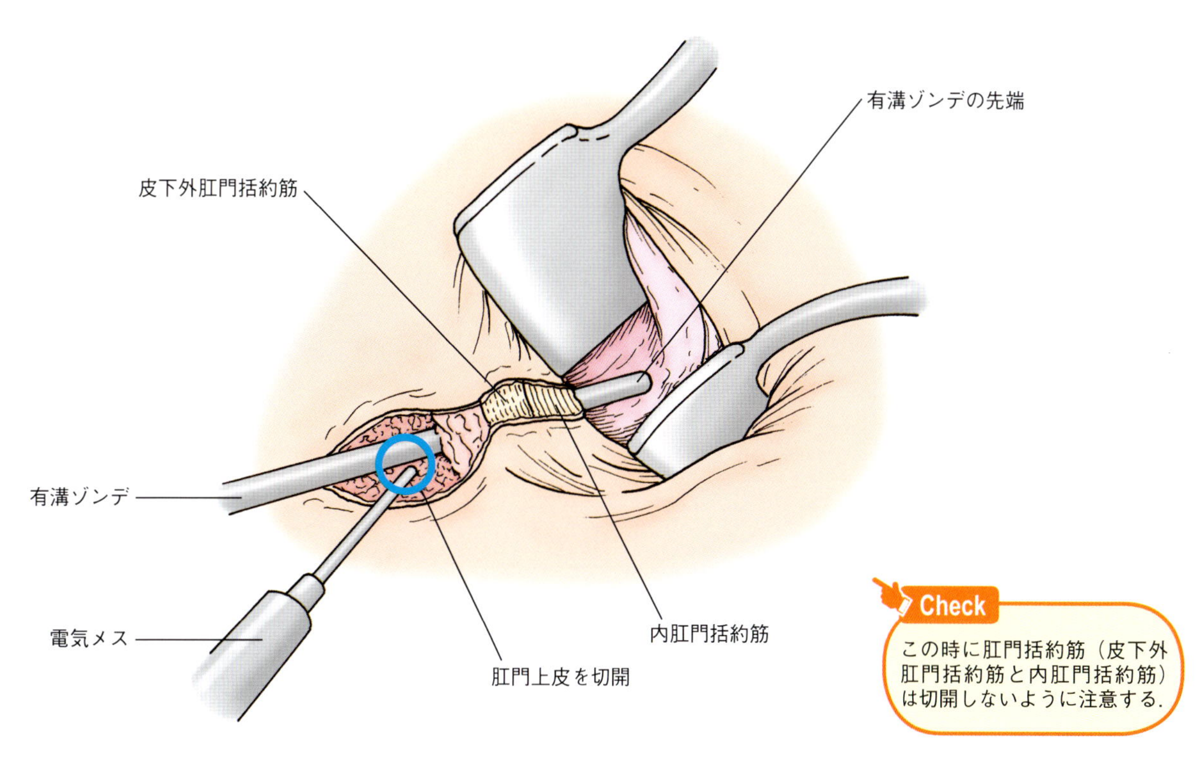

図6 上皮の切開

手技のポイント

括約筋貫通部以外の瘻管は切開開放に準じて切除するが，内肛門括約筋への侵襲は控えるようにする．

側方や前方の瘻管の場合，男性では皮下外肛門括約筋は切開しても問題ないが，女性では温存しておくほうがよい．

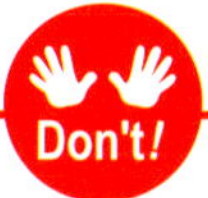

痔瘻手術時の肛門括約筋への侵襲は，術後の後遺症としてのインコンチネンスの原因となる．側方および前方では内肛門括約筋，後方では歯状線より上の内肛門括約筋，および肛門スリングとして触知できる恥骨直腸筋・深外肛門括約筋レベルは，絶対に切開しないようにする．

女性の場合はさらにリスクが高いので，後方の浅い単純痔瘻以外は括約筋へ侵襲を加えてはいけない．

3´ ゴム糸の留置

- 瘻管に貫通させたモスキート鉗子の先にゴム糸２本（普通の輪ゴムを切ったもの）の先端を把持し，モスキート鉗子を引き抜いて瘻管内にゴム糸を貫通させる 図7．
- ゴム糸の両端を束ねてモスキート鉗子で把持し，肛門括約筋組織にテンションがかからない程度に緩めて絹糸で結紮する 図8．
- テンションをかけて結紮すると，術後，麻酔が覚めた時に患者が痛がるので注意する（このゴム糸は１回目の外来受診時から２週間ごとに少しずつタイトに結紮していく）．

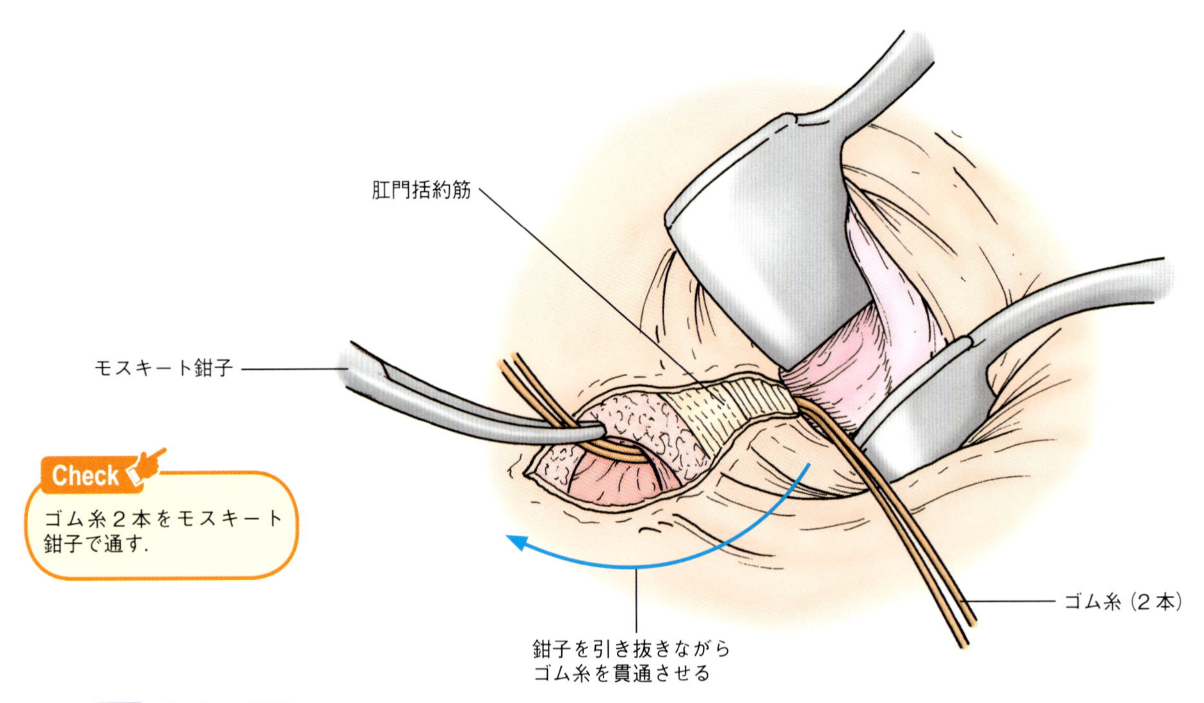
肛門括約筋
モスキート鉗子
Check
ゴム糸２本をモスキート鉗子で通す．
ゴム糸（２本）
鉗子を引き抜きながら
ゴム糸を貫通させる

図7 ゴム糸の貫通

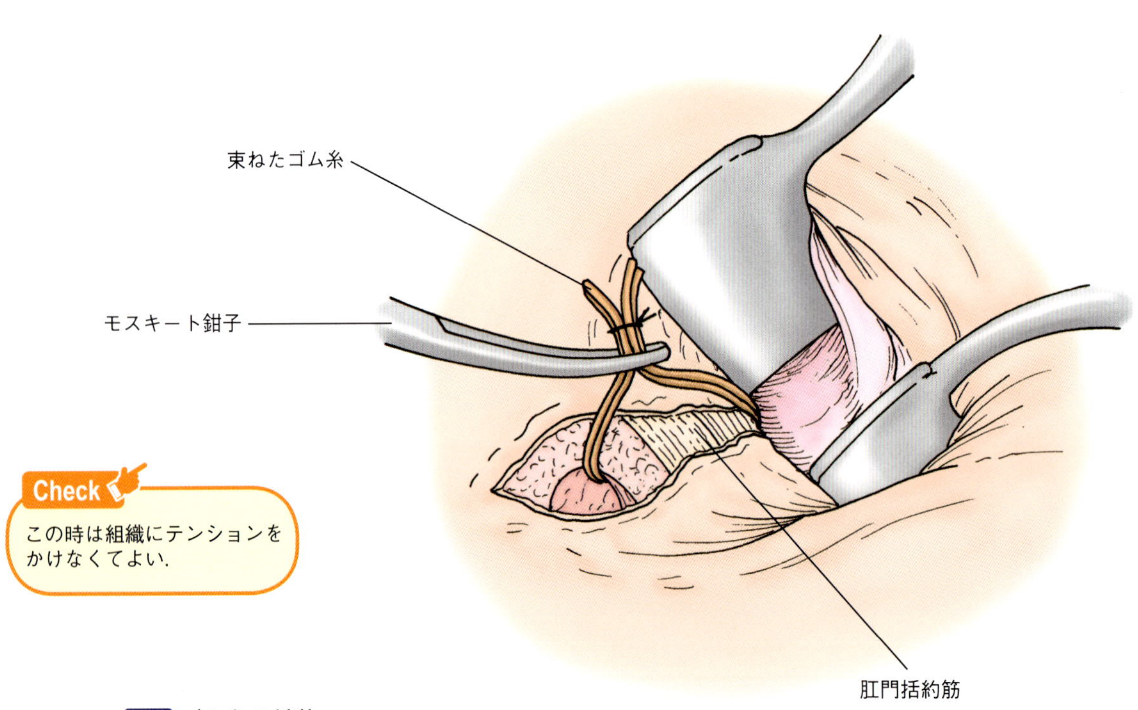
束ねたゴム糸
モスキート鉗子
Check
この時は組織にテンションをかけなくてよい．
肛門括約筋

図8 ゴム糸の結紮

● 二次口から肛門括約筋貫通部の瘻管内の不良肉芽を電気メスで可及的に切除する．切開した外側の瘻管は，電気メスで瘻管底組織を残さずに切除する 図9．

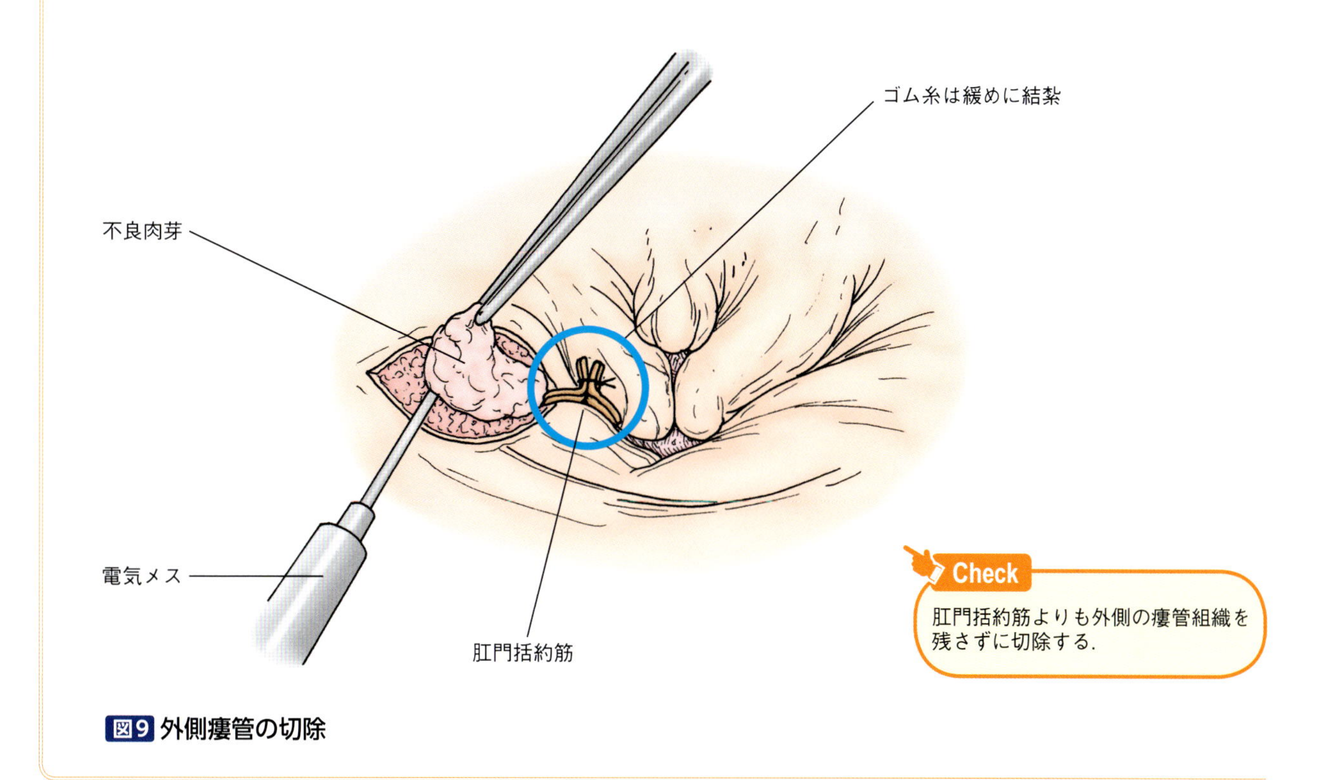

図9 外側瘻管の切除

術後チェックポイント

- ✓ 創部の腫脹の有無を確認する．
- ✓ 下痢をしないような排便管理を行う．
- ✓ 抗凝固薬を休薬している場合は，できるだけ早く服用を再開する．

起こりやすい合併症

1 後出血

術後 1 週間以内が多いが，多くはドレナージ創の皮膚縁や脂肪層からの出血である．圧迫止血できない時は，局所麻酔下にバイポーラで止血する．

2 肛門括約筋不全

肛門括約筋の部位は，侵襲程度によって，ガス漏れから便失禁にいたるまでのさまざまな肛門括約筋不全が起きうる．後から治療することは困難であるので，何よりも術中に肛門括約筋へ配慮して予防に努めることが大事である．

文献

1）山名哲郎．痔瘻の治療．臨床外科 2011; 66: 1472-7.

2）Wang D, Yamana T, Iwadare J. Long-term results and quality-of-life outcomes in patients with transsphincteric fistulas after muscle-filling procedure. Dis Colon Rectum 2002; 45: 1011-5.

3）Iwadare J, Sumikoshi Y, Sahara R. Muscle-filling procedure for transsphincteric fistulas. Dis Colon Rectum 1997; 40 (10 Suppl) : S102-3.

経肛門的手術

直腸腫瘍局所切除術

（Transanal Approach to Rectal Polyps and Cancer Excision）

船橋公彦（東邦大学医学部外科学講座一般・消化器外科）

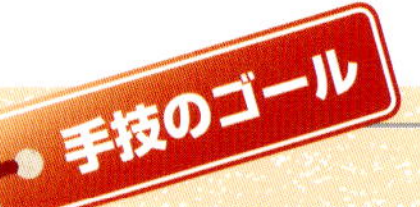

- 狭い肛門を通して，確実な切除操作が行えるための適切な術野の確保ができる．➡ 1
- 病変を適切にハンドリングし，目的とした病変を一括切除できる．➡ 2
- 病変の切除後の腸管欠損部を確実に縫合・閉鎖ができる．➡ 4，5

》手技の適応・目的

- 直腸腫瘍においては，良性腫瘍と早期癌の多くが内視鏡的粘膜切除術（endoscopic mucosal resection；EMR）や，内視鏡的粘膜下層剥離術（endoscopic submucosal dissection；ESD）で，安全かつ確実に摘除可能となっているため，経肛門的や経仙骨的に局所切除術が適応される症例は減少傾向にある．
- ESD の適応については，腫瘍の大きさが 2 ～ 5cm までの一括切除が可能な腺腫，または早期癌とされているため[1, 2]，EMR/ESD の施行が難しいと判断された病変や内視鏡治療において偶発症をきたす危険性が高いと想定される患者，進行癌でも根治手術が難しいと判断された患者に対する姑息手術において，本術式は習得すべき重要な術式の 1 つである．

》手術時の注意点

- 本術式では，経肛門的に腫瘍へアプローチするため，本術式の適応となる病変は，肛門管または肛門管に近い下部直腸にある腫瘍となる．具体的には，直腸指診で腫瘍の全体が触知可能な範囲にある病変となる．かろうじて触知できる病変やそれより口側に位置する病変については，経肛門的にアプローチすることは難しいため，経仙骨的アプローチ[3, 4]を検討する．
- 病変の位置に加えて，悪性腫瘍では深達度も重要である．一部固有筋層まで浸潤が疑われる病変でも対応可能であるが，一般的には粘膜下層までの病変が本術式の良い適応となる．
- 狭い肛門管を通して操作を行うため，安全で確実な局所切除を行うためには良好な術野の確保が重要である．直腸内での操作中の出血は，術野をさらに狭くするため，小まめな止血を心掛ける．なお，止血を兼ねての切離が可能である超音波凝固切開装置（一例：ハーモニック FOCUS®＋：ジョンソン・エンド・ジョンソン株式会社メディカルカンパニー）が有用であることが多い．

» 術前準備・チェック

- 抗血栓薬服用の確認：服用している抗血栓薬の種類，単剤か多剤併用か．休薬期間などを確認する．抗血栓薬の中止・休薬については，事前に関連診療科にコンサルトしておく．
- 術前の直腸指診：術前に必ず施行し，腫瘍の大きさと局在（腹側側か背側か），可動性を確認しておく．腫瘍の可動性は，腫瘍の深達度を推測するのに重要である．粘膜下層以浅の腫瘍では可動性は良いが，固有筋層以深に浸潤した病変では可動性が不良となる．特に，腹側（直腸前壁）の腫瘍では，前立腺・精嚢や腟への浸潤がないことを確認しておく必要がある．
- CT 検査／骨盤 MRI 検査
- 手術器具の準備

①肛門操作器具：開肛器・有柄など．

②ローンスターリトラクターシステム（ユフ精器株式会社）**図1**．

③超音波凝固切開装置（ハーモニック FOCUS®＋：ジョンソン・エンド・ジョンソン株式会社 メディカルカンパニー）**図2**．

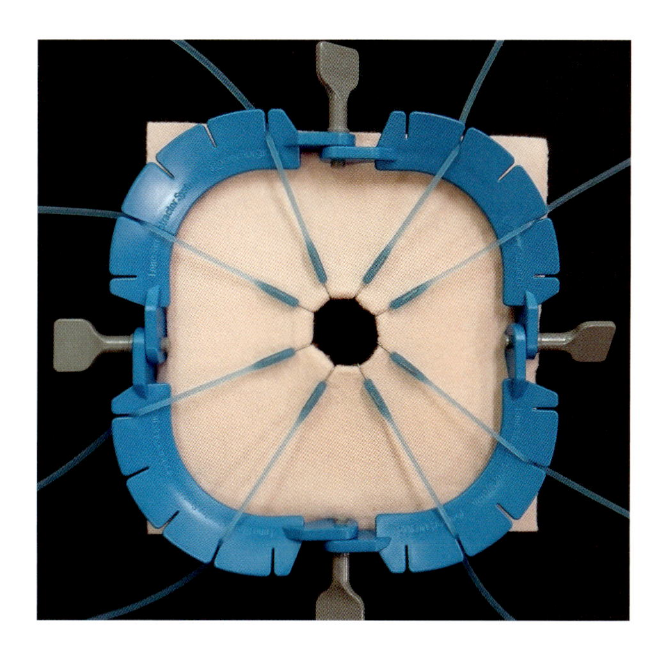

図1 ローンスターリトラクターシステム
（写真提供：ユフ精器株式会社）

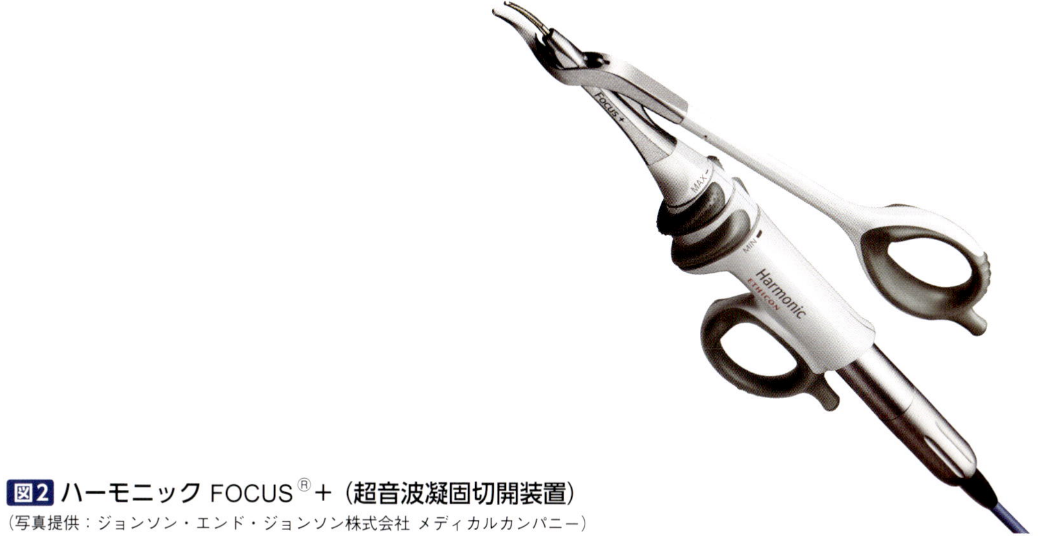

図2 ハーモニック FOCUS®＋（超音波凝固切開装置）
（写真提供：ジョンソン・エンド・ジョンソン株式会社 メディカルカンパニー）

》手術体位

- 体位はジャックナイフ体位 図3A，または砕石位 図3B で行う．
- 本術式では，腫瘍の切除後，経肛門的に切除した部位を縫合しなければならないため，術野の確保がしやすく，手術操作もしやすい体位の選択が重要である．
- 体位の選択については，通常，ジャックナイフ体位が術野も確保しやすく，操作もしやすい 図3A．また，経仙骨的アプローチにも術式を変更しやすい．
- ジャックナイフ体位が困難な場合には，砕石位とする 図3B．この場合，両側の下肢を挙上させて，会陰を広く展開するようにするとより良い視野が確保できる．実際には，患者の状態と手術時間との関係もあるため，あらかじめ麻酔科医師を含めた手術室スタッフと相談しておくのが良い．

A

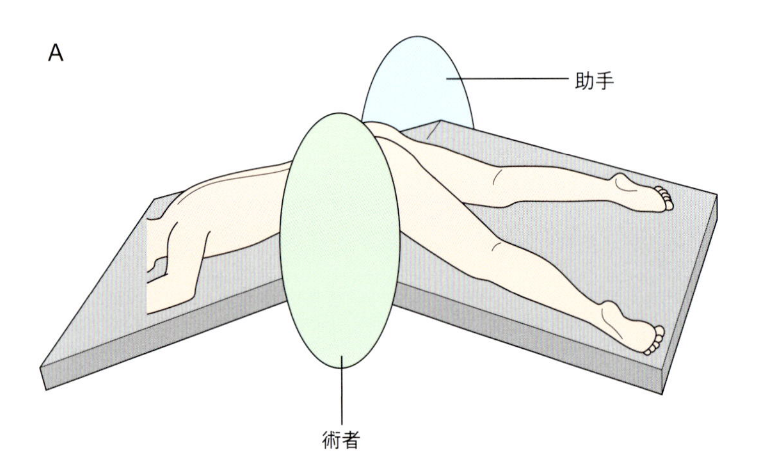

B

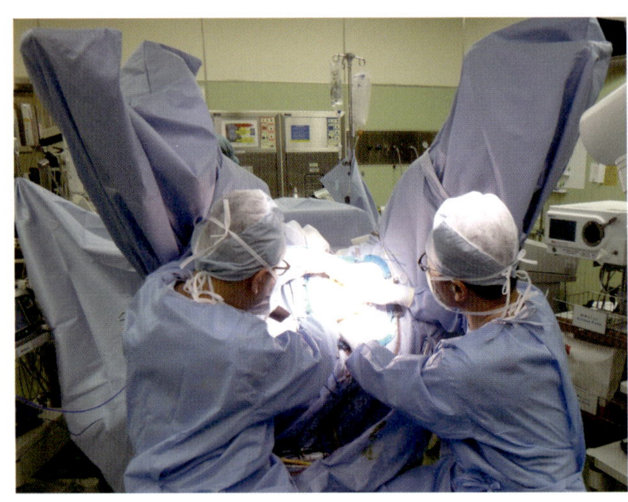

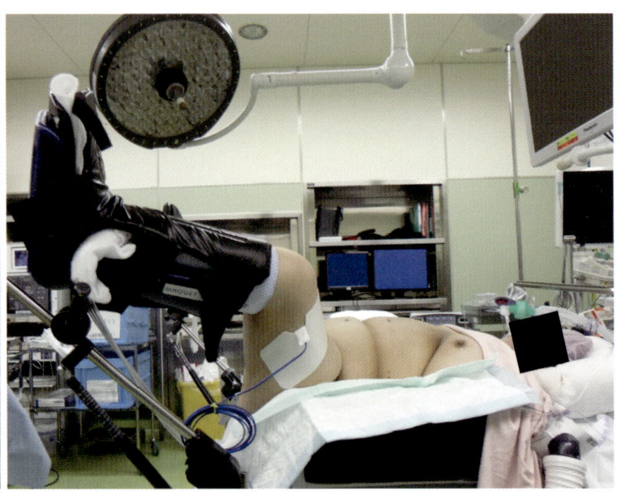

図3 手術体位
A：ジャックナイフ体位．
B：砕石位．

Check
両側の下肢を挙上することで会陰は大きく展開され，手術もしやすくなる．

手術手順

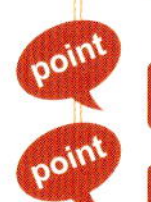
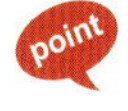

手術手技

- 経肛門的直腸腫瘍局所切除術の手術の一連の流れを 図4 に示す.

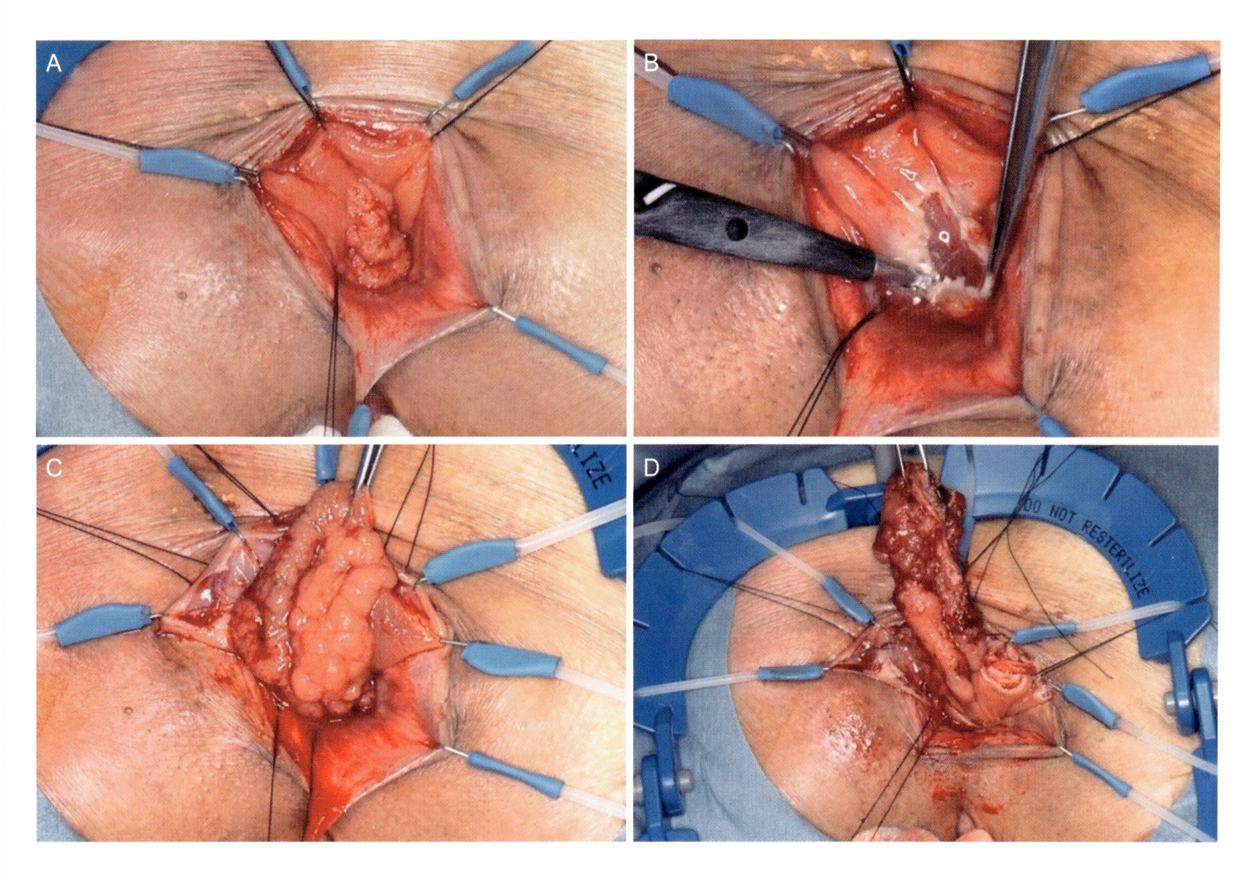

図4 経肛門的直腸腫瘍局所切除術の流れ
A：ローンスターリトラクターシステムを装着後，支持糸を病変周囲にかけ，切除する病変を展開する.
B：粘膜下層で腫瘍の切離を進める.
C：切離した腫瘍を肛門外に引き出す.
D：切離された腫瘍の全景.

point

1 病変の展開

- 体位を取った後，改めて直腸指診を行い，病変の位置と可動性を再度確認する．
- ローンスターリトラクターシステム 図1 を装着して，肛門を展開する．
- 肛門を通して行われる手技であるため，口側にある病変ほど，術者としてはストレスの多い手術となる．
- 病変のハンドリングは，病変周囲に支持糸をかけ，術者は支持糸を把持しながら切離操作を進めるのが良い．
- 支持糸は，病変の最も手前の肛門側から順次病変の切除予定線に沿ってかけていき，かけた支持糸を牽引しながら腫瘍の口側に支持糸をかけていく．

手技のポイント

支持糸は最も肛門側から順次口側にかけていくとかけやすい 図5 ．かける支持糸は，必要最小限の外科的切離線の距離とし，病変から大きく離れすぎないようにする．

支持糸のかける位置が病変から大きく離れ過ぎると，最終的に腸管壁の欠損が大きくなり，その後の縫合に難渋する．

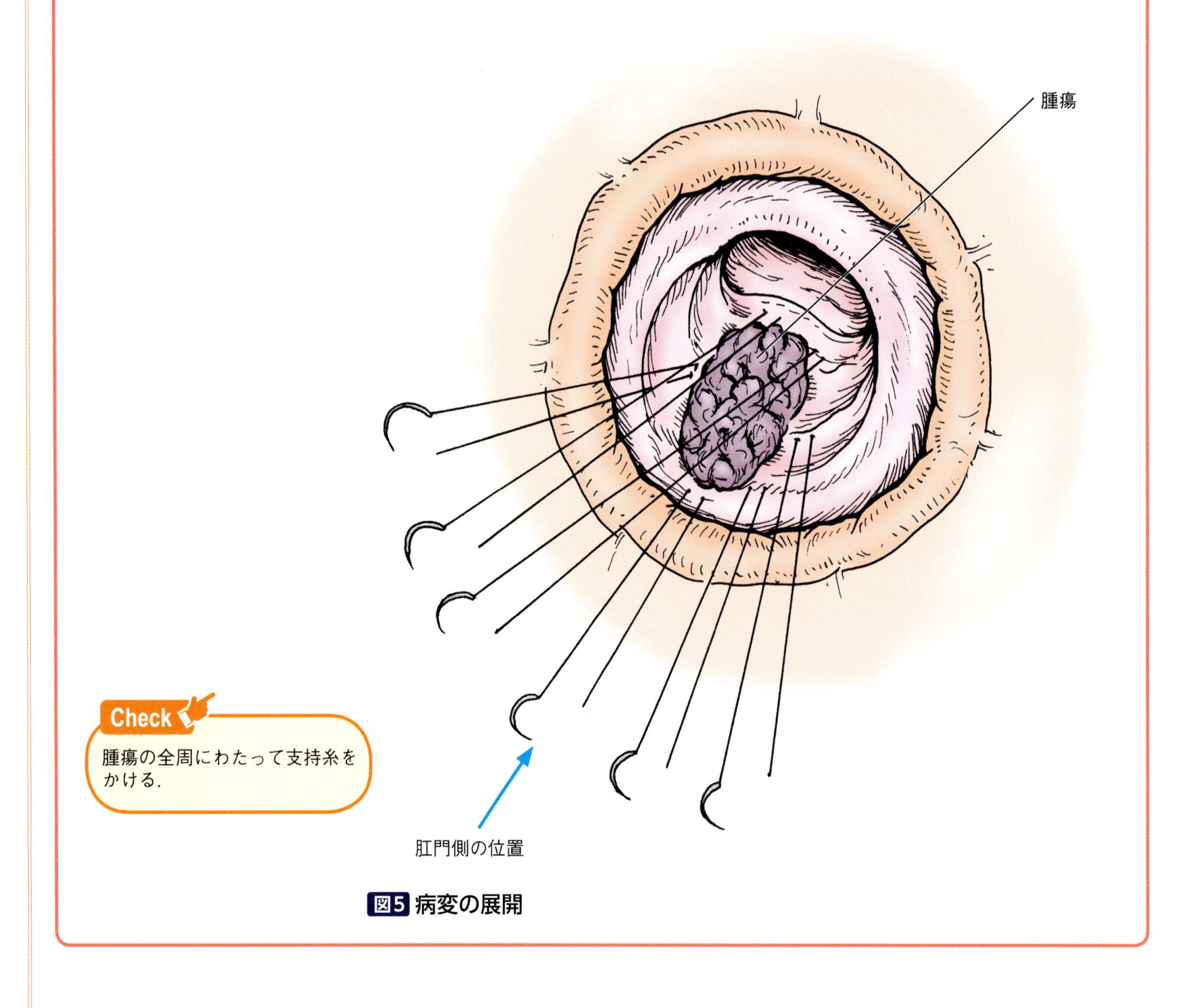

腫瘍
Check
腫瘍の全周にわたって支持糸をかける．
肛門側の位置

図5 病変の展開

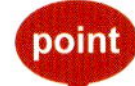

2 病変の切離

- ボスミン®1Aを100mLの生理食塩水に希釈した10万倍希釈ボスミン生理食塩水を病変の直下に局注し，病変全体を筋層から盛り上げる．
- 10万倍希釈ボスミン生理食塩水の局注は，止血効果も期待できる．
- ただし，ボスミン希釈液を使用する場合は，医師と看護師の双方で，薬品名でなく濃度を確認すること．
- 肛門側から病変の全周にわたってかけた支持糸の外側で，切離を開始する 図6．

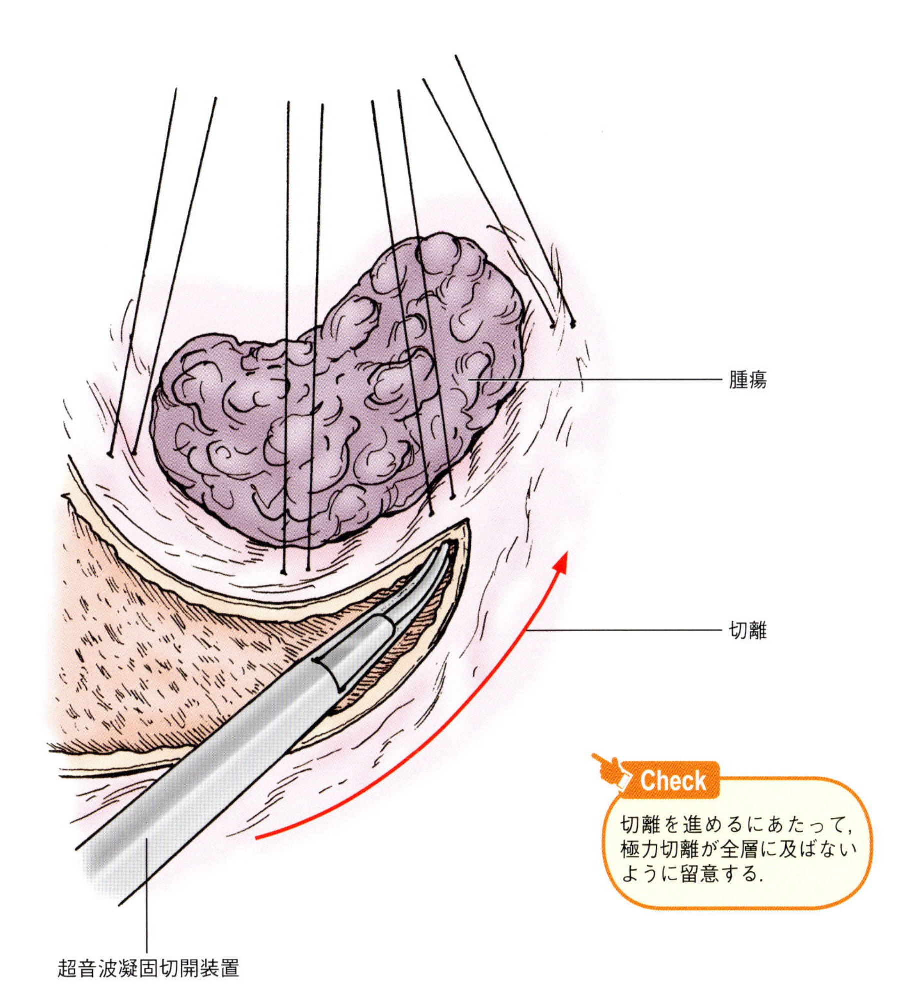
腫瘍
切離
Check
切離を進めるにあたって，
極力切離が全層に及ばない
ように留意する．
超音波凝固切開装置

図6 病変の切離

手技のポイント

切離にあたっての病変のハンドリングは，支持糸を把持し，適宜牽引しながら切離操作を進めるのが良い 図6．

止血を兼ねて切離が可能である超音波凝固切開装置(ハーモニック FOCUS®+)が有用である．病変の切離の際は，小まめに止血を行うことがポイントである．

3 洗浄

- 病変切除部分の感染と腫瘍細胞の撒布防止を目的に，生理食塩水で病変切除部を十分洗浄を行う．

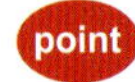

4 縫合・閉鎖

- 切除した後の欠損部の縫合を行うが，縫合の開始にあたっては最も口側から開始して，順次肛門側に向かって縫合を行っていく．

手技のポイント

縫合・閉鎖は，最も口側から開始して，順次肛門側に向かって行い，確実に縫合・閉鎖を行っていくことが重要である 図7．病変の切離が全層に及んだ場合には，操作を中断し，直ちに全層部分の縫合閉鎖を行う．

病変切除後の欠損部の閉鎖は，糸の弛みがないように確実に行う．連続縫合で行う場合は，連続かがり縫合（インターロッキング縫合）が糸の弛みもなく良い．

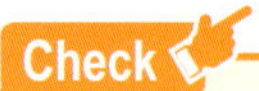

縫合・閉鎖する前に，切離が筋層から全層に及んでいないか必ず確認する．

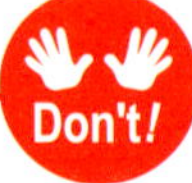

病変の切離が全層に及んだ場合は，操作を続行してはいけない（中断すること）．

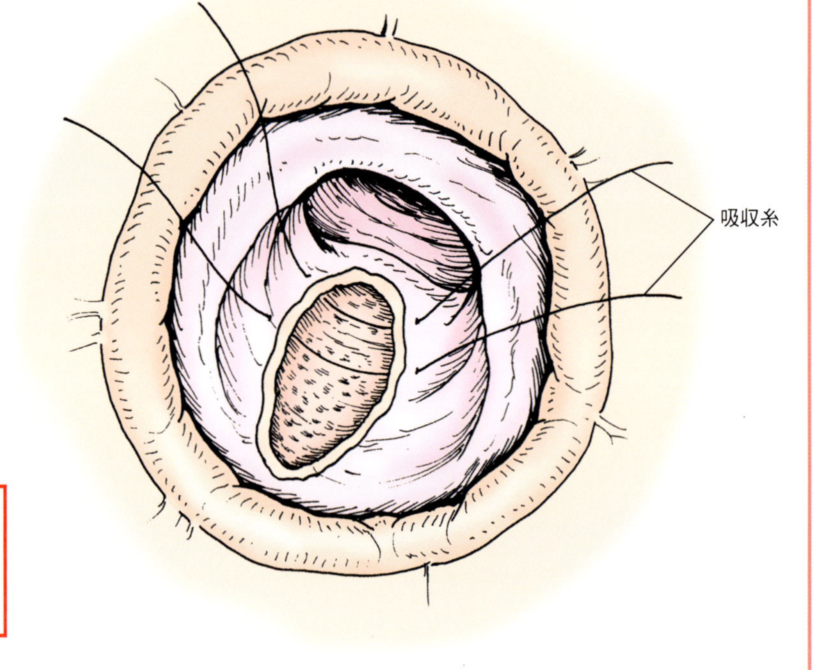

図7 縫合・閉鎖

5 縫合部の確認

- 縫合終了後は，開肛器をかけて縫合閉鎖部を観察し，縫合部に哆開や出血，狭窄がないことを確認して，手術を終える．

術後チェックポイント

- ☑ 後出血を確認する.
- ☑ 腹痛・発熱などの炎症所見の有無を確認する.
- ☑ 遅発性穿孔を確認する．疑われた場合は，直ちにCT検査を行う.

起こりやすい合併症と対応法

1 後出血・縫合部哆開

大きな病変の切除例では，縫合部に緊張がかかりやすく哆開が起こりやすい．哆開部分に感染をきたすと，哆開した創縁・創底から出血をきたすことがある.

対応方法としては，大腸内視鏡検査で，出血ポイントを確認し，可能であればclipping止血を試みる．大きな哆開を伴う出血では，まずは内視鏡的にclippingで止血・哆開部の閉鎖を試みる．困難な場合には，再手術を行い，哆開部分を含めて縫合止血を行う.

2 縫合不全

特に直腸前壁で全層切除を行った症例で発生しやすい.

対応方法としては，縫合不全が疑われた場合には積極的にCT検査を行う．縫合不全を認めた時は，保存的に経過観察を行うのは難しい場合が多く，diverting stomaの造設を検討する.

3 膿瘍形成

直腸前壁の病変で術中全層切離となってしまった場合には，腸管の内容物が腹腔内に流れ込み，術後ダグラス窩膿瘍をきたす場合がある.

対応方法としては，まず抗菌薬を投与する．熱型など臨床的に改善が得られない場合には，CTガイド下にドレナージを行う.

文献

1）田中信治，樫田博史，斎藤　豊，ほか．大腸ESD/EMRガイドライン．日本消化器内視鏡学会雑誌 2014; 56（4）: 1598-617.

2）和田祥城，工藤英進，林　武雅，ほか．大腸ESDの適応と実際 病型・大きさからみた大腸ESDの適応（解説/特集）．胃と腸 2013; 48: 134-44.

3）上野秀樹，望月英隆，石黒めぐみ，ほか．経仙骨的直腸局所切除術．手術 2006; 60（6）: 845-50.

4）Beck DE，Roberts PL，Saclarides TJ，et al．The ASCRS Textbook of Colon and Rectal Surgery Second Edition．New York: Springer Science and Business Media，LLC; 2011. 731-41.

索引

た行

な行

は行

ま行

や行

ら行

ビジュアルサージカル
消化器外科手術 下部消化管
イラストと動画で達人の手技を身につける

2018年12月 5日　第1版　第1刷発行
2024年 7月12日　第1版　第3刷発行

編　集　正木 忠彦
編集委員　上西 紀夫　正木 忠彦
山本 雅一　遠藤 格
発行人　小袋 朋子
編集人　木下 和治

発行所　株式会社Gakken
〒141-8416 東京都品川区西五反田2-11-8
印刷・製本　TOPPAN株式会社

●この本に関する各種お問い合わせ先
本の内容については，下記サイトのお問い合わせフォームよりお願いします．
https://www.corp-gakken.co.jp/contact/
在庫については　Tel 03-6431-1234(営業)
不良品(落丁，乱丁)については　Tel 0570-000577
学研業務センター　〒354-0045 埼玉県入間郡三芳町上富279-1
上記以外のお問い合わせは　Tel 0570-056-710(学研グループ総合案内)

※「秀潤社」は，株式会社Gakkenの医学書・雑誌のブランド名です．
学研グループの書籍・雑誌についての新刊情報・詳細情報は，下記をご覧ください．
学研出版サイト　https://hon.gakken.jp/

動画の配信期間は，最終刷の年月日から起算して3年間を目処としますが，予告なく配信を中断・終了する場合もございます．なお，動画に関するサポートは行っておりません．ご了承ください．

表紙イラスト：株式会社日本グラフィックス
本文デザイン・DTP：株式会社センターメディア